U0195594

乳腺癌临床诊治
实用手册

主　编　沈坤炜　李宏为
副主编　陈小松　许　赪

上海科学技术文献出版社

图书在版编目（CIP）数据

乳腺癌临床诊治实用手册/沈坤炜等主编．—上海：上海科学技术文献出版社，2013.6
ISBN 978-7-5439-5774-9

Ⅰ．①乳… Ⅱ．①沈… Ⅲ．①乳腺癌—诊疗—手册 Ⅳ．① R737.9-62

中国版本图书馆 CIP 数据核字（2013）第 030571 号

责任编辑：何　蓉
封面设计：何永平

乳腺癌临床诊治实用手册
主编　沈坤炜　李宏为　副主编　陈小松　许　赪
出版发行　上海科学技术文献出版社
地　　址　上海市长乐路 746 号
邮政编码　200040
经　　销　全国新华书店
印　　刷　常熟市人民印刷厂
开　　本　889×1194　1/32
印　　张　10.75
字　　数　269 000
版　　次　2013 年 6 月第 1 版　2013 年 6 月第 1 次印刷
书　　号　ISBN 978-7-5439-5774-9
定　　价　58.00 元
http://www.sstlp.com

编 写 人 员

沈坤炜　上海交通大学医学院附属瑞金医院乳腺疾病诊治中心

李亚芬　上海交通大学医学院附属瑞金医院乳腺疾病诊治中心

陈伟国　上海交通大学医学院附属瑞金医院乳腺疾病诊治中心

朱　丽　上海交通大学医学院附属瑞金医院乳腺疾病诊治中心

许福熙　上海交通大学医学院附属瑞金医院乳腺疾病诊治中心

许　赪　上海交通大学医学院附属瑞金医院乳腺疾病诊治中心

蔡　嵘　上海交通大学医学院附属瑞金医院乳腺疾病诊治中心

黄　欧　上海交通大学医学院附属瑞金医院乳腺疾病诊治中心

吴佳毅　上海交通大学医学院附属瑞金医院乳腺疾病诊治中心

陈小松　上海交通大学医学院附属瑞金医院乳腺疾病诊治中心

方　琼　上海交通大学医学院附属瑞金医院乳腺疾病诊治中心

裴　艳　上海交通大学医学院附属瑞金医院乳腺疾病诊治中心

殷正昕　上海交通大学医学院附属瑞金医院乳腺疾病诊治中心

朱思吉　上海交通大学医学院附属瑞金医院乳腺疾病诊治中心

郁骐襄　上海交通大学医学院附属瑞金医院乳腺疾病诊治中心

宗　瑜　上海交通大学医学院附属瑞金医院乳腺疾病诊治中心

高卫奇　上海交通大学医学院附属瑞金医院乳腺疾病诊治中心

严福华　上海交通大学医学院附属瑞金医院放射科

詹维伟　上海交通大学医学院附属瑞金医院超声科

柴维敏　上海交通大学医学院附属瑞金医院放射科

展　颖　上海交通大学医学院附属瑞金医院放射科

金晓龙　上海交通大学医学院附属瑞金医院病理科

费晓春　上海交通大学医学院附属瑞金医院病理科

伍明明　上海交通大学医学院附属瑞金医院麻醉科

亓发芝　复旦大学附属中山医院整形外科

周晓燕　复旦大学附属肿瘤医院病理科

何萍青　上海交通大学附属第六人民医院普外科

林燕苹　上海交通大学附属第六人民医院普外科

何之彦　上海交通大学附属第一人民医院放射科

丁红华　上海交通大学附属第一人民医院肿瘤科

李　克　上海交通大学附属第一人民医院普外科

何　奇　上海交通大学医学院附属国际和平妇幼保健院乳腺科

陈舒婕　上海交通大学医学院附属国际和平妇幼保健院乳腺科

汪登斌　上海交通大学医学院附属新华医院放射科

吴克瑾　上海交通大学医学院附属新华医院普外科

王红霞　上海交通大学医学院附属仁济医院肿瘤科

郭善禹　上海交通大学医学院附属第九人民医院普外科

吴　炜　上海交通大学医学院附属新华医院(崇明)普外科

李旭军　浙江省宁波第二医院乳腺外科

龙裔宁　浙江省宁海县第一医院肿瘤外科

王梅丽　浙江省杭州市余杭区妇幼保健院乳腺科

陈　峰　浙江省萧山医院肿瘤外科

序

恶性肿瘤已占我国居民死因的第一位,其发病率和死亡率有上升趋势,每年新发恶性肿瘤约 260 万例,其中 180 万例死于癌症。在我国发达地区,如上海、北京和香港等,乳腺癌的发病率已上升至女性恶性肿瘤的第一位,并逐年递增。可喜的是,乳腺癌由于早期诊断及综合治疗的开展,其死亡率已开始逐渐下降。

乳腺癌的诊治技术在过去的 60 年取得了显著的进步,我们认识到乳腺癌是一组全身性疾病而非单一的局部病变,对乳腺癌的治疗模式也发生了巨大的改变:从根治手术到保乳手术;从腋淋巴结清扫到前哨淋巴结活检;从手术治疗到综合治疗;从细胞毒药物化疗到针对癌基因的靶向治疗等。进入 21 世纪后,循证医学、规范化、多学科和个体化治疗的概念逐步在临床推广应用。我们相信,随着对乳腺癌生物学行为的不断了解、分子生物学技术的发展及新药的研发、乳腺癌易感人群的鉴定、新型靶向药物的应用、分子表达谱的绘制,以及疗效与预后预测指标的确定等系统性研究,必将提高乳腺癌患者的治疗效果。

大家知道,在所有实体肿瘤中,乳腺癌诊治的新方法和新技术应用最多、最早,进展也最快。乳腺学科的建立也处于高速发展期,在我国一线和二线城市的大型医疗中心,大多数都建立了乳腺疾病的专业学科(组),有越来越多的年轻医生加入到乳腺疾病的诊治中来,迫切需要系统、全面地学习和掌握乳腺癌临床

1

诊治的各种方法。上海交通大学乳腺疾病诊治中心的各位同道及国内其他乳腺中心的专家们,通过复习阅读大量文献,特别是结合多年丰富的临床诊治经验,编写了《乳腺癌临床诊治实用手册》,相信对于广大从事乳腺疾病诊治的同道具有一定的参考价值。

本书前面两部分为乳腺癌的影像学和病理学诊断,详细介绍了乳腺癌标准化诊断方法和最新进展;之后部分为乳腺癌的综合治疗,系统阐述了乳腺癌规范化综合治疗的各种方法;最后也关注了乳腺癌围术期管理和全程护理,使本书更具临床操作性,故是一本十分有参考价值的专著。

王振义

2013.5

前言

FOREWORD

　　乳腺癌是女性最常见的恶性肿瘤，发病率逐年升高。随着临床研究的开展，越来越多的新技术和新方法应用到乳腺癌的临床诊治中来，包括乳腺 MRI、前哨淋巴结活检、靶向治疗等，对乳腺癌的诊治提出了新的挑战和要求。为了让乳腺专业临床医生更快、更好、更全面地了解和系统性掌握乳腺癌的最新临床诊治规范和进展，我们编写了这本《乳腺癌临床诊治实用手册》。

　　本书主要邀请活跃在一线的上海交通大学乳腺疾病诊治中心各位专家，以及国内其他乳腺中心权威的学者进行书写，以乳腺癌规范化治疗为基础，提倡个体化治疗，同时结合目前最新的乳腺癌诊治进展，内容丰富，临床指导性强，相信对提高乳腺癌临床诊治水平和促进临床教学、科研有较大的指导意义。

　　《乳腺癌临床诊治实用手册》主要涵盖三部分内容：第一部分是乳腺癌的诊断，包括影像学检查、穿刺活检，详细介绍乳腺癌超声、X 线摄片以及 MRI 检查的适应症和结果的解读，同时也比较了乳腺疾病常见的穿刺活检方法以及临床应用；第二部分为乳腺癌的病理学检查与分期等，包括乳腺癌的病理诊断、常见分子病理指标的检测、临床和病理分期以及整合乳腺癌基础研究进展的分子分型；第三部分为乳腺癌的综合治疗，涉及乳腺癌的外科治疗和进展、辅助放疗、内分泌治疗、辅助化疗、靶向治疗、新辅助治疗以及晚期乳腺癌的解救治疗，同时也对特殊类型

1

乳腺癌进行了系统性的阐述。为使《乳腺癌临床诊治实用手册》更具临床操作性，我们也邀请麻醉科和护理部专业人员编写了围术期管理和乳腺癌全程护理相关内容，促进乳腺癌患者更好地接受治疗和康复。

由于本书篇幅有限，编写时间较短，不全甚或不当之处，敬请各位同仁及读者指正。

李言方

2013 年 5 月

目录

CONTENTS

目录

CONTENTS

目录

目录

四、LHRHa 尚不能代替辅助化疗 212

五、不推荐 LHRHa＋TAM 代替辅助化疗 213

六、LHRHa＋TAM 并不优于标准 TAM
内分泌治疗 213

第四节 绝经后乳腺癌患者内分泌治疗方案的选择 214

一、推荐使用含 AI 的辅助内分泌治疗方案：
5 年 AI、TAM 与 AI 序贯/转化治疗均合适 214

二、哪些患者从 5 年 AI 或 AI→TAM 治疗获益
更多 215

三、接受 5 年 TAM 治疗中或治疗后的绝经患
者,可以考虑换用或加用 5 年 AI 治疗 216

四、三种 AI 疗效相当,均可作为绝经后激素
受体阳性乳腺癌的辅助内分泌治疗 216

第五节 内分泌治疗的疗程与随访 217

一、内分泌治疗的疗程 217

二、随访与检测 217

第六节 乳腺癌内分泌治疗的进展与展望 218

一、10 年 TAM 并不更优于 5 年 TAM 治疗 218

二、绝经前乳腺癌患者是否可用 LHRHa 218

三、绝经后乳腺癌患者 5 年 AI 治疗仍是标准 219

四、AI 辅助治疗的适宜人群 220

五、是否存在仅需内分泌治疗就已足够的患者
亚组 220

六、结论 220

目录

目录

目录

目录

CONTENTS

第 一 章

乳腺癌的影像学诊断

第一节 概　　论

一、乳腺癌影像学检查的发展历史

乳腺癌已成为全球女性发病率最高的肿瘤,且发病率呈递增趋势。我国乳腺癌发病率也逐年上升,以上海最高,且发病年龄有年轻化的趋向。早期乳腺癌通常缺乏典型的临床症状,当可触及明显肿块和局部皮肤的改变,如橘皮样变、乳头内陷等表现时,则疾病相对较晚期。因此,乳腺癌的早期发现与治疗是降低乳腺癌死亡率的有效方法。40 岁以上的女性每年一次乳腺体检,有助于检出早期乳腺癌;而影像学检查方法包括乳腺 X 线摄影(mammography)、超声(ultrasound, US)检查和磁共振成像(magnetic resonance imaging, MRI)不仅在早期诊断方面具有重要作用,而且在治疗方案的选择、新辅助治疗后疗效的评价及术后复发的检测等方面具有非常大的应用价值。因此,了解和熟悉各种影像学检查方法的特点是非常重要的。

乳腺 X 线摄影检查(俗称钼靶)采用低能量的软 X 线照射

成像,在体内主要是通过光电作用的方式被吸收,利用组织对不同质的软 X 线射线吸收量有显著差别的原理,使密度差异不大的脂肪、肌肉和腺体等软组织形成良好的对比,有利于观察乳腺等组织形态学变化和癌变等病理过程。X 线摄影检查有近百年的历史:1913 年德国外科医生 Salomon 首先开展了乳腺癌的 X 线检查。稍后,美国的 Warren 采用细颗粒胶片及增感屏技术对乳腺标本和患者进行检查,以提高照片的清晰度和对比度。1930 年 Warren 及 Dominguez 首先发现乳腺肿瘤在 X 线上可出现钙化。Ries(1930 年、1938 年)首先报道了乳腺导管造影。那时上述检查均采用的是钨靶 X 线机,所摄照片大部分质量欠佳,缺乏清晰对比,因此许多医师认为 X 线摄影难以满足临床诊断的要求,前景黯淡。1960 年,美国 Egan 在 Fletcher 教授指导下,创造了大毫安秒、低千伏及无增感屏的投照方法,使照片的清晰度和对比度明显提高,诊断准确率也有了提高,使得乳腺 X 线检查又成为研究的热点。为了解决普通钨靶 X 线机波长过短(0.2Å),穿透力过强,不利于软组织摄影的缺陷,1970 年法国首先推出钼靶(0.7Å)X 线机,这是乳腺 X 线检查的一次突破。其清晰度和对比度显著提高,对细微结构的显示更加清晰,使得钼靶到目前为止仍是最有效和可靠的乳腺检查手段。随着技术的不断进步,钼靶 X 线机的性能不断提高,数字化乳腺摄影的出现进一步提高了照片的清晰度和对比度,从而提高了诊断的准确性,并且可以与 HIS/RIS 系统联网,使得存储、阅读和传送更加便捷。

　　超声(US)技术应用于乳腺癌诊断始于 20 世纪 50 年代。US 能清楚地显示乳房各层软组织和其内肿块的形态、内部结构及相邻组织的改变。US 可以自由地从任意方向上进行成像,有较高的对比分辨率,对肿块检出的敏感性非常高,并可以准确地区分囊性病变与实性病变。通常认为囊性病变多为良性,实性病变根据肿块的形态可以区分其良恶性。20 世纪 90

年代的彩色多普勒超声、三维超声及声学造影等的应用,使早期乳腺癌的诊断及鉴别诊断产生革命性的飞跃。彩色多普勒血流显像的应用,可以发现肿瘤内异常血流信号,并通过频谱分析乳腺肿块内及其周围的血管数目、分布情况、血流速度、血流定量和穿入型血管等以鉴别乳腺肿块的良恶性。超声造影是通过静脉注入第二代超声造影剂,结合灰阶超声造影成像技术更好地获得肿瘤微循环灌注信息,并通过计算造影剂分布的时间-强度曲线,鉴别良恶性病变。此技术为乳腺癌的早期诊断开辟了新思路,由于乳腺不同病变的硬度不同(乳腺临床触诊的基础),采用超声弹性成像进行乳腺肿物的良、恶性鉴别已经成为可能并在临床应用。已有的研究结果表明,乳腺超声弹性成像对于鉴别乳腺良、恶性肿物具有很高的敏感性和特异性。超声实时应变成像系统是弹性成像发展的一项新技术,其可通过对病灶整体(病灶整体与正常腺体组织比值)与局部弹性比率值[病灶局部($1\,cm^2$)最高值－病灶局部最低值]相结合的方法评价肿物硬度,均匀性地对乳腺结节的相对硬度进行定量分析。超声检查对人体无辐射,多用于 40 岁以下的年轻高危人群的乳腺检查,还可用于引导穿刺活检。

　　尽管乳腺 X 线摄影检查仍是乳腺疾病诊断的主要手段,但在某些方面,如致密型乳腺、乳腺成形术或手术后瘢痕评价等存在一定限制。因此,20 世纪 70 年代末 80 年代初期磁共振成像(magnetic resonance imaging,MRI)技术问世后,就有许多学者试图利用 MRI 的组织分辨高的特性进行乳腺检查,但由于技术的限制,结果不能令人满意。1982 年 Ross 等首先将 MRI 应用于乳腺病变的检查。1985 年,Heywang 等首先开展顺磁性对比剂钆喷酸葡胺(Gd-DTPA)应用于乳腺的研究,特别是快速梯度回波成像和增强检查结合,提高了 MRI 鉴别乳腺癌和其他良性病变的能力。MRI 除了常规的平扫和动态增强序列以外,功能成像越来越受到关注。功能成像可在形态学发生改变之前反映组织功能的变化,拓展了影像学的研究范畴。常用的有扩散加权成像(diffusion-weighted imaging,DWI)、灌注加权成像(perfusion-weighted imaging,PWI)和 MR 频谱分析(magnetic resonance spectroscopy,MRS)。DWI 最初主要用于容易固定的头部研究。回波平面成像(echo planar imaging,EPI)技术的采用使 MR 信号采集速度明显加快,扫描时间明显缩短,从而使 DWI 的应用范围不断扩大。目前并行采集技术的应用,使扫描时间大大缩短,图像的时间分辨力明显提高,因而有效抑制了磁敏感性伪影和化学位移伪影的产生,提高了图像的质量,使 DWI 可以用于乳腺、肝脏等器官疾病的检测。DWI 是唯一无创性反映活体组织功能状态的检查技术,它从分子水平反映了人体组织的空间组成信息和病理生理状态下各组织成分水分子的功能变化,能够检测出与组织含水量改变有关的形态学和生理学的早期改变。DWI 除观察病变的形态学变化以外,还可以通过测量表观弥散系数(apparent diffusion coefficients,ADC)来进行量化分析,在疾病的诊断中,ADC 值的测量有助于疾病的定性和鉴别诊断。PWI 是一种研究组织和病变血流状况的功能性影像方法。采用双侧乳腺高分辨对比增强方法,再经乳腺专用灌注软件对数据进行后处理而生成各种伪彩参数图像,可以简洁、直观地反映病变的灌注特点,并有效兼顾病变的形态学特征,从而实现对病变的综合分析和评价。MRS 可观察病变组织内代谢产物的变化,是检测活体内代谢和生化信息的一种无创性检查方法,如肿瘤内有关膜磷脂合成的复合物的增加,是进行组织间区别的基础。目前多以胆碱化合物含量的增高作为肿瘤高活性的标志。乳腺癌比良性病变或正常组织的胆碱水平明显增高,乳腺癌的水和脂肪比率明显大于正常组织。MR 弹性成像可以和 US 弹性成像一样,通过检测乳腺病变的硬度来鉴别良、恶性病变,而且可以量化反映。但目前硬件和软件条件尚不成熟,仍处于研究阶段。

二、乳腺癌影像学检查 BI-RADS 分类的产生及其临床意义

1992 年,美国放射学学会提出了乳腺影像报告和数据系统 (breast imaging reporting and data system,BI-RADS),经过不断完善,至今已是第四版。不仅用于指导乳腺 X 线诊断,而且也增加了 US 和 MRI 诊断。BI-RADS 是美国癌症研究所、美国疾病控制和预防中心、美国食品药品监督管理局、美国外科学学会、美国病理学学会等多领域专家共同努力研究的成果,并经过了不断修改和补充。BI-RADS 在美国和欧洲是每个乳腺影像诊断医师必须掌握并在日常诊断中统一使用的指导纲领,也是国际乳腺影像学术交流的标准。越来越多的国内影像诊断学者接纳了这种报告系统。BI-RADS 对乳腺作为一个整体器官的所有影像学报告进行规范,使用统一的专业术语、标准的诊断归类和检查流程,不仅使影像检查之间有了更加紧密的联系,而且影像诊断医师和临床医师之间达成了默契。该系统对规范乳腺影像报告,减少影像描述的混淆,以及对普查检测均有重要的作用。同时,可以使不同医疗机构的研究达到统一并增加乳腺不同研究之间的可比性。

BI-RADS 包括六部分:① 乳腺影像术语词典[美国放射学学会(ACR)的乳腺癌委员会建议使用专用影像征象描述词汇并对其进行定义,以使报告清晰简洁];② 报告系统(为图像分析和组织报告提供方法);③ 随访及结果监测(涉及有关乳腺 X 线摄影的统计学分析,主要介绍需要收集的数据及如何应用其计算一些重要的衍生数据);④ 指南章节(在 BI-RADS 被使用的多年中,委员会收到了众多疑问和相关问题,此章专为回答这些被关注的问题,介绍新的专用词语和评估类别,是第四版较前三版的独特之处);⑤ 数据收集;⑥ 附录。

三、乳腺癌影像学检查的优缺点

在常用的影像学检查手段中,超声是乳腺检查最常用的方

5

法，因为其价廉、操作方便、无辐射；适用于年轻（35 岁以下）和致密乳腺，可显示钙化；对囊、实性成分的鉴别非常敏感，彩色多普勒超声可显示血流信号，也可用于定位引导穿刺和手术。但是超声对微小钙化不够敏感，对导管内病变的诊断可靠性较差；特别是超声诊断和个人的操作经验和手法密切相关，标准化、重复性和客观性稍差；定位后体位变化会影响诊断的准确性。

乳腺 X 线摄影检查能便捷、全面地显示乳腺的全貌，对肿块的形态学特征、钙化，特别是对微小钙化灶的显示敏感性和特异性均很高，可重复性好，能发现临床不能触及的病灶。尤其适用于中老年患者，乳腺内脂肪较多，腺体已部分退化，在 X 线摄影片上对比良好，显示清晰。另外，可准确立体定位。因此，X 线摄影已成为大量筛查的首选检查方法，特别是数字化乳腺摄影的应用进一步提高了照片的清晰度和对比度。但是乳腺 X 线摄影检查有 X 线辐射，短期内重复检查受限。不宜常规用于 35 岁以下年轻女性的体检。乳腺 X 线摄影图片上部分病灶易被附近腺体组织掩盖，尤其是对乳腺腺体丰富致密的年轻女性准确性不高。超声与乳腺 X 线摄影检查相互补充，两者结合是当前国际上广泛采用的检查方法，并被认为是最佳的黄金组合。

磁共振可多序列、多方位成像，组织分辨率高，检出病变的敏感性高，特别是易于发现微小肿瘤和多发病灶，对肿瘤的 T 分期准确性极高，是评估能否保留乳房的较为安全的检查手段。无论致密型乳腺还是假体植入者均可获得满意的检查效果。另外，乳腺磁共振是双侧同时成像，有助于发现双侧乳腺肿瘤及单侧乳腺内多发的病灶；与乳腺 X 线摄影相比，对高位和深部病灶的显示更加清晰。特别是近年来受到关注的功能成像技术，可以从不同层面、不同角度反映乳腺癌的形态学、病理学、代谢产物和血流动力学改变的信息，可为诊断和疗效评价提供更多有价值的信息，因此是最理想的一站式检查的手段。但是，MRI 检查价格较高，时间较长，磁共振设备不够普及，检查序列尚无标准化。磁共振对钙化不敏感,平扫的检出率不高,而动态增强扫描的假阳性率较高,良恶性病变的时间-密度曲线有交叉重叠,因此,其临床应用的价值需大量循证医学依据来证实。

四、乳腺癌影像学引导下穿刺活检

影像学引导下穿刺活检是指在超声、X线或磁共振引导下进行乳腺组织病理学的检查(简称活检)。特别适合未扪及乳腺病灶(肿块、钙化、结构扭曲等)。具体包括影像引导下空芯针穿刺活检(CNB)、真空辅助活检(VAB)和钢丝定位手术活检。传统的活检方法是发现病灶后,行手术切除活检并根据术中冰冻结果决定下一步治疗方案。手术切除活检曾经是诊断乳腺疾病的唯一方法,然而,随着穿刺活检技术的广泛应用,越来越多的研究表明,穿刺活检是一项能准确帮助诊断的技术,敏感性和特异性分别高达98%和99%,且术前穿刺活检的并发症显著减少。经皮穿刺活检已经逐渐代替开放手术活检,成为影像学上发现病灶的首选活检方法。术前穿刺活检不仅能明确诊断,而且对于小病灶,可将病变完整切除,达到治疗的效果,并增加美饰效果。在不同的国家,术前活检的比例各不相同,总体上发达国家高于发展中国家。在中国抗癌协会制定的《乳腺癌诊治指南与规范(2011版)》中,推荐对有条件的单位积极提倡手术前进行影像引导下的微创穿刺活检,如不具备条件可直接行影像引导下的钢丝定位手术。目前中国抗癌协会乳腺癌专业委员会对术前微创活检适应证的定义为:影像学 BI-RADS 4~5 类者,或影像学 BI-RADS 3 类伴有临床上可疑病灶、高危因素或主观意愿强烈者需接受术前穿刺活检。

超声引导下乳腺穿刺活检,其敏感性和特异性均很高,与手术活检相比,具有创伤小、操作时间短、恢复时间快、只需要局麻下操作等优点。BI-RADS 4~5 类的乳腺及腋窝病灶均可以使用。

7

乳腺 X 线摄影引导下的穿刺活检也比较简便易行。一般用于乳腺 X 线摄影评估 4 类及以上的钙化灶、结构扭曲及非对称致密影,临床触诊阴性,且超声在该部位未发现病灶。但该方法对于小乳房、表浅病灶、贴近胸肌病灶、结构扭曲病灶以及腋窝病灶的活检具有一定难度。

MRI 组织分辨率高,对小病灶检出的敏感性高,能发现乳腺 X 线摄影和超声难以发现的病灶。MRI 定位下穿刺活检的成功率可以高达 95%～100%,但对设备要求高,需要特定的 MRI 引导穿刺设备,价格昂贵,操作耗时长,并且不能完全替代乳腺 X 线摄影和超声。

1995 年问世的 VAB 技术麦默通(Mammotome®)微创旋切系统是目前对于较集中的钙化灶和微小肿块活检较理想的方法。VAB 穿刺操作方便、定位准确、获取的组织量较多,大量的组织学标本降低了诊断低估率,诊断准确率高;较小的病灶更能完全切除;可在活检部位放置标记夹;穿刺方式为真空辅助,一次进针,避免穿刺枪多次穿刺,减少了针道种植和上皮移位的可能性。但这种技术的缺点为费用较昂贵。

五、乳腺癌影像学的未来发展方向

如何提高乳腺癌病灶的检出敏感性和特异性始终是影像学的发展方向。随着技术的进步,影像学已经从单纯的显示形态学的变化过渡到从分子和细胞水平反映肿瘤的变化。PET 的出现使影像学进入了分子水平,因此,21 世纪被喻为分子影像世纪。磁共振可同时进行脏器功能成像与精确的空间定位,而磁共振分子影像已经在很多领域有了明显的进展,将从传统的非特异性物理、生理成像向特异性个性化细胞分子水平、基因水平成像发展,疾病的评价指标也从形态的改变、解剖定位等上升到酶功能、受体水平、基因表达改变的检测,从而使疾病的诊断更早期、更准确、更具特异性,为早期治疗奠定了坚实的基础,而且有望实现"个体化治疗"的目标。PET-CT/PET-MR 的出现实现了多模态、融合的诊断模式,更加有利于早期诊断、治疗方案的制订和治疗后的随访。磁共振乳腺癌分子靶向成像也是近年来研究的热点。磁共振分子靶向成像采用的探针是以目前常用的顺磁性氧化铁颗粒或钆剂以特殊的方式和基因、特异性受体或抗体结合而构建成的,通过顺磁性物质标记的配体/抗体产生特异性的浓聚,达到乳腺癌靶向成像的目的。例如,HER2 是乳腺癌重要的预后指标和靶向 HER2 药物的预测指标,准确分析 HER2 状态对乳腺癌的诊疗具有重要的指导作用。乳腺癌细胞 HER2/neu 受体靶向对比剂的研究,可在活体 MR 图像上观察到 HER2/neu 受体在肿瘤细胞内的分布,不仅可明确肿瘤性质,而且有利于判断肿瘤的生物学特性。但目前因安全性及特异性等方面的问题,仅限于动物实验的研究,但相信随着技术的不断发展和完善,MR 功能代谢成像和分子成像在乳腺癌诊断和治疗中的应用会越来越广泛,其重要作用和价值也必将得到更加全面和充分的认识。

(严福华)

第二节　乳腺癌的超声检查

一、适应证

(1) 适用于各年龄段人群。

(2) 乳腺可触及和不可触及病变的诊断和鉴别诊断。

(3) 乳腺病变的术前评估和定位,术后随访。

(4) 乳腺恶性肿瘤放化疗前和放、化疗后的评估。

(5) 乳腺病变相关淋巴结的评估。

(6) 引导乳腺病变的介入操作。

（7）乳腺假体状况的评估。

二、BI-RADS 分类的解读

1. 评估未完成（assessment is incomplete）

0 类（category 0）：在作出最后的评估前需要进一步影像学检查。

2. 评估完成（assessment is complete）——最终的分类（final categories）

1 类（category 1）：阴性（negative）：超声上无异常发现。

2 类（category 2）：良性发现（benign finding/findings）：本质上是非恶性的。单侧囊肿就属于这一类。乳腺内淋巴结（仍可能包含在 1 类）、乳腺植入物、稳定的外科手术后改变和连续超声检查未发现改变的纤维腺瘤也属于 2 类。

3 类（category 3）：可能良性发现（probably benign finding）——建议短期随访：边缘光整、椭圆形且呈水平方位生长的实质性肿块最有可能的是纤维腺瘤，其恶性的危险性小于2%。目前短期随访正越来越成为处理的策略。不能扪及的复杂囊肿和簇状小囊肿也可纳入该类，行短期随访。

4 类（category 4）：可疑恶性（suspicious abnormality）——应考虑活检：此类病灶有癌的可能性为 3%～94%。应对这些病灶进行分类，即低度、中度或较大可能恶性。一般而言，4 类的病灶要求对组织进行取样活检。不具备纤维腺瘤和其他良性病灶所有超声特征的实质性肿块即包括在该类。参考乳腺 X线摄影的 BI-RADS 放射学分类标准，将 4 类病灶按恶性可能的高低分为以下三个亚类：

4A 类：属于低度可能恶性的病灶。在获得良性的活检或细胞学检查结果后可以进行短期（1 次/6 个月）或常规（1 次/年）的随访。例如可触及的、局部界限清楚的实质性肿块，超声表现大部分为符合纤维腺瘤、复杂囊肿、微小簇状囊肿或脓肿特征的病灶。

4B类：指有中度可能恶性的病灶。属于这个分类的病灶需要与病理结果紧密联系。放射学显示为边缘部分光整部分模糊的肿块,超声兼具部分良恶性特征,如果病理结果为纤维腺瘤或脂肪坏死,则可进行随访,但如果病理结果是乳头状瘤,则需要切除。这一类包括囊实性的复合囊肿。

4C类：恶性可能较大,但不像5类病灶那样具有典型的恶性特征。例如边界不清的不规则实质性肿块或同时伴有新出现的簇状细小钙化。该类病灶获得恶性病理结果的可能性很高。

5类(category 5)：高度提示恶性(high suggestive of malignancy)——应采取适当的措施：几乎肯定恶性。超声发现的归入该类的异常有95%或更高的恶性危险,因而在开始时就应考虑明确的治疗。

6类(category 6)：活检证实的恶性(known biopsy-proven malignancy)——应采取适当的措施：在患者寻求治疗前已经活检证实恶性的属于该类。

三、乳腺超声 BI-RADS 描述术语

(1) 形态(shape)：椭圆形(oval)、圆形(round)、不规则形(irregular)。

(2) 方位(orientation)：平行(parallel)即水平位;不平行(not parallel)即垂直位。

(3) 边缘(margin)：光整(circumscribed);不光整(not circumscribed)：Ⅰ. 模糊(indistinct);Ⅱ. 成角(angular);Ⅲ. 微小分叶(microlobulated);Ⅳ. 毛刺状(spiculated)。

(4) 边界(lesion boundary)：边界锐利(abrupt interface);高回声晕(echogenic halo)。

(5) 内部回声(echo pattern)：无回声(anechoic);高回声(hyperechoic);混合回声;低回声(hypoechoic);等回声

(isoechoic)。

（6）钙化(calcification)：典型良性钙化；中间性不能定性钙化；高度可疑恶性钙化。

（7）后方回声特征(posterior acoustic features)：后方回声无改变；后方回声增强；后方回声衰减；合性改变（combined pattern）。

（8）周围组织(surrounding tissue)：导管内径和（或）分支异常；Cooper 韧带改变（changes in Cooper's ligaments）；水肿(edema)；结构扭曲（architectural distortion）；皮肤增厚（skin thickening）；皮肤回缩/不规则（skin retraction/irregularity）。

四、超声引导下乳腺穿刺活检

1. 原理和方法

超声引导下穿刺活检是利用超声波束具有良好的指向性、高分辨率的超声图像和实时监测等技术优点，达到使操作者能够在直视病灶的情况下进行细胞抽吸或组织切割的过程。超声引导下穿刺活检定位精确有极高的安全性，并可做到多点取材与病理诊断相结合，是介入性影像的重要组成部分。

超声引导下乳腺穿刺活检方法主要是细针抽吸细胞学检查和空芯针穿刺组织学检查。

（1）细针穿刺抽吸细胞学检查（fine-needle aspiration cytology，FNAC）：FNAC 有创伤小，患者耐受性好等优点，但取样量不足和假阴性率较高是其最大弊端，其阴性诊断（未找到肿瘤细胞）无法令临床完全信服，所以，无论是判断细胞起源还是良、恶性都不如组织学诊断。

（2）空芯针穿刺组织学检查(ultrasound-guided core needle biopsy，US-guided CNB)：本法是在高频超声实时监测引导下将乳腺空芯针刺入可疑病变区，获取组织标本进行病理学检查诊断。与 FNAC 比较，本法的优点是可以获取足够的病理组织标本,准确率较高。

2. 穿刺适应证和禁忌证

(1)穿刺适应证:目前临床诊断多采用乳腺影像报告和数据系统(breast imaging reporting and data system,BI-RADS),在该标准中 BI-RADS 3 类被诊断为"良性可能"病变的恶性风险≤2%,传统上对这类病变的处理是短期随诊,而非穿刺活检。

BI-RADS 标准中 4 类病灶应进行活检,它包括了一大类需临床干预的病变,此类病变无特征性的乳腺癌形态学改变,但有恶性的可能性,其恶性可能在 3%~94%。由于其恶性可能的跨度较大,因而又分为三个亚类:

4A 类:包括了一组需活检但恶性可能性较低的病变。将可扪及的 X 线表现边缘清晰而 B 超提示可能为纤维腺瘤的实质性肿块、可扪及的复杂囊肿和可扪及的脓肿均归在这一亚类。对活检或细胞学检查为良性的结果比较可信,可以常规随访或半年后随访。

4B 类:中度恶性可能。对这组病变穿刺活检结果可信度的认识,放射科医师和病理科医师达成共识很重要。对边界部分清晰、部分浸润的肿块穿刺为纤维腺瘤或脂肪坏死的可以接受,并予随访。而对穿刺结果为乳头状瘤的则需要进一步切除活检予以证实。

4C 类:更进一步怀疑为恶性,但还未达到 5 类那样典型的一组病变。形态不规则、边缘浸润的实质性肿块和簇状分布的细小多形性钙化可归在这一亚类中。病理穿刺为良性结果的,则应对病理结果作进一步的评价或重复穿刺以明确诊断。

此外,穿刺活检还适用于乳腺癌拟施行保乳术或新辅助化学药物治疗者;可能为良性病灶不能随访的患者;准备妊娠的妇女;在随访中有恐惧心理者等。

(2)穿刺禁忌证:绝大多数患者能耐受穿刺活检,只有极少数患者是禁忌人群。我们认为,穿刺活检禁忌证主要有:

① 出、凝血功能障碍者;② 严重心肺疾患、严重恶病质者。

(3) 穿刺活检的操作方法:应用穿刺引导的软件及专用穿刺高频探头,也可以徒手在普通高频探头引导下,使穿刺针沿着预定的穿刺角度与深度,进入扫描平面并刺中目标。穿刺活检操作步骤如下:① 穿刺探头、导向器等器械常规消毒,普通高频探头套消毒套;② 专用穿刺探头启动穿刺活检软件包,校正穿刺角度;普通高频探头则进入常规乳腺预设条件;③ 术前常规对乳腺及腋窝进行探查,确定病灶数目、大小、形态、位置、边界及内部结构,初步确定最佳穿刺部位、路径及方式;④ 患者常规取仰卧位,必要时可取侧卧位。确定穿刺点,测量进针深度,穿刺区域常规消毒,铺盖灭菌巾,局部麻醉,将活检针刺入肿块或病变区边缘,动态观察确定针尖位置,抽吸病灶细胞或割取病灶组织标本;⑤ 术后嘱患者用手掌跟按压伤口局部 10 min。

在保证病理诊断可靠性的前提下,穿刺针数和组织标本量的多少是目前众多学者关注的问题。有学者认为,每个病灶至少穿刺 5 针才能保证病理分型准确。另有学者认为,每个病灶最少只需穿刺 3 针就可得出可靠的病理分型。乳腺病变穿刺活检的穿刺针直径对诊断同样存在影响。粗针穿刺较细针抽吸能取得更多的组织标本量,诊断可靠性更高是目前临床得出的共识。目前国外穿刺多采用 14G 活检针。

(4) 超声引导穿刺活检的优点:① 简便快捷;② 微创美观;③ 安全、并发症低;④ 避免不必要的手术;⑤ 指导进一步治疗;⑥ 降低保乳手术切缘阳性率;⑦ 有利于患者的术前准备。

(5) 超声引导下穿刺活检的局限性

a. 组织学低估:超声引导下穿刺活检时,取材不当可造成病理诊断依据不足而发生组织学低估。

b. 假阴性:影响穿刺活检成功的因素很多,除操作者穿刺的技巧和熟练程度外,穿刺针的直径和长度、穿刺病灶的次数、病灶本身的性质、病理医师的诊断经验等任何一个步骤都可能影响穿刺诊断结果。

c. 特殊病例

● 叶状肿瘤：病理医师依靠切割活检样本不能鉴别增殖明显的纤维瘤和叶状肿瘤，因此，超声引导穿刺活检提示叶状肿瘤可能时病灶应手术切除。

● 放射状瘢痕：可能是发生乳腺癌的独立危险因素，也可能与邻近的乳腺癌有关，因此，穿刺活检诊断为放射状瘢痕的病例应采取手术切除。

● 小叶原位癌：常为多中心及双侧发生，活检诊断为小叶原位癌的患者双侧乳腺发生浸润性乳腺癌（导管癌或小叶癌）的危险性均增高。非典型小叶增生具有部分小叶原位癌的表现。经皮穿刺活检为非典型小叶增生或小叶原位癌的病灶需要手术切除。

d. 上皮针道移位（epithelial displacement）和针道种植：上皮针道移位是指在穿刺活检过程中，乳腺病灶的导管上皮移位进入其他组织内，可发生于各种乳腺穿刺操作过程，包括细针抽吸、切割活检、定向性真空辅助活检、注射局麻药等，可能会导致病理诊断的误差，如乳腺组织内导管内癌（DCIS）移位易误诊为浸润性癌，多发生于微创活检与随后手术间隔较短时。有关上皮针道移位的远期预后研究报道较少，其生物学和临床重要性需要长期随访。

（6）活检过程中的注意点

a. 穿刺活检常见的并发症主要有出血、感染及针道种植等，尽管并发症发生率很低，但在术前仍应做好必要的防范和解释工作，严格遵照操作程序并消除患者的思想顾虑，在保证医疗安全的同时尽量减少不必要的医疗纠纷。

b. 乳腺微小病变由于病变体积较小，二维超声往往因为部分容积效应对病灶的边缘显示欠清晰，从而导致取材准确率降低。在条件许可的情况下，三维超声引导穿刺活检比二维超声定位更精确。

c. 患者一般取仰卧位,必要时可取侧卧位,保持体位不变,进针途径应在避开血管丰富区的同时使穿刺针与声束方向尽可能垂直,而与胸壁平行,有助于显示针的位置的同时避免穿透胸膜造成血气胸。

d. 取材时以病灶中心点作为穿刺点,依次由里往外多针取材,以满足病理诊断为目的,避免不必要的损伤。根据需要,一般每个肿块取 2～5 针。

e. 在穿刺质地较硬、包膜圆滑、活动度大的病灶时会出现穿刺针主动避让的缺点,此时应安排助手按压肿块周围组织固定肿块位置,使针尖容易抵达肿块边缘。

f. 术毕严格消毒针口并加压包扎,减少出血及感染。

五、乳腺超声检查新进展及未来发展方向

1. 乳腺超声检查目前研究进展

(1)传统灰阶超声:超声检查实时、方便、可重复操作,是除乳腺 X 线检查之外乳腺病变的另一个重要检查方式,且不受乳腺致密度的影响。亚洲女性乳腺组织较西方女性致密,发病高峰年龄相对年轻,乳腺 X 线摄影对致密腺体显影较差,病灶易被掩盖,超声对致密或增生型乳腺检查具有一定优势。乳腺 X 线检查对致密型或增生型乳腺病灶的漏诊误诊可以通过超声和增强磁共振检查进行补充;增强磁共振检查对不典型良性病灶的诊断和部分增生腺体强化掩盖病灶不易诊断可以通过超声检查得到补充。

(2)彩色多普勒和能量多普勒显像:彩色多普勒用于乳腺癌的诊断,可以有效地提高二维超声的诊断水平,高频彩色多普勒超声对乳腺癌的诊断有较高的价值,能显示肿瘤产生的新生血管,已成为超声诊断乳腺病变的一个重要的辅助指标,它通常从病灶内的血管数目、血管平均密度、血管的形态

和分布以及多普勒频谱等几个方面来评定。与 CDFI 相比,能量多普勒成像(PDI)具有更高的血流敏感性,能更详细地显示血管结构和组织血管分布,显示肿瘤内扭曲的不规则血管,不会发生混叠及相对不依赖角度的优点,尤其适用于研究肿瘤的血供情况。

彩色和能量多普勒显像已应用于定量和定性分析乳腺病变的特征,尤其是多普勒超声测量的肿瘤血管的血流速度,可作为乳腺癌患者预后指标之一。

(3) 三维成像:三维成像,即利用计算机技术,将横向扫查的各个切面进行叠加,经过重建构成某个扫查范围的三维成像。三维成像图像直观,可以从多个轴向显示乳腺肿块,能直观并从多个角度观察感兴趣区域,提供 C 平面观,进行各种三维成像的后期调整以达到各种诊断目的。目前应用的有自由臂三维、容积探头三维及矩阵探头三维。

乳腺三维超声的观察内容:① 形态学信息:Ⅰ.表面成像;Ⅱ.透明成像;Ⅲ.反转成像;Ⅳ.超声断层成像。② 功能学信息:Ⅰ.能量/彩色多普勒三维成像;Ⅱ.灰阶超声造影三维成像。③ 此外,由于可以提供多个平面成像的旋转和角度,因此可以在 C 平面显示针尖的位置,能更准确地定位。但由于三维成像过程繁琐,图像存储量大等缺点,目前仍未得到推广应用。

(4) 自动乳腺容积扫描(automated breast volume scanner,ABVS):ABVS 是一种全新的三维容积成像系统,通过该系统可获得整个乳腺自下而上的横切面扫查数据。利用这些数据,系统可自动进行三维重建,同步获得整个乳腺包括矢状面和冠状面的图像。在每个切面上,ABVS 系统可对整个乳腺进行多层面的显示,真正实现乳腺容积超声断层显示,弥补了以往乳腺手动扫查方式的不足,使部分在钼靶片上较难观察到的病灶在超声图像上得到清晰显示。乳腺癌在 ABVS 的冠状面有其特

17

征性的表现——火山口征：以低回声肿块为中心,周边呈放射状中高回声与低回声相间,并向肿块聚集;而纤维腺瘤在冠状面全部或部分层面上肿瘤与周围组织间具有完整或基本完整的中—高回声。

初步的统计表明,自动乳腺容积扫查系统可以在一定程度上弥补传统超声手动检查对超声医师诊断水平的依赖性,与钼靶及 MRI 检查一样有可重复性;同时有助于临床医师提高乳腺病灶的发现率,尤其是乳腺周边区域及体积较小的病灶,乳腺解剖关系明了,增加了乳腺超声图像的临床解读性。

(5) 超声造影：超声造影技术是指通过外周静脉(通常是手背静脉)注射直径大小与红细胞相似的声学对比剂,使之通过肺循环,最后到达脏器,使脏器内的血管、组织和病灶显影的一种超声成像技术。造影剂的应用极大地改善了肿瘤内血管结构的显示,尤其是第二代超声造影剂,如声诺维(SonoVue)是由磷酸酯包裹六氟化硫气体的微泡,微泡的平均直径 $2.5~\mu m$,其中 99% 的微泡直径小于 $11~\mu m$,且稳定性更好,使超声造影对组织灌注的评估从血管水平上升到微血管水平。

彩色和能量多普勒超声曾被认为是评估肿瘤血管的首选方法,但是多普勒超声仅能显示小动脉和小静脉(直径 $>200~\mu m$),并不能探测到管径仅约 $10~\mu m$、流速小于 $1~mm/s$ 的肿瘤微血管。超声造影技术最初应用于乳腺是为了提高彩色多普勒超声的敏感性和特异性。超声造影后良恶性肿瘤血管的形态和走行均显示有显著差异,这对乳腺病灶内部的新生血管模式的判断有很大应用价值。

超声造影是诊断和鉴别诊断乳腺良、恶性病变的有效手段：囊肿内无造影剂灌注;当恶性肿瘤分化程度低,血供丰富时其灌注较纤维腺瘤更为密集;当恶性肿瘤伴液化坏死时造影剂充盈不均匀,可见灌注缺损区。超声造影可显示乳腺恶性肿瘤周围增多、增粗且比较扭曲的血管,管腔扩张,这是由于乳腺癌周围有丰富血管，管径粗大，囊状扩张。乳腺癌超声造影肿块起始时间短、上升速度较快，而良性肿块则起始增强时间较长，上升缓慢，且停留时间长于良性肿块。

（6）超声弹性成像技术：弹性成像是根据各种不同组织（包括正常和病理组织）的弹性系数（应力/应变）不同，在加以外力或交变振动后其应变（主要为形态改变）也不同，收集被测物体某时间段内的各个片段信号，根据压迫前后反射的回波信号获取各深度上的位移量，计算出变形程度，再以灰阶或彩色编码成像，以此反映所检测组织的硬度。乳腺超声弹性成像是利用乳腺内不同组织的弹性系数（应力与应变之比）各不相同，弹性系数从大到小排列为浸润性导管癌＞非浸润性导管癌＞乳腺纤维化＞乳腺＞脂肪组织。组织弹性系数越大表示组织的硬度越大，目前统一认为乳腺良恶性病灶的鉴别诊断方面，传统超声检查结合超声弹性成像综合评估价值优于常规超声。

目前超声弹性技术主要包括静态超声弹性成像技术（static ultrasound elastography）和动态超声弹性成像技术（dynamic ultrasound elastography）。静态超声弹性成像技术使用一个恒定的压力作用于身体的表面而引起组织的形变。挤压是由医师来施加的而超声仪在成像板上计算和显示组织的形变，由于不知道压力是如何在组织中传播故不能重建杨氏系数，因此静态弹性成像不是定量的。动态超声弹性成像技术（dynamic ultrasound elastography）包括：瞬时弹性成像（transient elastography，TE，FibroScan）、声辐射力成像技术（acoustic radiation force imaging，ARFI，Siemens）、超声剪切波成像技术（supersonic shear imaging，SSI，Supersonic Imagine），后者使用超高速率对剪切波在介质内的传播过程进行成像，然后计算出剪切波传播速度，因此根据剪切波的传播速度可计算出弹性模量。超声成像时，仪器用颜色来表示组织弹性（应变大，弹性模量小，软；应变小，弹性模量大，硬）的差别。

19

2. 乳腺超声检查未来的发展方向

（1）规范化 US-BI-RADS 分类：BI-RADS 系统的目的是为了提供一种质量保证工具，以标准化乳腺影像学报告，降低乳腺影像解读中出现的混淆，但是目前版本超声 BI-RADS 仍存在一些不足：

a. BI-RADS 没有界定每个描述词的良恶性含义及其在评估分级中所起的作用，这就可能导致不同的研究者对每个描述词作出不同的解读，从而影响评估的客观性。

b. 对血流特征的评估过于简单化，对一些乳腺超声的新技术，如弹性成像、超声造影则完全未涉及。

c. 在评估分级的临床效用方面希望能与 X 线达成共识。

因此，尚需尝试综合规范化 US-BI-RADS 乳腺超声影像词典及传统的超声对占位性病变的诊断指标，规范乳腺病灶的综合评估手段。

（2）动态超声弹性成像：静态弹性成像现已广泛被临床使用，但其不是定量的。静态弹性成像有着反响好的优点，同时，该技术也存在许多弱点，包括重复性差、不同操作者间变化大和缺少定量信息。ARFI 技术可获得定量数据，但是规范成像方法、测量方法，以及提高测量的可重复性，都有待在今后的工作中共同探索。ARFI 采用的剪切波速度 Cs(m/s) 和 Supersonic 采用的杨氏模量 E(kPa) 的公式应用是基于一种理想状态：即人体软组织是线性的、各项同性的、具有弹性的固体。速度和压强，哪个更为科学，有待于进一步的研究。

（3）靶向超声造影：靶向超声造影剂是超声分子成像的基础与关键。与普通造影剂不同的是，靶向造影剂在其表面连接有针对特定组织特异性受体的配体或是针对特异性抗原的抗体，与体内相应的受体进行结合，增强靶区的超声回波信号。靶向超声造影剂即是超声分子探针，通过特异性作用于病变区生物分子组成成分，来突出显示病变部位，从而提高超声诊断的准确性与敏感性。

靶向超声造影剂不仅能选择性聚集于靶组织和靶器官,增强显影效果,同时还能将自身所携带的基因或药物定向、定量释放,从而发挥治疗作用,在疾病的治疗方面有良好的应用前景。

同时,该技术的发展尚不够成熟,有些问题还有待于改进或解决:① 靶向微泡的膜壳材料的稳定性;② 超声作用微泡的确切机制;③ 超声联合微泡应用于临床的安全和高效性还需进一步研究证明;④ 超声治疗参数(如频率、声压、声强、作用时间)、微泡种类、微泡浓度的优化选择。

(詹维伟)

第三节　乳腺癌的 X 线摄影检查

一、适应证

乳腺 X 线摄影*(mammography)既可作为乳腺疾病的诊断手段,又可作为女性健康检查早期监测乳腺癌的必备项目。乳腺 X 线摄影必须有效地进行质量控制,保证设备正常,放射剂量不超标(在乳腺压迫厚度小于 5 cm 情况下平均腺体剂量小于 3mGy),常规双侧乳腺投照头尾位、内外斜位,投照规范,影像对比度和层次符合诊断要求,无伪影。确保检查无害,图像质量上乘。

＊ 注:中国大陆地区自 20 世纪 70 年代开始称作"钼靶乳腺 X 线检查"(简称"钼靶检查"),系因当时乳腺摄影机的 X 线球管的阳极采用的是钼靶。但进入 21 世纪后,随着技术的进展,阳极材料已不限于钼,目前更有钼铑双靶、钼钨双靶、钼铌合金靶,甚至还有单独使用钨靶的乳腺 X 线摄影机,继续称作钼靶检查已经不合时宜。而且,仅仅使用设备的一个部件来称谓整台机器或检查方法也是不妥当的。因此,应该恢复使用根据"mammography"原意翻译的"乳腺 X 线摄影"(简称"乳腺摄影")这一规范命名。

乳腺 X 线摄影主要适用于以下四个方面：乳腺癌普查、乳腺癌的临床检查、乳腺癌治疗后复查、乳腺其他疾病的检查。

1. 乳腺癌普查

根据美国乳腺癌 X 线摄影普查和荷兰城镇妇女乳腺癌 X 线摄影普查对乳腺癌患者死亡率影响的研究结论，早期 X 线摄影普查可以降低 55～74 岁妇女的乳腺癌死亡率。因此，参考国外的经验，结合我国的国情，早期乳腺癌 X 线摄影普查是非常重要的。尤其是当遇到以下情况时，要考虑进行定期乳腺 X 线检查：

（1）月经初潮年龄小于 12 岁或绝经年龄大于 55 岁者（雌激素作用于乳腺的时间较长）。

（2）第一胎的生育年龄大于 35 岁，或未生育、产后未哺乳（孕激素、胎盘分泌的雌激素对乳腺避免乳腺癌发生有一定作用，本项所列情况这种保护作用缺乏或较弱）。

（3）月经周期短。因为月经周期短说明雌激素作用时间长。

（4）绝经后雌激素水平高或采用雌激素替代治疗。

（5）曾患乳腺良性疾病（如良性肿瘤、乳腺增生等）的妇女，以及曾患对侧乳腺癌的患者。

（6）有乳腺癌家族史者。

（7）临床或其他检查怀疑有乳腺病变者。

（8）高脂、高蛋白、高碳水化合物摄入较多，营养丰富者。

2. 乳腺癌的临床检查

（1）临床发现可触及的乳腺肿块、乳腺组织增厚变硬、乳腺皮肤异常、局部疼痛或肿胀、乳头溢液（主要是非乳汁性液体，且为自动流出或轻微挤压后流出）。

（2）其他影像学检查发现乳腺可疑病灶，如微小钙化、小肿块、局部结构扭曲等，可为临床未扪及的病灶。

（3）搜索隐匿性乳腺癌，如有腋前淋巴结肿大、肺、脑、骨等处出现未知来源的转移性腺癌。

（4）对不能扪及的病灶在 X 线引导下二维或三维钩丝定位、穿刺活检。

（5）与其他影像学检查相配合,确定乳腺癌大小、位置、邻近组织受累情况,与乳头的距离,有否伴腋前淋巴结肿大;帮助临床分期,确定能否进行保乳手术,制定手术计划。

（6）导管造影可帮助确定导管相关病变及其确切解剖位置。

（7）良性病变的短期(6 个月)随访。

3. 乳腺癌治疗后复查

（1）乳腺癌新辅助化疗后观察疗效,并选择手术时机。

（2）乳腺癌保乳治疗后。

（3）乳腺修复重建术后或隆胸术后效果及术后并发症,如隆胸置入假体的变形、分离、破裂及合并的乳腺脓肿、非特异性炎症等。

4. 乳腺其他疾病的检查

临床可能与乳腺癌混淆的病变,乳腺 X 线摄影可以通过病变的形态和密度的变化加以区分。

（1）乳腺局灶性密度增高影:乳腺增生、乳腺单纯囊肿、纤维腺瘤、分叶状肿瘤、乳腺脓肿、乳腺结核、中早期积乳囊肿、脂肪坏死等。

（2）乳腺局灶性密度减低影:乳腺脂肪瘤、乳腺脂肪纤维腺瘤(错构瘤)、乳腺积油囊肿、后期积乳囊肿。

（3）乳头溢液:进行乳腺摄影结合乳腺导管造影可以诊断乳腺癌、中央型导管乳头状瘤、乳腺导管扩张及乳腺纤维囊性改变。

5. 对乳腺 X 线摄影检查的适用年龄及检查频次的建议

25 岁以下,一般不做乳腺 X 线摄影检查;25～35 岁临床怀疑乳腺恶性病变或 35 岁以上临床检查无论怀疑是良性还是恶性病变,均应做乳腺 X 线摄影检查;每位年龄在 35～40 岁之间的妇女要做一次乳腺 X 线摄影,以便与未来的乳腺 X 线摄影对照,有助于发现其中的变化,通常将此称作基准的乳腺 X 线摄影。正常人群普查:35～40 岁及 55 岁以上妇女每 1.5～2 年、40～55 岁妇女每年建议进行乳腺 X 线摄影一次,高危人群检查周期可缩短为每年一次。

二、BI-RADS 分类的解读

1. 概述

2003 年美国放射学学会(American College of Radiology,ACR)基于乳腺 X 线摄影制定发布了乳腺影像报告和数据系统(Breast Imaging Reporting and Data System,BI-RADS)第四版(同时也发布了超声和 MRI 适用的相应的专用 BI-RADS 第一版)。

BI-RADS 将诊断结果分成了未定类别(0 类,category 0)和最终类别(1～6 类,category 1～6)。

BI-RADS 0 类:未定类,需要加做其他投照体位、点压放大摄影,或进一步行超声、MRI 检查,或召回旧片对照分析。

1～6 类为最终类别:其中,3～5 类尤其要注意其恶性概率(阳性预测值)。

BI-RADS 1 类:肯定阴性。

BI-RADS 2 类:肯定良性。

BI-RADS 3 类:很可能良性,恶性概率小于 2%,需要随访 6 个月后复查。

BI-RADS 4 类:良恶性均可能,恶性概率平均为 23%～30%,建议活检。

BI-RADS 5 类:高度怀疑恶性病灶,其恶性概率达 95%以上。

BI-RADS 6 类:病理已经证实乳腺癌,尚未行手术切除。

2. BI-RADS 分类的意义及注意点

BI-RADS 使得乳腺外科医师、肿瘤科医师与医学影像科医师能更好地沟通,使其得悉放射诊断报告后知道放射科医师关于进一步处理的建议。为了清楚地表达诊断报告的意思,BI-RADS 分类报告之后,建议附解释性的文字说明,如:BI-RADS 2 类(良性)。

BI-RADS 不是使诊断报告更容易,而是要求更高,更加规范(报告文字规范、检查程序规范)。

每一份乳腺 X 线诊断报告均应将 BI-RADS 分类表述在整个报告的末尾处。总的最终报告分类应该基于最令人担心的病变的存在。例如,一个乳腺记为可能良性的发现,而对侧乳腺疑有恶性病变需要活检,则总的诊断报告应该记录为"BI-RADS 4 类(可疑恶性病变,建议活检)"。又如,一侧乳腺需要立即进行附加的评价(譬如,患者当时不能等待超声检查),其对侧乳腺可能有良性的发现,这个总的分类应为"BI-RADS 0 类,未定类,建议结合其他影像学检查"。在诊断报告中,对每一个诊断也可分别附上 BI-RADS 分类。

特别强调,BI-RADS 所用的"category"一词是"类别、范畴"的意思,并无表示阶梯递进的"级别"之意(级别的英语通常用的是"grade")。category 0～6 并不表示越来越恶性,而是根据情况对乳腺影像检查的所有可能性诊断结果进行分类,其中,对 category 2～5 也只是表达良恶性的可能性(概率),并不反映肿瘤良恶性程度。所以,BI-RADS 中"category"宜翻译为"分类",而非"分级"。

BI-RADS 分类并非与乳腺具体疾病简单对应。例如,乳腺增生性改变可根据 X 线征象分别定为 BI-RADS 1～3 类,若需结合其他影像学检查时可暂定为 0 类,如果需要病理活检则定为 4 类。

3. 分类细节

(1) 0 类提示进一步的诊断评价(如加摄投照体位,或行超声、MRI 检查)或召回旧片分析是需要的。对照旧片可以降低患者回访的必要。然而,对照并非总是必须。在缺乏任何发现的情况下,先前的照片仅约 3.2%(35/1 093)是有帮助的。只有乳腺 X 线摄影确定有某些改变需要旧片比较才将其定为 0 类。这常常包括可能代表正常变异的局限性非对称性改变或者 X 线片显示边缘清楚的肿块,它们可能已经在先前的图像上存在。如果没有旧片比较,那就应该进一步检查[如加拍 X 线片和(或)行超声检查]。在我国,一些妇女乳房脂肪较少,实质丰富,乳腺组织缺乏自然对比,也需要采用其他影像学方法(如超声、MRI)进一步检查,也可将其评价为 0 类。

(2) 1 类意味着乳腺 X 线摄影显示乳腺结构清楚而没有病变显示。注意,在我国临床常常使用的所谓的乳腺囊性增生症、小叶增生、腺病(统称为乳腺纤维囊性改变或结构不良)根据 BI-RADS 的描述均归于此类。但是,如果临床扪及肿块,X 线摄影有局灶性不对称性改变,尽管最后病理诊断为硬化性腺病,而乳腺 X 线诊断报告也不能将其归入 1 类,应首先将其归入 0 类,进一步检查综合影像分析后,才可最后定类。乳内淋巴结、腋前淋巴结显示低密度的淋巴结门(侧面观)或者中央低密度(淋巴结门的轴向观)均视为正常淋巴结,属 1 类。

(3) 2 类是指肯定的乳腺良性肿块(如伴有爆米花样钙化的纤维腺瘤、纤维脂肪腺瘤、脂肪瘤、含脂的积乳囊肿、积油囊肿)、肯定的良性钙化(如环状钙化、边界清楚的短条状钙化、粗的斑点状钙化、稀疏的大小较单一的圆点状钙化、新月形的沉积性钙化等)。通常双轨状的动脉钙化可视为老年性改变,不归于 2 类,而归于 1 类。肿块边缘清楚并不是排除恶性病变的必然条件,对于年龄超过 35 岁的妇女,应该注意扪诊,并召回旧片进行比较,或进一步检查超声、MRI,或随访观察其变化。因此,可能分别被评价为 0 类或 3 类。

(4) 3 类(可能良性)描述的病变几乎为肯定良性。必须强调的是,此类并非是不确定的类型,但是对于乳腺 X 线摄影来说,它的阳性预测值小于 2‰,即其中恶性病变的可能性小于 2‰(亦即几乎都是良性的)。其表现被逐渐认识,均是基于对照既往普查结果,或者没有既往普查资料对照的图像,用对乳腺加拍其他方位的投照和(或)超声的评估之后,仍需要定为 3 类(可能良性)。此类型的病变包括在常规的 X 线片上不能扪及的边界清楚的肿块(除非是囊肿、乳内淋巴结或者其他良性病变)、在点压放大片上部分变薄的局灶性非对称性改变、成簇分布的细点状钙化。

定为 3 类的病例要求在常规乳腺 X 线摄影发现后 6 个月采用单侧摄片短期随访。如果病变没有变化,建议再过 6 个月后双乳随访(即在最初发现后 12 个月随访)。如果第二次双乳随访未观察到其他可疑之处,仍应报告为 3 类,建议进行典型的 12 个月后(而不是 6 个月后)双乳随访(即首次检查后 24 个月随访)。如果接下来的随访(第 24 个月随访)仍然没有发现改变,最后的评估可能就是 2 类(良性),当然也可能结合临床慎重考虑为 3 类(可能良性)。根据文献,在 2～3 年稳定后,最终的诊断可能改变为 2 类(良性),但还是需要随访,必要时还进行放大摄影。

有时,一个较小的局限性非对称性改变可被界定为 3 类。而通过 6、12、24 个月的随访可能认定这个改变是正常变异,为此确定为 1 类(阴性)。

由于患者恐惧肿瘤而不愿意随访等原因,3 类可能被立即活检,在这些病例中,最终的诊断评估分类应该基于恶性的危险性,而不是基于所提供的处理。超声评判为可能良性的病变包括不能扪及的复杂囊肿。有人报道,不能与复杂囊肿区别的不能扪及的卵圆形低回声结节的恶性率小于 2‰。没有分散实体成分的集丛分布的微囊同样可能被评定为 3 类。

恰当的 3 类评定需要审核医师的实践能力。评定在这类的病例的恶性概率(阳性预测值)应该小于 2%。

(5) 4 类用来表示需要做从复杂囊肿抽吸到多形性钙化的活检的介入放射程序,阳性预测值为 2%～95%,恶性概率平均为 23%～30%。许多单位将 4 类再细分类,以说明介入处理和恶性危险度的不同。这需要使用受试者工作特性曲线(receiver-operating characteristic curve, ROC curve)分析,接受更大的临床检验,以帮助临床医师和放射科医师。4 类分为 3 个亚类便于帮助达到上述目的。

4A 类:用来表述需要介入处理但恶性度较低的病变。其病理报告不期待是恶性的,在良性的活检或细胞学检查结果后常规随访 6 个月是合适的。此类包括一些可扪及的、部分边缘清楚的实体性肿块,如超声提示纤维腺瘤、可扪及的复杂性囊肿或可疑脓肿。

4B 类:包括中等拟似恶性的病变(intermediate suspicion of malignancy)。放射诊断和病理结果的相关性接近一致。在此情形下,良性随访取决于这种一致性。部分边界清楚,部分边界模糊的肿块可能是纤维腺瘤或脂肪坏死是可被接受的。但是,乳突状瘤则需要切除活检。

4C 类:病变表示中等稍强拟似恶性的病变(moderate concern),尚不具备像 5 类那样的典型恶性特点。此类中包括边界不清、不规则形的实体性肿块或者新出现的微细的多形性成簇钙化。此类病理结果往往是恶性的。

4 类的这些更细分类应该鼓励病理学家着手对在 4C 类中报告为良性的病变进行进一步的分析,应该让临床医师明白,对诊断为 4 类但活检报告为良性的病例进行随访复查的必要性。

(6) 5 类用来表述几乎肯定是乳腺癌的病变,阳性预测值高达 95% 以上。在 BI-RADS 早期版本中,当穿刺活检获得组织学或细胞学诊断尚不普及时,5 类预示病变最终要被处理而没有先前的组织标本。现在,此类发现的标本必须保留以发现典型的乳腺癌,具有 95% 的恶性可能性。带毛刺不规则形密度增高的肿块、段或线样分布的细条状钙化,或者不规则形带毛刺的肿块且其伴随不规则形和多形性钙化都归于 5 类。规范的活检而没有发现典型恶性的病变归于 4 类。

(7) 6 类是新增加的类型,用来描述已被活检证实为乳腺癌但先前仅仅进行了有限的治疗(如外科切除、放疗、化疗或乳腺切除术)的病例。不像 BI-RADS 4 类、5 类,6 类不需介入处理以确定病变是否为恶性。在先前的标本中发现第二个诊断并显示为恶性,或者检测先于手术前进行的新辅助化疗的效果就可以评定为 6 类。

临床上存在这样的情形:活检证实患乳腺癌的患者被送来进行治疗性放射介入处理前的影像学评价。例如,一侧乳腺确诊患乳腺癌的患者可能被送来评估同侧或对侧乳腺的其他异常(0 类)。在任何情况下,最终的评估都应该基于立刻的实际需求。附加评估可能在对侧乳腺显示囊肿(不需要处理的良性发现),而由于有未处理的乳腺癌,附加的最终评价将仍然定为 6 类。如果,额外的评价有单独的可疑发现需要活检,那么,总体评价就应该是 4 类(可疑恶性,建议活检)。

如果仅对对侧乳腺进行了评价,那么应该适当定类。然而,在诊断报告中明智地建议对对侧乳腺已知的乳腺癌进行治疗还是需要的。

6 类不适合用来对恶性病灶切除(肿块切除术)后的随访。手术后可能没有肿瘤残留的征象,其最终的评估应该是 3 类(可能良性)或 2 类(良性)。或许残留有恶性可疑的钙化,那最终的评估则应是 4 类(可疑恶性)或 5 类(高度提示恶性),建议活检或手术。

4. ACR 乳腺实质背景分型

乳腺实质的分布、形状及多寡与遗传、年龄、内分泌状态有关。不同的女性其乳腺实质的丰富程度有很大差异,所以在 X

线影像上有不同的表现。正确认识这些表现,进行乳腺实质分型,有助于采用适当的曝光条件进行乳腺摄影,也有助于发现乳腺异常,正确诊断疾病。由于乳腺组织在内分泌调控下反复周期性地增生、退化、复旧,因而乳腺实质分型仅仅依据乳腺X线摄影时乳腺实质所反映的周期性变化状态。它既可包含乳腺静息状态的正常表现,也可包括一定程度的乳腺实质增生状态的异常表现,故不能简单地把乳腺实质分型说成是乳腺正常分型。

双侧乳腺实质的大体形态相似,故乳腺实质分型双乳相同。

乳腺实质分型的原则是分型必须简明易记,并且具有临床使用价值。美国放射学学会(ACR)基于乳腺实质(纤维腺体组织)和脂肪所占比例,将乳腺实质类型分成4型:

ACR 1型(脂肪型):乳腺实质占25%以下,其余均为脂肪;

ACR 2型(纤维腺体少量型):乳腺实质占25%~50%;

ACR 3型(纤维腺体多量型):乳腺实质占51%~75%;

ACR 4型(致密型):乳腺实质占75%以上,脂肪很少。

在书写乳腺X线诊断报告时,对乳腺实质丰富的ACR 4型必须予以报告,提醒临床医师。因为此型乳腺脂肪少而纤维腺体组织丰富,在X线图像上成大片白影,可能使乳腺实质内病灶难以显示,降低了乳腺X线摄影的可信度。如果有怀疑,应建议进一步采用其他影像学方法检查。

三、乳腺X线摄影BI-RADS描述术语

1. 肿块(mass)

肿块是指在两个相互垂直(或近似垂直)的摄影体位图像上均能见到的有一定轮廓的占位性病变。观察肿块要注意其所在的解剖部位、大小、数量、形状、边缘、密度、对邻近结构的影响、伴发征象及其动态变化。注意,X线所见肿块并不一定与临床所见肿块完全吻合。X线图像上发现的肿块,临床不一定能够

扪及(因病灶太小或质软);临床扪及的肿块,X线图像上亦可能因为患者乳腺实质丰富掩盖而未发现。部分病例肿块周边伴有浸润和水肿,扪诊常比X线平片显示的肿块范围要大。

(1)肿块形状

● 圆形:肿块形状呈圆形或球形。

● 卵(椭)圆形:肿块呈卵圆形或椭圆形。

● 分叶形:肿块有波浪状凹凸不平的轮廓。

● 不规则形:病灶的形状与上述任何一种形状不符。

(2)肿块边缘

● 边缘清楚(circumscribed, well-defined, sharply-defined margin):境界锐利(至少75％的边缘清晰,其余部分可能因组织重叠而模糊),与周围组织之间分界清楚,提示肿块周边无浸润。部分肿块边缘清楚是由于肿块周围有厚度均匀的薄层脂肪环绕,呈低密度环线,可连续,也可间断,厚度小于1 mm,称为透明晕圈征(halo sign),出现此征的肿块几乎均考虑为良性。

● 微小分叶(microlobulated):边缘呈短圆周形或小波浪状。

● 边缘模糊:肿块的境界不能明确界定或其任何一部分边缘有浸润均可表现为边缘模糊。部分病例肿块在局部边缘模糊有条片状影伸向外周,形如彗星尾,故称为彗尾征,常常代表恶性肿瘤的浸润。部分边缘模糊的肿块可使其周围的结缔组织(尤其是脂肪组织)增生,形成肿块周围较宽的厚度不均、厚度超过5 mm的低密度环影,通常为恶性病变所致,故可称为恶性晕圈征,此征象并非水肿所致,系反应性脂肪增生所致。此外,肿块边缘模糊尚须除外邻近乳腺致密组织重叠所致假象的可能。

● 边缘重叠不清(obscured):肿块边缘被邻近组织(包括较丰富致密的乳腺实质组织)重叠或遮盖,看不清楚肿块轮廓及其确切的边缘。但是,结合临床,可以确信有肿块,甚至肿块的边缘本身是锐利的,只是被隐蔽而已。如病变较淡薄,甚至仅在一个摄影位置上见到边缘不清的致密影,则应称为致密片影(density),见后述。

● 边缘毛刺:从肿块边缘辐射出长短不一的线样阴影,亦可称作白星状影。

星状影是病变区见较多线条状影,按一定规律排列,向四周伸延开来的征象。根据有无中央肿块(星核)又分为两种:一种为白星(white star),肿块影(星核)周围有较多向四面发散的毛刺影,由于中央的致密肿块在图像上呈白色,故称为白星状影。常见于乳腺癌(尤其是浸润性导管癌中的硬癌,小叶癌也可出现此征象),提示肿瘤周围有较多结缔组织增生、浸润等。另一种为黑星(black star),在毛刺阴影中未见到确切致密的肿块星核。毛刺可向四周放射状排列,也可平行排列。黑星属于结构扭曲中的一种表现(见后述)。多见于脂肪坏死、硬化性乳腺病、放射状瘢痕等。但是,少部分乳腺癌也可能表现为黑星状影。因此,发现黑星状影均应行病理活检。

(3)肿块密度:确定病灶的 X 线衰减值,与相等容积的纤维腺体乳腺组织相比较。大多数乳腺癌密度较相等容积的纤维腺体组织略高或相等,密度较其低者罕见(虽然不是不可能)。乳腺癌本身绝不会含脂肪(呈透亮影),不成肿块的癌组织之间可嵌入脂肪,后种情况在后面要讲到的乳腺结构扭曲中常见。含低密度脂肪的肿块几乎无一例外都是良性病变。

● 高密度:各种原因所致钙化,可在肿块内出现多种形状高密度影。少数软组织肿块密度均匀性增高系细胞密集或纤维致密所致。

● 中等密度(等密度):纤维腺瘤、乳腺癌、淋巴瘤、分叶状肿瘤、硬化性腺病、单纯囊肿、初期积乳囊肿、脓肿、血肿等均可表现为此种密度。

● 低密度:肿块内由低密度的脂肪充填,常见于脂肪瘤、后期积乳囊肿、积油囊肿(oil cyst)等。部分不含脂肪的肿块密度亦较低。

● 混杂密度(低密度、中等密度甚至加上高密度并存)：中期积乳囊肿在能分出重力关系的摄影方位(如内外斜位、内外位或外内位)图像上可见脂水分层现象,肿块中低密度的脂肪位于上部,中等密度的水积于下部。乳腺纤维腺脂肪瘤(fibroadenolipoma)(又称作乳腺错构瘤)密度混杂,肿块内存在低密度的脂肪和中等密度的纤维腺体组织,边界清楚。乳腺纤维腺脂肪瘤内部及积乳囊肿、积油囊肿外缘均可出现高密度的钙化影。鉴于含脂肪密度肿块的诊断特异性低于敏感性,可能的话,强调其乳腺 X 线上的良性本质是重要的。

2. 钙化

钙化(calcification)是乳腺 X 线摄影片上常见的异常征象,单独或伴随其他征象出现。其中,微小乳腺癌被 X 线探及近半是因为其特殊的钙化征象,所以分析乳腺钙化特点具有重要的临床价值。

钙化分为典型良性、中间型和高度怀疑恶性等三种类型。典型良性钙化常表现为粗大、圆形和边缘光整,较恶性钙化更容易被发现。恶性钙化及一些良性钙化可能较小,需要放大图像才能发现。

● 典型良性钙化：皮脂腺小环状钙化、纤维腺瘤爆米花样粗钙化、动脉血管壁钙化、分泌性钙化(边界清楚地大杆状钙化)、腺体退化(散在圆点状)钙化、脂肪坏死中心透亮的环状钙化、钙乳沉积性新月状钙化、缝线钙化,形态不规则的较粗的营养不良性钙化。

● 中间型(中等拟似恶性)钙化：小的不定形或模糊的钙化,呈弥漫分布多系良性,点压放大观察可有帮助。不定形钙化表现为局限性成簇分布时,建议行活检。此外,粗糙不均匀密度的钙化也属于中间型钙化,其直径通常大于 0.5 mm,有融合趋势,但比不规则的营养不良性钙化要小。它可伴发于恶性,但也可

33

在纤维化区域、纤维腺瘤或创伤中出现,代表进展的营养不良性
钙化。

● 高度怀疑恶性的钙化:细小多形性钙化(通常直径小于
0.5 mm)、细小线样或细线分支状钙化(可以断续排列,宽度小
于 0.5 mm)。

强调系统分析,注意在 X 线摄影中观察钙化的分布和
形态。

钙化的分布(distribution)共有 5 种:弥散、区域、成簇、线
样及叶段分布。注意:"成簇"是描述分布而不是形状,故不宜使
用"簇状"。

钙化的形态包括钙化的形状、边缘、大小、密度、数量及伴发
的其他征象(如肿块影、非对称性致密影、结构扭曲、血运增加、
皮肤增厚、乳头回缩内陷、腋前淋巴结肿大等)。

乳腺钙化分为组织学意义上的腺体组织内钙化(包含导管
内和小叶内)和腺体组织外钙化两部分。以下主要结合钙化的
分布特点、钙化的形态和与之关联的密度来分析乳腺钙化的 X
线表现及其可能的性质。

(1) 腺体组织内钙化(导管内或小叶内)

● 散在、区域性钙化:① 铸型(导管内):清楚,呈短棒状、
分叉状,断续线样排列,系浆细胞性乳腺炎所致分泌性钙化(通
常见于 60 岁以上妇女);模糊,短条状、分叉状,则可能为乳腺癌
所致,导管癌(粉刺癌)多见。② 点状:腺病、退变。③ 新月状
(杯状):纤维囊性改变(钙乳沉积)。

● 节段、成簇及线样:① 铸型+点状:模糊,短条状、分叉
状,伴点状,有时形成蛇皮样,可能为乳腺癌所致,导管癌(粉刺
癌)多见,并可能为导管内癌。② 点状:腺病、退变、乳腺癌。
③ 新月状(杯状):纤维囊性改变(钙乳沉积)。

● 铸型钙化(casting calcification)产生于导管内,钙化物质
以导管为模具塑型(相似于发生在肾盂肾盏的铸型结石),故呈

条状、蠕虫状、短棒状及分支状。其良、恶性鉴别主要在于铸型钙化的边缘清晰程度。

● 点状钙化要结合其大小、边缘及密度来分析。当较小时（直径<1 mm），它们常是在小叶的腺泡内形成。英语文献中用来描述点状钙化的两个术语"圆点状"（round）和"细点状"（punctate）常常被误以为是具有不同特点的两个描述，其实它们的区分主要在于其大小上，直径小于 0.5 mm 被称作细点状，直径大于或等于 0.5 mm 则称为圆点状。微细多形性（fine pleomorphic）点状钙化用来描述直径小于 0.5 mm，且形态多变的钙化，当其成簇局限性分布时，国内习惯称为"泥沙样钙化"，提示恶性病变的可能性较大。粗的不均质性（coarse heterogeneous）点状钙化用来描述介于良恶性之间的中间型钙化，它们通常直径大于 0.5 mm，且在形态和大小上变化比较大。稍小的此类钙化通常出现在创伤后，是机体的反应。当双侧多发成簇出现时，粗的不均质性斑点状钙化经常是由于退化（纤维化）或纤维腺瘤所致。这些钙化倾向于划归到典型的良性钙化类型中去。然而，单一成簇的粗的不均质性钙化，尤其是伴随较小的多形性点状钙化时，极少部分亦可能是恶性的。

● 沉积性钙化是一种由于钙乳沉积所致的良性钙化，发生在微小囊肿之内，钙化物质因为重力作用沉积在微囊底部，当从其侧面观时（如内外斜位、内外侧位或外内侧位）常可见其呈凹面向上的新月状影。当从上至下观察时（头尾位）则多呈边缘模糊的圆点状影。

（2）腺体组织外钙化：主要通过其形态及分布区域来判断。腺体组织外的钙化形态多样：① 车辙样钙化：动脉钙化；② 爆米花样钙化/粗斑点状钙化（多出现在边缘清楚的中等密度结节之中）：纤维腺瘤；③ 粗斑点状钙化（直径 2~3 mm 或以上）：结核或外伤所致瘢痕性钙化；④ 粗的弧形钙化并有局部手术史：缝线钙化；⑤ 中心透明的环状钙化/蛋壳样钙化：皮肤钙化(多较小)或脂肪坏死及积油囊肿;⑥ 带致密心的小环状钙化:皮脂腺钙化,对皮肤表面作切线位摄影可证实为皮肤钙化;⑦ 多种形态并有乳腺皮肤溃破史:矿物质沉积。

不能绝对地从数量上对钙化进行良恶性判断。非常早期的微小乳腺癌局部钙化数量可以非常少,而密度数量均很高的微小钙化又可能仅仅是乳腺组织的退化所致表现。因此,重点观察钙化的范围大小似乎更有意义。然而,Stomper 等观察一组浸润性癌仅为 4%,其他均为导管原位癌或伴有灶性浸润的 304 例出现钙化的乳腺癌病例,发现范围超过 10 mm 的钙化病灶其浸润的可能性并未增加,这是值得注意的。

发现乳腺钙化,进行动态观察,以及对化疗病例进行化疗前后比较是非常重要的。恶性钙化:动态观察钙化数量增多、密度增加;化疗有效的病例,对照化疗前,可以发现化疗后随着病变范围的缩小,钙化亦数量减少、体积缩小及密度降低。良性钙化:钙化数量、形态、大小、密度在较长时间内相对不变。

3. 结构扭曲

局部正常结构的变形失常,无明确肿块显示,包括从一点发出的放射状线条或毛刺影,或是乳腺实质边缘的收缩或变形。结构扭曲也可合并肿块、不对称致密影或钙化。如果患者没有创伤史或外科手术史,结构扭曲应考虑可疑恶性或放射状瘢痕。尤其是结构扭曲合并局部密度增高,乳腺癌的可能性明显加大。在扭曲的毛刺阴影中未见到确切致密的肿块星核,即所谓的黑星状影,多见于脂肪坏死、硬化性乳腺病、放射状瘢痕等。对结构扭曲行进一步做其他影像学检查,甚至活检均是合理的。

4. 特殊征象

(1) 孤立性扩张导管征(solitary dilated duct):乳晕后方中央区管样或分支状结构可能代表扩张或增宽的导管,如果没有伴随其他可疑临床或乳腺 X 线异常表现,这种征象常常没有太大的意义。但是,单侧性的乳头后方孤立性扩张导管征可以是导管原位癌的一种表现。

（2）乳内淋巴结：典型的乳内淋巴结短径常小于 1 cm，呈肾形或中央透明的结节状影，系因淋巴结门为低密度的脂肪充填所致。如果短径大于 1 cm，并可见淋巴结内部由明显的脂肪组织占据，仍可认为是正常淋巴结。乳内淋巴结可以多发存在。有时，淋巴结内部有多处或较显著的脂肪组织替代，导致一个淋巴结看上去像多个圆形肿块。虽然乳内淋巴结可以出现在乳腺内的任何地方，但是，最常见到的部位是乳腺外侧份或上份。

（3）非对称性致密影：既往"致密影"（density）用来描述仅仅在一个投照方位上显示的边缘模糊的肿块样结构，但是，易与肿块混淆。所以，"致密影"已经被"非对称性致密影"（asymmetry）这一称谓替代。非对称性致密影是平面的，缺乏外突的边缘，经常含有散在的脂肪组织，不像肿块那样三维显示。为了更清楚地表述非对称性致密影，用"整体性非对称性致密影"（global asymmetry）以区分整体与"局灶性非对称性致密影"（focal asymmetry）的不同。

整体性非对称性致密影表示乳腺大部分区域（至少一个象限）致密，强调与对侧乳腺相应区域对比，代表了乳腺部分组织量较对侧显著增多，不合并肿块、结构扭曲或可疑钙化。缺乏扪诊发现的支持的话，整体性非对称性致密影通常代表正常变化或是受内分泌影响所致的改变。如果合并有临床触及的肿块，则可能具有临床意义。

局灶性非对称性致密影因缺乏外突的边缘而可与肿块鉴别，与整体性非对称性致密影鉴别点主要在于乳腺受累的面积。局灶性非对称性致密影比整体性非对称性致密影有更多的疑点。对照先前的影像对于评估非对称性致密影是至关重要的。局部没有手术、外伤及感染史的逐渐增大的致密影值得进一步评估。常规检查发现局灶性非对称性改变，进一步采用点压放大和（或）超声、MRI 观察，也许证明是一个边缘模糊的肿块。

局灶性非对称性致密影也可能是正常乳腺组织的腺体小岛,尤其是当其内散在分布脂肪时。

5. 相关征象

与肿块、不对称性致密影或钙化伴随使用,无其他异常发现时,可单独作为影像学发现而出现。

(1) 皮肤回缩:皮肤异常地被牵拉。

(2) 皮肤增厚:可为局灶或弥漫分布,厚度大于 2 mm。

(3) 乳头回缩:乳头被牵拉下陷。此种征象可双侧乳腺同时出现。如果这种征象比较稳定,呈慢性病程,且没有其他可疑表现,则非恶性征象。

(4) 皮肤增厚呈橘皮样可为局限或弥漫,厚度大于 2 mm。酒窝征系表皮局部凹陷,形如酒窝。乳头回缩内陷可为先天性发育原因所致,常为双侧性,自乳腺发育膨大时就出现。后天性的乳头回缩可由炎性病变或乳腺癌所致的纤维收缩引起,可伴有其他征象。当乳晕皮肤增厚、乳头回缩与其后向深面逐渐变细的增厚浸润的导管纤维结构相连时形如漏斗,故称为漏斗征,通常是恶性征象。

(5) 小梁结构增宽:是乳腺纤维分隔增厚所致。

(6) 浅筋膜浅层、深层改变:库柏(Cooper)悬韧带增粗倒向可为反复增生及炎性反应所致。或者乳腺后脂肪间隙模糊及浅筋膜浅层增厚,或者出现局部浅筋膜浅层因浸润和结缔组织增生牵拉而形成凹陷(帐篷征),大部分原因是乳腺癌所致。

(7) 皮肤病变:皮肤病变当投影到乳腺两个投照体位的 X 线影像时,容易被误认为是乳腺内病变。投照技师应在患者体表做标记,并记录在检查申请单上。

(8) 腋前淋巴结肿大:短径大于 2 cm,尤其是无脂肪密度的腋区淋巴结需要给予评价,如果是新出现的,需要结合临床并进一步检查。确定淋巴结有无肿大其内部结构比体积增大更加有判定意义。如果出现由脂肪充填的透明中空的淋巴结门消失现象均应考虑淋巴结异常,即使淋巴结短径小于 2 cm。

(9)结构扭曲:结构扭曲也可作为相关征象,与一个影像学发现相结合使用,提示病变附近的正常乳腺组织变形及回缩。

(10)钙化:也可作为相关征象,与一个影像学发现相结合使用,提示病变内或邻近区域的钙化。

(11)血运增加:常将对侧乳腺作为参考,一侧乳腺内病变旁小血管数量增加或血管迂曲增粗(患侧与对侧血管管径之比至少为 1.4∶1)即称为血运增加,提示局部乳腺代谢旺盛,血液供应增加,通常乳腺癌、乳腺感染可出现这些征象。

淋巴组织液淤滞水肿:各种原因(包括转移肿瘤、淋巴瘤等)所致腋窝淋巴结肿大阻塞及全身系统性疾病(如心力衰竭、肾功能不全)均可导致乳腺淋巴液和组织液回流障碍,出现乳腺密度增高、皮下组织呈线网状、皮肤增厚等 X 线表现。

6. 导管造影异常征象

(1)导管充盈缺损:表现为导管内占位病变使造影剂不能充盈而出现的高密度缺失的征象。最常见的原因是大导管乳突状瘤。

(2)导管中断破坏:含造影剂的导管突然变细中断,或导管一侧管壁破坏,形态不规则,提示导管被肿瘤侵蚀。

(3)导管扩张:大多出现在一、二级导管,表现为导管柱状或囊状扩大。柱状导管扩张应该与月经前生理性导管增粗潴液鉴别;病理性改变往往呈多节段性,导管粗细不均,并在临床方面伴有乳头陈旧性出血(咖啡色溢液);生理性导管扩张导管增粗较均衡,一般不伴主动性乳头溢液。

(4)导管外造影剂聚集及淋巴管显影:最常见的原因是造影不成功,造影剂外漏入导管周围间质内,并可能出现自乳晕区伸延至腋窝的显影淋巴管。

7. 乳腺 X 线诊断病变位置描述及报告结论用语

(1)病灶的解剖部位描述:首先写出侧别(左乳或右乳),

然后是病灶的位置及深度。病灶的位置描述：面对患者，其乳房呈钟面观（1～12点），还可将其分成四个象限（外上象限、内上象限、内下象限及外下象限）和一个中央区。内外斜位或侧位片显示胸大肌上部重叠区域为腋前份。病灶的深度描述：将乳腺分为前、中、后三部分，乳头紧后方是乳头后区。

（2）导管造影病灶的测量：以乳头基底为准向乳腺内测量，报告导管病变的准确位置。

（3）乳腺X线摄影方位命名原则：根据X线自球管到成像物质（胶片或数字板）的方向，结合人体解剖方位来确定。如常规摄影的两个方位分别命名为头尾位（cranio-caudal view，CC）和内外斜位（medial lateral oblique view，MLO）。最好不要把前者称为"轴位"或"正位"，亦不要把后者称为"中侧斜位"，这不符合汉语表达习惯。注意：不要简单地称呼侧位，应分别根据摄影方向称为乳腺内外位（medial lateral view，ML）或乳腺外内位（lateral medial view，LM）。

（4）对乳头溢液的建议：如果乳头溢液为自动流出且为非乳汁性，请进一步做乳腺导管造影检查。

（5）微钙化：指直径小于0.5 mm的细微钙化。许多微钙化出现在某一局部区域排列成簇，可能提示微小乳腺癌。微钙化是乳腺导管原位癌（ductal carcinoma in situ，DCIS）最常见的X线征象。

（6）巨钙化：指粗大的钙化，常与良性病变如纤维腺瘤，或退化性改变如动脉老年变、陈旧损伤及感染相关。其中约50%超过50岁，通常不需要活检。

（7）致密型乳腺：即ACR乳腺实质背景分型中的第四型，描述脂肪少而实质组织丰富的乳腺，在X线图像上呈大片白影。年轻女性较多见，可能使乳腺内病灶难以显示。如果有怀疑，应建议进一步采用其他影像学方法检查。

（8）单一形态的：相同形状，经常用来描述在形态和密度上一致的微小乳腺癌。

（9）多形性改变：具有不规则形态或其他形状的结构。最常用于描述微小钙化，可能为导管原位癌（DCIS）的表现。

（10）乳腺纤维囊性改变（fibrocystic changes）：是由于内分泌激素反复周期性刺激引起的乳腺终末导管小叶单位及乳腺纤维组织的增生和退化的症候群。它可以表现为以增生或退化为主，也可增生和退化并存，两者还可交替出现，此起彼伏，介于生理性和病理性改变之间。临床医师和影像学诊断医师难以确定其是否属于生理性或病理性改变，也难以判断具体何种组织（腺体、导管及纤维结缔组织）发生增生和退化。国内学者喜欢将其称为乳腺囊性增生症、乳腺小叶增生等。但是，鉴于此症候群在生育期女性较为普遍，大多数为生理性改变而非疾病，发生的解剖范围大多不是仅限于乳腺小叶内，还包括小叶外终末导管，其中退化与增生是事物的两个方面，恰恰是在月经前期乳腺组织普遍退化时胀痛不适等症状更明显，不应片面强调增生，故建议与国际接轨，称为乳腺纤维囊性改变。其中，病程长、扪及组织增厚明显的病例可称为乳腺纤维囊性病。如果其中纤维成分较多，形成局部肿块，结合病理则可诊断为硬化性乳腺病。乳腺纤维囊性改变可伴有大小不一的囊肿形成，但通常囊肿较小，直径可仅为 2 mm，因此，乳腺纤维囊性改变并非一定要在 X 线图像上观察到较大囊肿影。如果出现囊肿，其密度较高，不可将乳腺实质之间的表现为类圆形低密度的脂肪组织误认为囊肿。

（11）纤维腺瘤：是乳腺常见的良性肿瘤。由于其中腺瘤的成分较多，有学者认为此种肿瘤的名称更宜称作腺纤维瘤。乳腺纤维腺瘤不能简称为纤维瘤，后者在乳腺非常罕见，是不同于纤维腺瘤的肿瘤。

（12）癌前病变：包括导管上皮非典型增生、小叶原位癌等，但这些必须由病理诊断，临床几乎不能诊断。乳腺纤维囊性改变（包括俗称的小叶增生）并非癌前病变。

四、X线引导下乳腺穿刺定位及活检

通过乳腺 X 线摄影机引导进行乳腺术前穿刺定位或乳腺穿刺活检,目前主要有两种方式:二维手动定位穿刺和三维立体自动定位穿刺。前者对仪器设备要求较低,只要带有专用有孔压迫板即可,但对医师的操作技术要求较高。后者对仪器设备及穿刺器械要求较高,价格昂贵。可根据实际情况选用。

值得注意的是,乳腺术前穿刺定位或乳腺穿刺活检对乳腺诊断水平要求较高,必须能够较为准确地确定乳腺内局限性病变的存在,尤其是那些临床不能扪及的乳腺微小病变。因此,乳腺术前穿刺定位或乳腺穿刺活检需要放射科、病理科、乳腺外科的密切协作才能取得成功。

1. 乳腺术前穿刺定位(preoperative needle localization)

(1) 适应证:在两个投照方位图像上确定乳腺内有临床不能扪及的病灶(如结节、钙化),且怀疑为恶性,临床欲切除活检,或虽疑为良性,但临床欲手术切除的病例。该方法能帮助外科医师准确定位切除不能扪及的乳腺病灶,并能帮助病理科医师对切除标本定位活检,尤其是对确诊微小乳腺癌并行保乳手术具有重要意义。

(2) 禁忌证:有出血倾向的患者。穿刺局部区域皮肤感染。

(3) 并发症:基本无并发症,仅个别患者穿刺针放入过深。

(4) 准备:照明灯、消毒手套、75%乙醇(酒精)棉球、敷料、带内芯为可弹开金属钩丝(hook wire)的穿刺针。常用的钩丝根据其尖端形态分为两种:单钩型和双分叉型。

(5) 检查程序

a. 对患侧乳腺首先拍摄头尾位和侧位,观察病变,确定穿刺进针方向和深度(有经验的施术者可免去再拍摄头尾位和侧位这一步骤,而在已有的近期乳腺摄影头尾位和内外斜位像上确定穿刺进针方向和深度)。如病变位置在乳腺外上、内上象限,则采用头尾位从上向下进针;如在外下象限则采用外内位从外向内进针;如在内下象限则采用内外位从内向外进针。

　　b. 对 X 线检查台、专用有孔压迫板和常规乳腺压迫板消毒。

　　c. 患者取坐位(有穿刺专用床也可采用俯卧位),常规皮肤消毒,在选定的方位上用有孔压迫板压迫乳腺后摄影[注意压力不能太大,以能固定乳腺为原则,通常采用 $80 \sim 100$ N($8 \sim 10$ daN)],确定穿刺点。注意调节控制台有关程序,使拍摄后压迫板不要自动松开。

　　d. 放射科医师戴消毒手套,将可弹开金属钩丝内芯回抽藏匿于针鞘内,垂直进针,进针深度根据穿刺前的测量初步确定。然后,拍摄图像,观察针尖与病灶的位置关系,可作适当调整,确认针尖正对病灶后,松开压迫板。

　　e. 小心翼翼地将乳腺连穿刺针(注意穿刺针不能移动)退出投照区,换上常规压迫板,改为与刚才投照位置垂直的方位压迫乳腺、投照,核定穿刺针针尖的位置,使针尖在病灶内。

　　以上 c~e 步骤可在带有三维立体定位系统的乳腺 X 线摄影机上进行,对病灶行左右分别倾角 15°的投照,自动计算进针深度后将穿刺针插入预定位置(具体方法可参见本书"核心钻取组织活检"内容)。

　　f. 将穿刺针穿刺至病灶,定位准确后释放钩丝内芯,摄片确认。

　　● 三维立体定位皮肤回弹解决办法:如使用三维立体定位系统行金属钩丝定位应注意穿刺区域皮肤张力不能太小,以免穿刺过程中理论上钩丝到达病灶靶点后,由于皮肤回弹使钩丝远端实际不到位。解决办法是:有孔压迫板压迫乳腺压力要适当加大,通常应超过二维穿刺时的压力,使皮肤张力加大,减少组织回弹。必要时,可根据乳腺质地和皮肤弹性,在理论进针深度的基础上继续进针 3～10 mm,使针尖准确到达病灶靶点。动作宜快,乳房加大压迫时间不能太长。

● 摄片确定针尖到达病灶靶点后释放钩丝内芯的技巧:单钩型应首先轻轻内送钩丝内芯向针鞘远端,遇阻力时停止推送,然后用一手固定内芯,另一手外拔针鞘,注意内芯不能与针鞘同向或相向移动。针鞘拔出后 X 线摄影留证。双分叉型首先必须固定针鞘,向内推送钩丝内芯约 5 mm,摄影确认钩丝释放定位准确(如果定位不准,可回拉双分叉钩丝内芯入针鞘后再定位),然后用一手固定内芯,另一手外拔针鞘。注意内芯不能与针鞘同向或相向移动。针鞘拔出后 X 线摄影留证。

g. 用消毒纱布覆盖露在皮肤上的钩丝尾部并用胶布固定后送外科行乳腺局部手术。

h. 外科所切除标本(连金属钩丝)在送病理科行快速切片组织学检查之前,常规行标本乳腺 X 线检查,目的是观察外科是否切除图像所见病灶,可向手术医师提出相关建议。同时,也可向病理科医师提出首先检查标本何处最好。

(6)检查后注意事项:强调钩丝露出皮肤部分应使用清洁敷料覆盖、胶布固定,避免钩丝移动。通常放置钩丝后立即外科手术,特殊情况时 24 h 之内必须手术。放射科定位医师应向外科手术医师描述定位深度、方位,便于后者确定最短捷的活检手术入路。应告知手术医师使用的钩丝类型,单钩型钩丝不能在术中向里推送,双分叉型钩丝应注意避免外拽,以免定位钩丝移位(过深或滑脱)。

2. 乳腺穿刺活检术

A. 细针抽吸细胞学检查(fine needle aspiration cytology, FNAC)

(1)适应证:在两个投照位置图像上均显示的乳腺局限性病灶,为确认其是否为恶性,或虽然怀疑为良性实体性病灶,但为了核实,均可做细针抽吸细胞学检查。但是,由于仅凭乳腺细胞学检查难以作出病理学诊断,因此,细针抽吸细胞学检查应用受限。

(2)禁忌证:有出血倾向的患者,穿刺局部区域皮肤感染。

(3)并发症:偶有局部血肿。

(4)准备:照明灯、消毒手套、75%乙醇(酒精)棉球、敷料、9号有内芯穿刺针、50 ml注射器、生理盐水、玻片、试管。

(5)检查程序

a. 对不能扪及肿块的病例,乳腺X线摄影机二维定位方式与前述乳腺术前穿刺定位相同。

b. 针尖到达预定位置后,套上盛生理盐水的50 ml针筒,深浅约5 mm来回抽动穿刺针,并同时用力抽吸,反复十余次后,保持负压拔出穿刺针。局部皮肤用消毒纱布覆盖。

c. 穿刺针针尖处吸出物涂玻片两张立即送病理科行细胞学检查。穿刺针用10 ml生理盐水反复冲洗,冲洗液盛入干净试管内送病理科离心后行细胞学检查。

d. 能被扪及的肿块可在常规消毒后直接穿刺抽吸送检。注意可移动的肿块应适当固定后穿刺。

(6)检查后注意事项:涂片及冲洗液应立即做病理细胞学检查,以防细胞萎缩、坏死,影响细胞学诊断。

B. 空芯针穿刺组织活检(core biopsy)

(1)适应证:在乳腺两个不同投照方位图像上怀疑为恶性肿瘤的病例,可采用乳腺组织穿刺活检。此方法可以获得乳腺组织,病理报告准确性明显优于细针抽吸细胞学检查。

(2)禁忌证:有出血倾向的患者。穿刺局部区域皮肤感染。

(3)并发症:局部出血及血肿形成。

(4)准备:照明灯、消毒手套、75%乙醇(酒精)棉球、敷料、乳腺专用活检枪(带有凹槽的穿刺针)、弯盘(盛标本用)。

(5)检查程序:使用安装三维立体定位系统的乳腺X线摄

45

影机对病灶首先行沿穿刺路径最短方向的投照方位（如头尾位或内外位或外内位）摄影、校正，然后在此方位基础上分别倾角±15°投照选取穿刺目标点（病灶），计算机自动计算进针深度后，机架恢复至穿刺路径最短方向的投照方位状态，对穿刺点皮肤消毒、局部麻醉，皮肤留 5～7 mm 切口，将乳腺专用的具有钻取或截取组织的活检针安装到穿刺架上，经切开的皮肤切口穿刺至目标病灶，再分别倾角±15°投照确定穿刺针针尖准确到达目标点，获得乳腺病灶组织（真空核心钻取活检至少应向病灶靶点上、下、左、右四个方向取材），对标本按方位编号后送病理科行石蜡切片组织学检查。对于微小病灶，为避免活检去掉了钙化或小结节等病灶标志，活检结束穿刺套针拔出之前，应放入专用的物理化学性质稳定的金属标记物（clip），便于在活检病理诊断为乳腺癌时，进一步行乳腺摄影引导下的术前穿刺定位，由外科扩大切除病灶。活检手术结束应对乳房局部加压包扎、卧床观察 6 h，无异常 24 h 后方可解除临床观察。

由于精度的关系，不推荐使用乳腺 X 线摄影机二维定位方式进行核心钻取组织活检。除非对大乳房活检截取组织区域远离其下方的乳腺机台板，否则，应禁用乳腺 X 线摄影机手动二维定位方式进行扳机式活检枪穿刺活检（needle gun biopsy），原因是定位精度不够，更危险的是击穿乳房误伤其下方的成像板。

（6）检查后注意事项：活检后若确定为乳腺恶性肿瘤，应尽快手术，并进行必要的化疗和（或）放疗，预防因损伤局部血管、淋巴管造成肿瘤转移的可能性。

五、乳腺 X 线摄影检查新进展及未来发展方向

乳腺 X 线摄影技术作为早期发现乳腺癌的主要方法，有效性已在全球获得广泛认可，在许多已经建立乳腺癌筛查机制的国家，均采用乳腺 X 线摄影检查作为唯一的或最重要的影像学

筛查方法。适龄女性通过这种检查方式实现疾病的早期发现、早期治疗。自 20 世纪末，数字技术在 X 线成像领域的应用逐渐普及。2000 年 1 月，第一台整板数字乳腺 X 线摄影机（FFDM）获得美国 FDA 认证，到目前为止，数字乳腺摄影技术凭借其在成像方面凸现的优势以及更为高效的工作流程，逐渐发展为乳腺 X 线成像的主要趋势。与此同时，技术的革新和进步亦不断推动数字乳腺成像技术向前发展。

1. 数字乳腺摄影探测器的进展

不同于传统乳腺 X 线摄影屏片技术，数字化平板探测器成为整个成像过程的新核心要素。探测器作为数字成像过程的核心环节，它的性能决定了成像质量的水平。只有探测器具有更高的探测效率、获取更多的数字信息，才能保证图像后处理程序拥有最充分和有效的原始信息。最先使用至今仍在使用的是 GE 公司开发的碘化铯-非晶硅平板探测器。根据碘化铯-非晶硅平板探测器的物理特性，X 线首先被吸收转换为可见光，之后可见光再转换为电信号，可见光在碘化铯层传输过程中发散，造成空间分辨率的损失，其像素大小为 100 μm，空间分辨率大约为 5 lp/mm。碘化铯-非晶硅平板探测器的最大优点是性能稳定，对环境温度要求不高。随后出现的非晶硒平板探测器直接将 X 线转换为电信号，并且在非晶硒材料两端加电压，造成强电场以防止电子发散传播，使像素大小提高到 70 μm，空间分辨率也达到 7 lp/mm（部分厂商的像素大小是 85 μm）。但是，早期的非晶硒平板探测器对环境温度要求较为苛刻，直接影响其性能的稳定性。直至 2008 年，Hologic 研发出最新一代的非晶硒平板探测器（DBT 探测器），实现了快速采集和快速刷新探测器，同时，平板稳定性大大提高。此两种平板探测器目前均应用于临床。

2. X 线源技术及滤线栅技术的进展

在传统屏片时代，X 线源发挥着非常重要的作用，是成像过

47

程中最为重要的环节之一。到了数字乳腺成像时代,有了更多技术手段来实现以较低剂量获取优质的影像,数字化探测器和图像后处理技术,以及滤线栅、自动曝光控制系统的进步使得在整个成像流程中,X线源的作用逐渐弱化,而稳定性则成为其最重要的特性。双靶角阳极就是在这一背景下研发设计的,双靶角为大小焦点分别提供不同的轨迹,避免了电子束对同一轨迹的持续轰击,可显著提高球管寿命;此外,高的阳极热容量,也为在高流通量的普查提供最为稳定的系统。

　　X线球管的阳极材料目前主要有三种,即钼、铑和钨。钨、铑和钼靶产生的X线性质不同,是由其固有物理属性决定的。在元素周期表中,钼的原子序数为42,钨为74,而铑与钼相近为45。因而钨与钼或铑相比较,所产生的X线光谱及膨胀系数差别很大。钼靶射线在17.5 keV及19.6 keV存在两个特征性峰值,铑靶所产生的特征性射线峰值略高于钼靶。传统的模拟式乳腺摄影机屏片系统(screen-filter system)对信号的线性响应范围很有限,仅有线性响应范围内的图像信息能为探测器接受并显影,其他高于或低于这一范围的信息则完全不能表现在图像当中,即传统的屏片系统动态范围较窄,与钼靶或铑靶特征X线穿透组织后的射线相匹配,得到对比度优秀的乳腺X线图像。钨靶的特征曲线在60 keV附近,而在乳腺摄影所要求的低能量条件下,钨靶X线表现出的是韧致射线,即连续的射线,与屏片系统成像并非最佳匹配。在临床应用中,钼靶射线相对能量较低,特别适用于脂肪组织较多、实质密度较低的乳腺,或厚度较小同时实质组织较致密的乳腺。铑靶能量适当提高,有助于厚度更大、实质亦较致密的乳腺。必须注意的是,在低能量X线照射下,被照射物质的有效原子序数越高,光电效应的概率越高,组织吸收剂量越大。有研究表明,低能量X射线造成的乳腺损害是高能量X射线的 4.42 ± 2.02 倍。乳腺X线摄影的一些新功能要求曝光时间较长,低能量光谱所带来的缺点更加突出,需要适当使用更高能光谱射线进行投照摄影。多年前被淘汰的钨靶被重新启用。钨靶结合不同的滤过材料(钼、铑、银),为数字成像提供了更加理想的 X 线能谱,不仅具有同样出色的图像质量,并且显著地降低了辐射剂量。

高通透性蜂窝状滤线栅:乳腺摄影中,由于组织密度非常相近,因此对比度对于乳腺成像来说显得尤为重要。散射线的增加无疑会降低对比度,因此滤线栅成为整个成像过程中非常重要的一环。线型滤线栅普遍的应用于普通 X 线摄影和乳腺 X 线摄影,栅板一般为铅,比较常见的栅板间的充填材料是碳纤维和铝。其结构特性决定了:第一,线型滤线栅只能过滤与其垂直的散射线,对于平行于它的散射线则不起作用;第二,填充材料的存在导致了有效射线的通过率降低。尽管如此,线型滤线栅完全可以有效地满足普通 X 线摄影的要求。而对于乳腺摄影来说,如何使得滤线栅更好地发挥作用,则成为提高图像对比度,降低剂量的关键因素。高通透性蜂窝状滤线栅的出现,将这一愿望变为可能。滤线栅的蜂窝状交叉设计,可以在 X、Y 轴两个方向过滤散射线,显著提高图像对比度;另外,中空的设计使得有效射线的通过率增加,在同样的对比度水平下,需要的曝光量也显著减少。临床研究显示,与常规栅比为 5∶1 的线型滤线栅相比,在相同剂量下,HTC 滤线栅可以明显减少散射,提高对比度。对比度增加的结果表现在提高微钙化和针状结构等细小病变的锐利度。

3. 数字乳腺三维断层成像技术(breast tomosynthesis)

随着技术的不断发展,数字乳腺摄影已不再仅停留于二维成像的层面,数字乳腺三维断层成像技术的开发给探测器提出了严峻的考验。理论上,乳腺三维断层成像技术需要在极短的几秒时间内实现十几次的连续曝光,相应的 X 线-电信号的转换、信号读出、图像后处理都需要高效、快速地完成。最新的平板探测器达到了这一要求。同时,断层技术对球管热容量提出了更高的要求。由于时间的延长,放射剂量却不能大幅增加以免对被检查者造成放射性危害,钨靶球管亦满足了这一要求。数字乳腺三维断层成像可以多层面观察传统二维图像中被重叠的病灶,必然会提高乳腺 X 线摄影诊断效能。

4. 对比增强能谱乳腺摄影(contrast enhanced spectral mammography,CESM)

时间减影到能谱对比增强经历了 10 年的研发历程:1999～2005 年研发时间减影,降低运动伪影,检查流程安全化,双侧乳腺对比诊断观察;2006～2010 年研发高低不同能量曲线下碘剂显影情况,利用 GE 专利重建技术提高乳腺疾病检出的敏感性及特异性。

一组资料表明,同一乳腺机,同一个技师及诊断医师,同一天 CESM 与常规摄影对照,临床结果为:① 敏感性:每 100 例患者,CESM 可以发现更多的 13 个病灶。② 特异性:100 个病灶中,超过 6 个良性病灶被重新分类与诊断。③ 阴性预测值(negative predictive value):与单独乳腺 X 线检查相比,100 例患者中超过 19 例未患癌症的受检者可以安全地回家,缩短从疾病检查至诊断周期,降低受检者的焦虑。

初步的应用表明,对比增强能谱乳腺摄影技术利用注射碘剂,在不同 X 线能谱下边缘吸收效应的不同,进行特殊剪影算法,得出病灶强化的图像,能够大大提升乳腺 X 线摄影的作用。

5. 乳腺癌筛查概念的发展

(1)乳腺癌筛查体系的建立:在率先开始乳腺癌筛查的国家和地区都经历了一个发展和探索的过程,包括方法的选择、对哪些人进行检查,以及相应的规范。尽管每个国家的规定略有不同,但在主体上都采用了同样的原则。美国作为最早开始也是拥有最严格筛查体制的国家,非常具有代表性。

1985 年,宣布了"乳腺癌防治关怀周",来唤起民众对于乳腺癌的关注和重视,后发展为现在的"十月乳腺癌防治关怀月",

并且已经在全球产生影响；1988年，国会通过法案，由医疗保险给付提供年度的乳腺X线摄影检查筛查；1990年，颁布施行的"乳腺癌和宫颈癌死亡率干预法案"为低收入女性提供免费或低收费的乳腺X线摄影检查和宫颈涂片检查；并于1992年通过乳腺X线摄影质量标准法案，对于乳腺X线摄影检查从设备到人员及质量保证均作出严格要求。

在此期间，也是屏片技术的乳腺摄影发展最为辉煌的时期，稳定的图像质量和合理的辐射剂量为筛查的安全和有效性提供了保证。同时更为广泛地应用也推动了乳腺摄影技术的发展。1998年，首个乳腺影像计算机辅助侦测系统（CAD）通过FDA认证，而2000年，首台数字乳腺X线摄影系统的问世则标志着乳腺影像的全面数字化进程。

（2）整板数字乳腺X线摄影技术在乳腺癌筛查中的应用：随着2000年1月，第一台全景数字乳腺机获得FDA认证，经过10余年的时间，已经得到广泛的认可和普及。数字影像优秀的图像质量及高效的数字化流程都为临床应用带来了积极的改变。美国国立癌症研究所（NCI）资助了一项大规模的临床实验，即数字乳腺X线摄影影像筛查实验（DMIST），对数字和屏片乳腺成像进行比较，旨在了解两种方法探查乳腺癌的精度和性能，同时也评估数字和屏片技术的成本效益等。该实验由美国放射学学会医院网络（ACRIN）的研究者完成，从2001年10月至2003年11月，美国和加拿大33家医疗机构49 500名女性参与到这项实验中。结果显示，对于一般女性，数字乳腺X线摄影技术与同屏片技术能够同样出色地实现乳腺癌早期发现，而对于50岁以下、致密性乳腺和绝经前女性，数字技术将带来更多的益处。临床应用的积极反馈及技术的不断发展，都进一步促进了数字乳腺X线摄影更多的认可和更加广泛的应用。

从美国的数据可窥一斑，FDA截至2011年2月1日的统计数据显示，美国通过认证的提供乳腺X摄影检查的医疗机构共有 8 636 家,其中 6 349 家拥有数字乳腺机;通过认证的乳腺机为 12 344 台,其中数字机达到 9 163 台,占 70％以上。可以看到,数字乳腺 X 线摄影技术将逐步取代传统的乳腺 X 线摄影屏片技术,成为乳腺癌筛查的主流技术。

6. 乳腺 X 线摄影技术的发展趋势

各种新的技术不断涌现,包括三维断层摄影和能谱对比增强乳腺摄影技术,将来的临床应用势必在这些新技术的推波助澜之下出现新的篇章。但是,无论从临床效果还是成本效益的角度考虑,常规的数字乳腺 X 线摄影技术都将是乳腺癌早期发现的主要方法,与彩色多普勒超声、MRI 的联合应用,必将发挥更优的效能。常规的数字乳腺 X 线摄影将对普及性的乳腺癌筛查起到更好的推动作用,优质的影像、极低的辐射剂量,以及高效的工作流程,将帮助医疗机构为更多的女性提供更好的乳腺癌早期诊断、早期治疗。在中国,未来的几年里,也期待物美价廉的数字化乳腺摄影机的诞生,以便有更多的包括居住在农村的女性,能够受益于技术进步带来的更好的医疗服务。

(何之彦)

第四节　乳腺癌的磁共振检查

一、应用指征

当前乳腺影像检查方法较多,其中 X 线和超声检查因其各自优势和局限性较好的互补性已成为乳腺疾病诊断的最主要方法,而磁共振成像(MRI)因其极好的软组织分辨率和无射线辐射成像优势已成为前两种检查方法的重要补充手段,正确选择影像学检查方法能够提高诊断的正确性及选择最佳治疗方案,使患者受益。美国相关指南推荐影像学检查方法是依据于对乳腺癌风险性的评估,对于高危人群推荐在每年乳腺 X 线摄影筛查基础上增加乳腺 MRI 筛查,并且筛查开始的时间提前到 30 岁。对于风险性在 15%～20%之间的妇女,指南中既未推荐也没有反对增加 MRI 检查。一方面,乳腺 MRI 可发现其他影像学手段及临床体检不能发现的早期乳腺癌,另一方面,它仍难以避免假阳性和假阴性,前者增加了可疑病变活检率。迄今,MRI 无法替代乳腺 X 线摄影,它在显示病变范围、多发病灶、对侧乳腺发病情况等方面具有较大的优势。

1. 乳腺 MRI 作为首先考虑的检查方法(首选)

包括下列情况:

(1)乳腺癌易感人群普查:① BRCA 基因突变,患乳腺癌危险性高达 60%～80%,患卵巢癌危险性达 40%;40 岁为高峰发病年龄,30 岁开始普查;BRCA1 突变人群对放射线更敏感。② 美国癌症协会颁布作为乳腺 X 线检查的补充的 MRI 普查指南,指出乳腺癌 MRI 普查适用于有生之年患乳腺癌危险性高达 20%～25%及以上的人群(包括胸部接受放射治疗者,如霍奇金病)。

(2)乳腺癌患者对侧乳腺的随访(可选择)。

(3)两个以上近亲患乳腺癌者的随访与普查。

2. 乳腺 MRI 作为二线方法(作为 X 线摄影的补充手段)

包括下列情况:

(1)乳腺良、恶性鉴别诊断。

(2)临床上拟诊恶性,其他影像为阴性。

(3)新辅助化疗的监测。

(4)假体植入术后。

(5)临床药物开发研究试验。

(6)乳腺癌分期(包括腋淋巴结评价)。

(7)乳腺癌保乳术后随访。

（8）保乳术前评估。

二、乳腺磁共振的 BI-RADS 分类解读

关于乳腺 MRI 诊断报告书写规范,专家们普遍认可采用、借鉴美国放射学学会（ACR）出版的乳腺影像报告和数据系统（BI-RADS）（第一版）,并以期在使用中结合中国国情不断总结和完善,使之更加适合我国国情。BI-RADS 的优点在于报告简洁清晰,利于交流,不易产生误解;还可以评估阅片的准确性,对报告进行质量控制。

（1）乳腺 MRI 诊断报告中对 MRI 所发现的异常病变的描述应包括以下方面:① 位置:描述所在的象限、钟点位置、距乳头的距离。② 大小:测量病变的三维径线对于已确诊乳腺癌进行分期检查时,要测量病变总体范围。③ 形态:先确定病变为肿块性病变或非肿块性病变,尔后具体描述其形态、边缘、内部强化特点。④ 增强表现:对定性诊断非常重要,包括早期强化的程度,以时间信号强度曲线类型。

（2）诊断报告应当是结合病史、临床、乳腺 X 线摄影及超声结果的综合分析评价,并且尽可能对比既往影像学表现。推荐参照 BI-RADS 在结论中给出恶性可能性的判断及进一步确诊的建议。

（3）诊断医师应当对 MRI 应用的局限性有充分的认识,在以下方面谨慎下结论:① 对普通人群的乳腺癌的筛查:没有证据表明在无症状的普通危险性妇女中应用 MRI 进行乳腺癌筛查的合理性,因此不推荐进行。② MRI 应用的假阳性:由于 MRI 具有高敏感性和中等特异性,仅被 MRI 发现而临床检查或乳腺 X 线摄影及超声均为阴性的可疑病变,存在假阳性的可能性。③ 外科治疗方案的决策:在考虑保乳治疗的适应证时,对 MRI 所发现的可疑多中心病变,在未经组织学证实的情况下,谨慎用于改变外科治疗方案。

三、乳腺磁共振 BI-RADS 描述术语

1. 形态学

（1）局灶点状：细小的点状增强，小于 5 mm，如果是唯一发现，见第（5）。

（2）肿块：三维占位效应的强化病变。

（3）形态：选择其一。

圆形	球形
卵圆形	椭圆形
分叶状	波浪起伏的轮廓
不规则形	凹凸不平的轮廓（非圆形，卵圆形及分叶形）

（4）边缘：选择其一。

光滑	边界清晰
不规则	不均匀边缘，圆形或凹凸不平的（非光滑，非毛刺）
毛刺	以辐射状线条为特征

（5）肿块强化：选择其一。

均匀	均一的强化
不均匀	无特征性混杂强化
边缘强化	肿块的边缘强化更为明显
内部暗分隔	肿块内部存在无强化线状分隔
内部增强分隔	肿块内部存在强化线状分隔
中心强化	肿块中心强化更为明显

（6）非肿块样强化：在一定区域内的强化，但非肿块性病变。

分布特征描述：选择其一。

局灶性区域	增强局限在一定区域，范围小于 1/4 象限
线样	增强呈线状，但不遵从导管走行
导管样	增强呈线状，可有分支，遵从导管走行
段样	三角区域的强化，尖端指向乳头，提示导管或其分支
多发区域	至少两处大片组织的强化，不遵从导管走行
弥漫	分布遍及全乳房的均匀强化

（7）内部强化特征描述：选择其一。

均匀	混合均一性强化
不均匀	无规律的不均一强化
斑点样	小点或沙砾状，形态类似的强化灶
丛状、群集状	鹅卵石样强化，偶聚集在局限性区域内
网状、树枝状	呈手指样强化延伸至乳头，尤见于腺体内含脂肪成分

（8）对称或不对称强化：仅在双乳扫描，选择其一。

对称	镜像样增强
不对称	强化在一侧乳房较另一侧乳房显著

（9）其他发现：选择适应的情况。

囊肿	乳头凹陷	乳头侵犯	局限性皮肤增厚
弥漫性皮肤增厚	皮肤侵犯	水肿	淋巴结肿大
胸大肌侵犯	胸壁侵犯	血肿/出血	异常信号缺失

MRI 对病变的描述是基于在增强图像上的形态学描述和动态曲线形态分析。形态包括点状强化、肿块样强化和非肿块样强化。

（1）点状强化（focus/foci）：点状强化指较小的无法用形态学描述的、非特异性的斑点状强化，通常在增强前无特殊发现。点状病灶很常见，需根据临床作出评价。多个点状病灶指微小的广泛散在分布的点状增强。单个病灶通常小于5 mm。多见于良性病变或与激素相关。

（2）肿块样强化：肿块样强化是指具三维空间占位效应的病变，伴或不伴周围正常组织移位或浸润。

● 肿块形态/边缘：肿块形态和边缘常被用来鉴别良恶性病变。肿块形态有圆形、卵圆形、分叶形和不规则形。一般圆形见于良性病变，不规则形见于恶性病变。边缘征象对鉴别肿块样强化较有意义，边缘有光滑、不规则或毛刺状。通常情况下毛刺状及不规则形肿块被认为是恶性病变，边缘光滑常提示良性病变。肿块边缘和形态分析应在的增强后的早期图像上进行，晚期因廓清及周围腺体组织的进行性增强而易遗漏病变。

● 肿块的内部增强：肿块可表现为均质或不均质增强。均质增强是指增强后肿块表现为均匀一致的高信号。不均质增强是指增强后肿块内部不同的信号强度，均匀强化提示良性过程，但是空间分辨率可能会限制对小病灶的判读。不均匀强化常倾向于恶性病变。边缘强化、增强分隔及中心强化在良恶性病变中均有出现，视边缘或者分隔规则与否而定，不规则常为恶性征象。

（3）非肿块性强化：如果增强既非点灶性亦非肿块性增强，则认为是非肿块性增强。

● 非肿块样强化的形态：非肿块性增强根据病变分布可分为点灶性强化、线样强化、导管样强化、段样强化、区域性强化、多区域强化和弥散性强化。

点灶性强化是指小于25％象限腺体的一种具有特定强化类型的异常强化。线样强化表现为像条线的强化。导管样强化可表现为线样或分枝状强化，通常呈放射状指向乳头，提示源于

57

一个或多个导管,线样导管样强化良恶性均可见,良性更多见,分枝状导管样强化则多为恶性改变。段样强化表现为三角形或锥形,尖端指向乳头,常提示来源于一个导管及其分支的恶性肿瘤。区域性强化指多于一个导管系统的较大范围的强化,可有几何形状,但缺乏明确突出的边缘。弥漫性强化是指腺体内广泛均匀分布的散在小强化。一般认为区域性强化、多区域强化及弥散性强化是良性病变的特征,如增生性改变。

● 非肿块性强化内部特征:非肿块性强化的内部强化特征可分为均匀强化、不均匀强化、点灶性强化、成群强化及网状强化。点灶性强化指多发、通常不便以数计算、1~2 mm 的均匀点状散在分布腺体的某一区域,但与导管走行无相关性。点灶性强化一般为良性正常变异或纤维囊性改变。成群强化提示导管原位癌(DCIS),为成群集结的形态不一的结节点样强化。网状强化一般出现在做过腺体对合或局部切除的患者,使得条索状的腺体组织与脂肪相间。

● 对称性与非对称性增强

当两侧腺体均行 MRI 检查时,将会用到"对称性"与"非对称性增强"术语。对称性增强用于描述左右乳腺镜像性的增强,常提示良性病变。非对称性增强是对非肿块性增强进一步描述的修饰词,用于描述在双侧乳腺扫描中,一侧乳腺中某区域的增强比对侧更明显。

2. 动态增强特点

在强化程度最高的区域放置感兴趣区(ROI),运用动力学技术可分析病变的动态增强率,ROI 的信号强度就会随着时间标绘。ROI 区应大于三个体素。信号强度的增加由信号强度基底值的相对值计算:

$$[(SI 后 - SI 前)/SI 前] \times 100\%$$

SI 前为信号强度基底值(即增强前信号强度);SI 后为增强后信号强度。

　　动力学技术产生时间/信号强度曲线(TIC)：动态曲线分为早期增强和延迟增强。早期增强(注射后前 2 min 或曲线开始变化的时候)有三种形式：缓慢强化、中等强化及快速强化。延迟增强是发生在 2 min 后或曲线发生改变后的曲线。一般描述整体曲线的形状："持续线性强化"指在延迟期随时间的延长而继续增强；"平台型增强"指注射对比剂后 2～3 min 信号强度达到最高值，随时间的延长曲线不再上升，而是一直保持该水平。"廓清或流出型"指在 2～3 min 达到增强最高峰后信号强度迅速下降。

　　总体上，良性病变表现为"持续型"增强，恶性病变常为"廓清型"。平台型增强既可为良性病变，也可为恶性病变，从统计学的角度分析，两者常无差异。动态增强有利于形态学为良性表现的病变鉴别，一般认为形态的特征较曲线的特征更为重要，但两者只要有一个具有恶性特征都建议活检。如果两者同时具备恶性特征则恶性诊断是首先要被考虑的。

四、总体评估

　　MRI 的总体评估 BI-RADS 分类为六类。

　　1. 评估是不完全的

　　0 类：需要其他影像检查进一步评估。

　　常用于扫描条件不满意，或未做动力学成像或需要更多信息以解释扫描图像的情况下。推荐的其他影像检查方法有：运用适当的技术再次 MRI 检查、从其他显像模式(乳腺 X 线摄影、超声等)获取信息，或结合以前乳腺病史。放射科医师应该养成结合临床病史及早期结果的习惯。

　　2. 评估是完全的

　　1 类：阴性。无异常发现。无异常增强发现，双侧乳腺对称，无强化的肿块，无结构扭曲或可疑增强发现。建议常规随访。

2类：良性发现，包括蜕变的纤维腺瘤、囊肿、非强化的陈旧性瘢痕、含脂肪的病变如脂性囊肿、脂肪瘤、输乳管囊肿及混合密度的错构瘤、植入体等。

3类：可能是良性发现，建议短期随访。

不像恶性改变，有很高的良性可能性，期望此病变在短期随访中无太大变化，但放射科医师应证实它的稳定性。由于短期随访的有效性，使得数据收集证实判断更为便利。目前，大部分方法都很直观。随着未来数据资料的增加及各种方法有效性的提高，随访间期的要求和发现的类型也将随之改变。乳腺癌风险性小于2%。

4类：可疑异常——要考虑活检。

此类病变无特征性的乳腺癌形态学改变，但有低度到中度恶性的可能性。放射科医师有必要竭力主张活检。如果可能应列出恶性的相对可能性，这样临床医师和患者可根据其不同的恶性可能性对病变的处理作出最后决定。

在临床实际工作中又将4类分为三个亚类：4A：恶性病变可能性介于2%～25%之间；4B：恶性病变可能性介于25%～75%之间；4C：恶性病变可能性介于75%～95%之间。

5类：高度怀疑恶性，临床应采取适当措施（几乎肯定的恶性）。

这类病变有极高的恶性可能性。恶性风险大于95%。

6类：已活检证实为恶性，应采取适当措施。

此分类用在组织学已证实为恶性并已行MRI检查，并与先前活检病变相符合。

五、磁共振定位下乳腺穿刺活检

MRI引导的乳腺穿刺活检（MRI-guided breast biopsy）是对乳腺X线摄影和超声引导乳腺穿刺活检的重要补充，帮助确诊和定位乳腺X线和超声检查均不能发现和定位的乳腺危险灶,提高乳腺癌的早期诊断能力,同时解决乳腺 MRI 较高的敏感性可能带来的假阳性发现。理论以 MRI 判断为 BI-RADS 4 类的可疑病变和 5 类的恶性病变为主要活检对象。活检的目的包括明确病理诊断、获取足够的标本进行免疫组织化学染色帮助拟订治疗计划和定位病变。MRI 引导的穿刺活检一般建议使用真空辅助的旋切活检装置(VAD),保证获取足够的标本量。活检中部分观点提倡局部放置金属定位夹,以便为进一步手术定位或随访。MRI 引导乳腺穿刺的技术可行性、乳腺的大小以及病灶在乳腺内的空间位置是决定 MRI 引导乳腺穿刺活检可行性的主要技术因素。受 MRI 磁环境和乳腺线圈的限制,一些位置较偏(过深或过浅)的病灶如靠近腋窝、乳腺边缘的病灶是穿刺空间的死角,部分患者由于乳腺体积较小,乳腺固定架压迫后形成的厚度不能满足穿刺针最小 2.5 cm 的要求,无法进行 MRI 活检。MRI 穿刺活检费用较昂贵,医保尚不能覆盖,因此目前较难为大多数患者接受。

1. 设备

采用美国 AURORA IMAGING TECHNOLOGY. INC 生产的1.5T AuroraEDGE™乳腺专用磁共振、泰维康医疗器械有限公司 8-11G 活检针及 AuroraBIOPSY™活检系统。

2. 定位过程

活检前复习患者以前获得诊断的乳腺 MRI 图像确认病灶部位。在主机上安装数字引导定位装置,受检者采用俯卧位,用软胶覆盖对侧乳房,受检测乳腺垂悬于乳腺线圈中,使用专用格栅状加压固定板固定。横断面 SPIRAL 序列扫描平扫加增强两个序列,定位病灶及活检基准点,AuroraBIOPSY™活检系统计算软件自动算出 X、Y、Z 轴上病灶所对应的精准数据,并将数值传送到定位装置,调整插针引导孔并固定。

3. 活检方法

对穿刺进针点皮肤进行大范围的消毒和局部消毒;局部浸

润麻醉后,陶瓷定位针自锥状插针引导路径进针至病变部位,MRI 再次扫描检验定位针到达病变部位并计算机锁定,取出陶瓷定位针芯,根据具体情况选择使用专用 8-11G 活检针旋切病灶,取足够量的组织送病理检查,活检完成后穿刺点包扎、压迫及使用胸带防止出血。活检结束前需再次 MRI 扫描以确认部分或全部可疑病灶被切除。操作过程需要 60~90 min。

六、乳腺磁共振检查的新进展及未来发展方向

MRI 在乳腺疾病的检出和诊断方面显示出其独到的优势。经过 20 多年的研究和应用,随着 MRI 技术的成熟、软硬件的迅速发展,其在乳腺疾病方面的运用也越来越广泛。乳腺疾病 MRI 成像技术常用的有动态增强扫描(dynamic contrast-enhanced,DCE 成像)、弥散加权成像(diffusion-weighted imaging,DWI)、灌注加权成像(perfusion-weighted imaging)、磁共振波谱学分析(magneticresonanee spectroscopy,MRS)和磁共振乳腺导管成像(magnetic resonance ductography)等,乳腺动态增强成像和灌注加权成像可从不同角度反映乳腺组织及病灶的血流灌注情况,弥散加权成像和磁共振波谱分析则从分子水平提供乳腺病变组织信息,磁共振乳腺导管成像为导管内病变提供了新的影像诊断方法。这些技术为乳腺疾病的诊断和鉴别诊断提供了形态学、血流动力学和生化代谢等信息,临床应用前景十分令人鼓舞。

1. 动态增强乳腺磁共振扫描

乳腺动态增强 MRI 已经成为乳腺疾病诊断的一种重要手段且是最为成熟的一种检查方法。它不仅能够提供肿瘤形态学的特征,还能揭示病灶的血流动力学特点。强化后病变形态特征与病变内部组织结构有关,良性病变多呈为形状规则、边缘光滑、均匀强化;恶性病变则表现为形态不规则、边缘不光整或伴毛刺、强化不均、分枝状及星芒状强化。在动态增强动力学方面,良

性病变动态增强曲线一般表现为持续上升型(persistent),其呈渐进性持续强化信号;恶性病变动态增强曲线多呈流出型(washout)和平台型(plateau)。文献报道 DCE-MRI 诊断乳腺癌的灵敏度高达 88%~100%,特异度波动相对较大,为 68%~96%。乳腺 DCE-MRI 鉴别良、恶性病变虽有较高的灵敏度,但良、恶性病灶的增强表现有较多的重叠性,特异性相对较低。近来研究显示,将 DCE 与 DWI 结合,获得了较高的灵敏度和特异度。

2. 弥散加权成像

DWI 是目前唯一能观察活体水分子微观运动的成像技术。DWI 能够检测出与组织含水量改变有关的形态学及生理学的早期变化。研究表明,组织细胞密度高、富含黏液及纤维化都能限制水分子的弥散而致表观弥散系数(apparent diffusion coefficient,ADC)值减低。Kul 等报道,乳腺良、恶性肿瘤的 ADC 值有明显差异,以 $0.92 \times 10 \ mm^2/s$ 作为诊断阈值时,灵敏度及特异度分别为 91.5% 和 86.5%。乳腺恶性肿瘤 ADC 值下降可能是细胞密度高、细胞外间隙少、生物膜的限制和大分子物质对水分子的吸附作用增强等导致,选择恰当的 b 值能充分抑制乳腺背景信号并清晰显示出病灶,DWI 也具有评估肿瘤浸润范围的潜力。DWI 的优点是检查时间短、灵敏度高,缺点主要是信噪比差、磁敏感伪影大及空间分辨率低,良、恶性阈值的界定尚无定论。MRI 硬件和软件的开发将有利于解决这些问题。因此,目前乳腺 DWI 的主要作用是提供良、恶性病变的鉴别诊断信息,发现潜在病变,以及新辅助化疗后的随访评估。

3. 灌注加权成像

磁共振灌注加权成像技术(PWI)大多是利用对比剂首次通过毛细血管床时组织信号的动态变化来反映微循环灌注情况。肿瘤在表达其分化、生长、转移等生物学行为时与其中的微血管增生有密切的关系。微血管密度(microvessel density)和血管内皮生长因子(vascular endothelial growth factor)是反映肿瘤血管发生活性的主要指标。目前,乳腺磁共振灌注成像的研究主要有三种方法:$T2^*$ 首过灌注成像、T1 加权灌注成像和动脉自旋标记序列法,研究表明,$T2^*$ 首过灌注成像在区别良、恶性乳腺病变方面具有高特异度。但受扫描范围及空间分辨率差的局限,PWI 不能单独应用于乳腺疾病的 MRI 诊断,如能对有关参数进行定量研究,不仅可以用于鉴别乳腺良、恶性肿瘤,提高 MRI 对乳腺病变的诊断,还可用于监测放、化疗反应及预后、复发的鉴别等方面。随着磁共振灌注加权成像技术的发展以及对肿瘤血管生长因子的深入研究,相信将会对临床治疗有进一步帮助。

4. 磁共振波谱学分析

MRS 分析是可无创性检测活体内生化、代谢信息的 MRI 技术,它能提供先于形态及临床变化的代谢改变信息,从分子水平反映病变和正常组织之间代谢产物的差异。高场强 MRI 设备均应用乳腺病变的波谱成像,临床研究仍以 1.5 T MRI 仪为主。目前,用于乳腺病变的 MRS 研究主要是 ^{31}P-MRS 分析和 ^{1}H-MRS 分析,其中以 ^{1}H-MRS 应用最为广泛。乳腺恶性病变中胆碱代谢增高作为乳腺恶性病变的判别物有较高的特异度。大量研究表明,MRS 鉴别良、恶性乳腺疾病的灵敏度为 70%～100%,特异度为 67%～100%。已有的研究证明,MRS 分析有助于减少良性病变的活检、对浸润性导管癌有着更高的灵敏度,还可用于判断淋巴结转移及监测化疗效果,可作为早期预测新辅助治疗效果的指标。目前,MRS 还无法单独对乳腺疾病进行诊断,DCE-MRI 与 MRS 联合使用更能显著提高诊断的灵敏度及特异度。随着 MRS 技术研发的发展,其在鉴别诊断乳腺良、恶性病变及预测化疗效果的研究中具有较大的潜力。

5. 磁共振乳腺导管成像

磁共振水成像是一种非侵入性显示含水导管结构的技术,用于乳头溢液患者的诊断,采用重 T2 加权像以着重显示含水的管道,这一技术在胆道、泌尿系统及内耳道等 MRI 检查上已广泛应用。乳腺 MRI 导管成像上扩张导管呈条状、分枝状高信号与传统导管造影非常相似。磁共振乳腺导管成像为无损伤性检查手段，无辐射、无需注射对比剂，可获取三维图像而利于准确定位，显示异常导管及导管内病变、明确病变范围，对导管内病变有着较好的应用价值。因此，其在诊断乳头溢液方面具有较大的优势和应用潜力。

现今，乳腺 MRI 的应用主要体现在对乳腺癌的早期诊断、乳腺癌的分期及新近诊断乳腺癌患者的对侧乳腺评估、高危妇女的筛查及乳腺癌新辅助化疗疗效的评估，乳腺 MRI 定位下活检也越来越多地应用于临床。对腺体密度高的、或有植入物、或有纤维组织的乳房检查，MRI 有不可替代的优势。乳腺 MRI 研究热点主要体现在：研制新的影像设备来提高诊断特异性，减少不必要的活检；预测新辅助化疗的疗效，降低治疗的副作用；通过分析乳腺密度的变化，来评估乳腺癌相关风险，从而指导医师更好地选择合适的早期干预措施。乳腺专用磁共振和高场强磁共振的开发应用，提高了 MRI 的空间分辨率及信噪比，从而显著改善了 MRI 诊断的灵敏度和特异度。目前正在研发尚未在临床应用的一些新的功能性影像成像技术，如应用 γ 相机进行乳腺分子成像、MR 扫描和漫射光学断层成像 DOT（diffuse optical tomography）联合成像、simultaneous PET-MRI 成像及乳腺核素成像（scintimammography）等，可能比常规 MRI 检查具有更好的诊断价值。功能性影像尽管其分辨率不及形态组织学影像，但由于其为医师提供了细胞的代谢状况，所以正逐渐成为传统乳腺影像技术的补充工具。总之，多种磁共振技术的联合使用为乳腺 MRI 的应用提供了更为广阔的天地，改善乳腺癌患者的预后。目前在无高危因素的妇女中进行乳腺 MRI 筛查的研究，评估其具体的可行性和操作性，从而为其在临床应用提供更多的证据。

（展　颖　汪登斌）

65

第 二 章

乳腺疾病的穿刺活检

三联评估法是目前乳腺疾病的标准评估方法,包括临床体检、影像学和病理学评估。乳腺病变的穿刺活检是病理学评估的主要检测手段,包括用于细胞学诊断的细针抽吸活检和用于组织学诊断的空芯针活检、真空辅助抽吸活检等。目前,在欧美等发达国家,穿刺活检已成为诊断乳腺疾病的主要方法,基本取代了术中冰冻病理;但在国内,由于多种原因,其应用还受一定的限制。活检的安全性、可靠性及如何合理选择等都是备受临床医师关注的问题。

一、乳腺疾病的细针抽吸活检

细针抽吸活检(fine-needle aspiration biopsy,FNAB)是第一个用于乳腺疾病诊断和筛查的病理学诊断技术。自 20 世纪50 年代该技术应用以来,有关乳腺癌 FNAB 的安全性问题就备受关注。早在 1984 年,Smith 等对 63 108 例 FNAB 的结果进行回顾分析,发现仅 3 例出现针道的肿瘤复发,局部复发率仅为5/10 万。Taxin 等研究也证实,FNAB 并不增加乳腺癌局部复发和远处转移的风险。因此,FNAB 是一种安全的病理诊断方法,其诊断的敏感性为 72%～98%,特异性为 95%～99%。现在 FNAB 主要适用于临床可触及肿块或超声等影像学检查能发现病灶的诊断,包括乳腺肿块和区域肿大淋巴结、转移灶的穿刺活检。

临床一般采用口径为 $20\sim22$ gauge 的穿刺针(如 5 ml 的针头),穿入病灶中,依靠注射针筒的抽吸负压,不同方向多次穿刺,取得标本。载玻片涂片后固定染色。也可在超声等影像学设备引导下,用特定的超声下能清晰显像的长穿刺针进行操作。如腋窝临床不可触及的肿大淋巴结,可以在超声定位下,进行定向操作,极大提高了穿刺的准确性,减少了盲穿血管出血的风险。由于 FNAB 操作简单、快捷、成本低、创伤小等优点,目前已经成为乳腺区域淋巴结肿大穿刺活检的常规手段之一。

但是由于 FNAB 获取的标本是细胞,取得标本的组织量少,存在一定的假阴性率。虽然细胞固定后,也能检测细胞的 ER、PR、HER2 状况,但是细胞量少,导致其准确性欠佳。此外,由于负压抽吸可引起细胞的挤压变形,导致某些细胞形态异常而难以诊断,加上 FNAB 仅能提供细胞学的诊断,无法区分原位癌和浸润性癌等原因,限制了其临床的广泛应用。

目前国际上,尚缺乏统一 FNAB 结果判读标准。但总体上,欧美国家都采用相似的五级判读法。而国内大多以描述为主,相对较为杂乱。因此,考虑到细胞量太少无法判读的情况,综合欧美国家的分级标准,我们提出了以下六级判读标准:

FN-0	无法判断
FN-1	阴性
FN-2	良性
FN-3	良性可能大
FN-4	可疑恶性
FN-5	恶性

FN-0 因组织量不足或固定过程等原因,无法诊断,需重新取材。FN-1 阴性发现,需结合临床和影像学检查判断是否真阴性。FN-2 良性病变,无需处理,可以定期观察。FN-3 为良性可

能大,需要密切短期随访,一般间隔时间 3~6 个月。FN-4可疑恶性,需要进一步组织学病理学活检,以明确病理性质。FN-5为恶性,详见恶性肿瘤治疗原则。

　　FNAB 是一种细胞学检查手段,其结果能否作为乳腺癌的诊断依据是个很具有争议的问题。2007 年 10 月在马德里召开的有关"当前细针穿刺细胞学(FNAC)在乳腺临床处理中作用"的讨论会议上,大多数欧美国家学者认为,在临床检查、影像学和 FNAB 均提示恶性的情况下,尽管缺少空芯针活检或传统手术活检的组织病理学依据,FNAB 细胞学结果可以作为乳腺癌的确诊依据。但是目前国内没有类似的共识,仍主张要以原发灶的组织病理学为乳腺癌的确诊依据。

二、乳腺疾病的空芯针活检

　　空芯针活检(core needle biopsy,CNB)因能获取足够标本进行组织病理学诊断,且能区分浸润癌和原位癌,应用日益广泛。目前最常见的 CNB 设备主要为巴德活检枪,一般采用口径为 14 gauge 的活检针(gauge 是北美一种关于直径的长度计量单位。数字越大,表示针的直径越小。每差 6 个 gauge,直径就相差一半。以最常用的 14 gauge 为例,其直径为 1.628 14 mm;8 gauge 的直径则为 3.263 9 mm)。

　　CNB 的组织量比 FNAB 大。对于多次 CNB 穿刺后是否存在癌细胞的针道残留,是否会影响局部复发问题,Liebens 等的研究给出了结论。他们对 1900~2008 年共 5 369 例行 CNB 的乳腺癌患者进行荟萃分析,发现针道肿瘤细胞的检出率为22%,随访结果提示,CNB 和手术切除活检两组的局部复发率没有显著性差异。对于施行保乳手术的患者,CNB 的针道是否需要切除问题,目前认为,对于保乳手术后接受放疗的患者,全乳的放疗可以杀灭局部种植的肿瘤细胞,CNB 不会影响局部复发和生存率;对于保乳手术后未接受放疗的患者,目前已有少数局部复发的报道。因此,为安全起见,我们建议在活检后,只要术后不计划放疗的患者,穿刺点和针道都应包含在切除范围内。所以在行 CNB 时,要选择合适的穿刺部位,以利于手术切除。

CNB 除与 FNAB 类似的适应证外,还用于:① FNAB 取得的组织量太少,不足以进行分析者;② FNAB 阴性,但是超声和(或)乳腺 X 线摄影等影像学有怀疑者;③ FNAB 提示怀疑恶性或不确定者;④ 用于研究为目的的组织库标本收集。

临床最常用的 CNB 设备是巴德活检枪。它利用带弹射装置的巴德活检枪,用特定空芯针(由内针芯和外套管组成,内针芯前端靠近顶部处有一凹槽,用于获取组织标本),穿入病灶内,多个方向,多次弹射获取标本。一般要求穿刺获得的标本要能沉于甲醛(福马林)液,即称为有效标本。有效的标本数目至少应 4 条。该操作也可在超声等影像学设备引导下进行。在 CNB 对 ER、PR 及 c-erbB$_2$ 状态的诊断准确性上,Arnedos 等研究结果显示,CNB 与手术后标本的 ER、PR、HER2 表达的不一致率分别为 1.8%、15%、1.2%。CNB 标本的冰冻病理、石蜡病理切片与手术切除标本病理诊断的准确性相近。

虽然 CNB 一定程度上弥补了 FNAB 组织量不足的缺陷,能提供组织学诊断,具有很高的准确性,但是与 FNAB 一样,都是取样活检,因为切除的组织量有限,都存在一定的假阴性和组织学的低估现象。目前报道的 CNB 的假阴性率为 0～8.9%。对于穿刺结果为 DCIS 的患者,我院的数据显示,CNB 的低估率约为 50%,故对于 CNB 病理结果为原位癌(包括导管原位癌和小叶原位癌),均要再次明确原发灶病理诊断,明确有无浸润性癌的可能。

对于 CNB 病理诊断为非恶性病变的处理目前尚没有诊疗指南。我们认为,当病理学发现不能为影像学特征提供充分解释时,需重新活检。其中导管上皮不典型增生、放射性瘢痕、不典型乳头状病变、排除导管原位癌困难的小叶肿瘤及纤维上皮性病变有分叶状肿瘤时建议手术活检,而良性乳头状病变者建议定期随访或手术活检。而对于其他活检病理为良性的病灶,均要接受至少 2 次,间隔 3～6 个月的定期随访。

三、乳腺疾病的真空辅助抽吸活检

真空辅助抽吸活检(vacuum-assisted biopsy device,VAB)是 CNB 设备的改进,国内最常用的 VAB 设备是美国强生公司的 Mammotome(麦默通)。它采用电动切割和真空抽吸相结合的方法,依靠定向真空辅助乳腺活检机的装置,进行病灶的组织学活检。与传统的巴德弹射式活检枪不同,能一次穿刺、多次反复切割活检,标本不接触针道,从而有效地减少了多次穿刺针道种植的发生。

VAB 与 CNB 相比,具有以下优点:① 显像清晰;② 一次取组织量约是普通 CNB 的 10 倍;③ 可以降低组织学低估可能;④ 活检部位可以放置钛夹或环戊噻嗪凝胶夹标记,便于随访。

VAB 除了和 CNB 类似的适应证外,还可以在乳腺 X 线摄片定位下(卧式活检床)对可疑钙化灶进行准确定位和活检,从而有效地避免了手术的盲目性和不必要的手术过程,减少了医疗费用。对于钙化灶的活检,一般采用 11 gauge 口径的穿刺针,建议取 10 条以上有效组织,且标本要经影像学确认含钙化灶后,方可送检病理检查。最好钙化灶和非钙化灶标本分别标注固定为宜。如钙化灶 VAB 病理结果为良性的患者,需要接受至少 2 次,间隔 6 个月的乳腺 X 线摄片随访。对于随访中,发现钙化灶增多的患者,需及时手术活检。

VAB 除了可以在超声或乳腺 X 线摄影引导下对可疑病灶进行活检外,还可以用特定防磁的穿刺针(11 gauge),在 MRI 引导下操作,目前仅用于超声及钼靶无法定位的可疑病灶活检,但是其价格较高,操作相对复杂,限制其临床推广应用,国内仅上海交通大学医学院附属瑞金医院等少数医院配备此项装置。

VAB 活检病理结果的解读与 CNB 相似。由于 VAB 设备较为昂贵，操作成本较高，其 VAB 主要用于临床不可触及肿块和钙化灶的穿刺活检。加上 VAB 切除的组织量比 CNB 大，能完整切除较大的良性肿瘤，因此临床上也常用于临床和影像学检查考虑为良性病变的切除。由于其 3 mm 的微小穿刺切口和术后较好的美观效果，超声定位下 VAB 切除良性病灶，正逐步受到很多年轻患者的欢迎。

而对于 VAB 切除微小乳腺癌（直径＜0.5 cm）的临床价值。目前的观点认为，影像学显示病灶的完全切除并不代表病理病灶的完全切除；也不能保证组织切缘阴性，因此 VAB 不适用于恶性肿块的切除。

四、乳腺癌转移病灶的穿刺活检

乳腺癌是一种异质性很高的肿瘤，转移病灶生物学可能与原发灶存在差异。目前对于转移性乳腺癌的治疗大多是依据原发灶的生物学指标如 ER、PR、HER2 状况而制定，具有一定的盲目性。Lindstrom 等对乳腺癌原发灶和转移灶进行比较发现，有 214 例发生受体状态的改变；对 2 512 例患者进行 HER2 表达分析，结果显示有 403 例发生变化，有 12%～20% 的患者因此而改变治疗方案，提示转移病灶的穿刺活检具有重要的临床意义。2012 年 10 月召开的 ESMO 会议上，专家一致认为，对于乳腺癌的转移病灶，在患者情况允许的条件下，应进行至少一次组织学病灶活检，并根据转移灶的生物学指标情况，制订后续的治疗方案。

五、穿刺活检方法的选择

FNAB、CNB 和 VAB 都是乳腺疾病诊断的重要手段，且各有优势。如何合理选择，目前国内仍缺乏相关操作指南。根据上述提到各自的优缺点,我们认为,对于有条件行 CNB 检查的病灶,CNB 始终是穿刺活检的首选方式;当 CNB 诊断为非恶性病变时,需密切随访,必要时重新活检或手术切除;对于钙化灶活检,建议行乳腺 X 线摄影引导下的 VAB。对于难以行 CNB 操作的病灶,如锁骨上肿大淋巴结等,可以行 FNAB 检查,协助诊断。

随着乳腺 X 线摄影、超声和 MRI 等检查技术的进步,越来越多临床不可触及的早期乳腺病变能被影像学发现。影像学引导下的穿刺活检技术正逐步取代手术切除活检,成为诊断乳腺疾病的重要手段。而 CNB 安全、经济、可靠,表现出明显的优势,相信它会逐步取代 FNAB 和术中冰冻病理成为诊断乳腺疾病的主要方式。

(黄　欧　沈坤炜)

第三章

Mammotome®旋切系统在
乳腺微创外科中的应用

　　随着乳腺疾病诊断技术的不断提高和成熟,越来越多的早期乳腺病灶被影像学检查发现,传统的大块组织切除或乳腺腺叶切除损伤大、具有一定的盲目性。Mammotome®旋切系统是1994年由 Burbank 等研制成功,并由美国强生公司生产推广应用于临床,由于 Mammotome®具有较高的准确性,患者痛苦少、恢复快、活检可靠、术后并发症少以及切口美观等优点,所以越来越多被应用于乳腺疾病的诊断和治疗。

一、Mammotome®旋切系统应用于乳腺微创外科的特点

1. 定位准确

　　随着医学影像技术特别是彩色多普勒超声和乳腺 X 线摄影用于乳腺检查后,大量临床触诊阴性的乳腺肿块及微小钙化灶被发现,准确活检和切除是外科医师面临的新困难,而Mammotome®解决了这一问题。手术无论是在超声、乳腺 X 线摄影以及 MRI 引导下进行,Mammotome®旋切针都能够准确地到达病灶处,对乳腺病灶进行切除及活检。

2. 微创、美观

　　传统手术需切开皮肤、皮下组织及腺体,组织破坏较大,并

且会留下明显瘢痕。而 Mammotome®手术切口仅长 3~5 mm，大多位于乳腺隐蔽部位，术后几乎不留瘢痕；且由于其定位准确，对于病灶周边组织的破坏较小。而对于多发性肿块，超声引导下 Mammotome®微创切除可利用一个穿刺点兼顾切除多个肿块，具有高效、省时、美观的优点。

3. 组织量充足、确诊率高

细针穿刺细胞学检查因标本量不足，诊断准确率较低，假阴性率较高；空芯针活检虽然能提供更多的病理组织标本，但对于超声发现的微小肿块及乳腺 X 线摄影发现的钙化灶无法进行精确的病灶定位活检，且空芯针活检需要多次进针、出针，增加了针道种植的可能性。而 Mammotome®手术是在不动旋切针的前提下反复取样，可以获得量大、准确性更高的组织样本，与开放手术切除效果相当，特别有利于需要进行新辅助治疗的乳腺癌患者在治疗前的免疫组化检查。并将切取的标本在不接触穿刺针道的安全前提下，送出切口，很好地避免了针道种植。

二、Mammotome®适应证

1. 超声引导 Mammotome®微创手术

超声引导 Mammotome®微创活检取材准确率高，操作简便，并可对活检区进行实时显像、动态观察，故超声已成为乳腺微创活检最准确和首选的引导技术，80%的乳腺病灶适合超声引导。超声引导 Mammotome®微创手术的适应证包括：① 可扪及乳腺肿块，且超声提示相应部位有乳腺占位性病变，需要行微创活检或微创切除以明确诊断的；② 乳腺超声发现未扪及的可疑乳腺占位性病变，BI-RADS≥4 级；部分 3 级病灶，如果患者要求或临床其他考虑，也可考虑活检；③ 直径＜2.5 cm 的乳腺良性肿块的切除；④ 对中、晚期肿瘤做治疗前活检确诊及免疫组化检测；⑤ 肿块距离表面皮肤 5 mm 以上，距离太近，容易损伤表面皮肤；⑥ 病灶位于乳晕区或太靠近腋窝者不适合行旋切术者。

2. 乳腺 X 线摄影引导 Mammotome® 微创手术

乳腺 X 线摄影立体定位活检用于乳腺 X 线摄影下可见但超声不能发现的病灶，如乳腺微小钙化、乳腺结构扭曲等，因其定位完全借助于计算机的数据，故定位准确，操作简便，操作者容易掌握。乳腺 X 线摄影引导 Mammotome® 微创手术的适应证包括：① 乳腺未扪及肿块，而乳腺 X 线摄影检查发现可疑微小钙化病灶，BI-RADS≥4 级，且钙化病灶为一簇微小钙化或散在钙化局部有聚集；② 乳腺未扪及肿块，而乳腺 X 线摄影发现其他类型的 BI-RADS≥4 级的病灶（如肿块、结构扭曲等），并且超声下无法准确定位；③ 部分 3 级病灶，如果患者要求或临床其他考虑，也可考虑活检；④ 乳房体检扪及肿块，而乳腺 X 线提示相应位置有占位性病变，需要行微创活检或微创切除以明确诊断；⑤ 如果钙化影与肿块相伴，一般以切除肿块的手术方法为主；⑥ 不适合用于乳房太小或乳腺病灶靠近腋窝或紧贴胸壁的患者。

3. MRI 引导 Mammotome® 微创手术

当乳腺 X 线摄影或超声检查不能确定病变性质时，可以考虑采用 MRI 进行进一步检查。MRI 也可用于确定是否有多中心癌灶、保乳术后的复发监测、隐匿型乳腺癌原发病灶的寻找、新辅助化疗疗效的评估等。并且 MRI 在易发生乳腺癌的高危人群中能发现临床、乳腺 X 线摄影和超声检查阴性的乳腺癌病灶。对于上述这些情况，若需确定病灶性质时，可采取 MRI 引导下 Mammotome® 微创手术活检。

三、Mammotome® 微创手术的注意事项

1. 切口位置的选择

超声引导下 Mammotome® 手术的切口位置应根据术前评估病灶的良、恶性、病灶位置、数量、病灶在腺体中的位置进行选

择。对于良性可能大的病灶,腋中线切口是采用最为普遍的一种切口,通过该切口可从乳房后间隙进针,可以对全乳房的肿瘤进行切除活检,尤其适合于位于乳房腺体深部的病灶。腋下皮纹线切口和乳晕切口较腋中线切口更为隐蔽,腋下皮纹线切口适合切除乳房上方的病灶,而乳晕切口适合乳腺表浅病灶的切除活检。恶性可能大的病灶,应选择病灶附近的切口,穿刺较容易,且便于恶性肿瘤二次手术时针孔及针道的切除。乳腺 X 线摄影引导下 Mammotome® 手术的切口位置是根据术中乳腺 X 线摄影定位后决定,术前无法确定,但一般都距离病灶较近。

2. 操作技巧

超声引导下 Mammotome® 手术中超声的准确定位是关键,准确定位可减少周围组织损伤、术中出血以及病灶残留,而超声的准确定位又取决于术中操作者对乳房良好的固定,这需要一定学习时间。对于术中如何准确判断病灶是否完全切除,有以下几方面:首先要达到病灶在超声图像下消失;再次要观察切除的组织标本,判断病灶与正常组织的界限;第三要判断切除病灶组织的大小与超声测量的肿瘤大小之间的差异。满足以上三点后,再切割组织 1~2 圈。若肿块与皮肤较近,可将麻醉药注入皮肤与病灶之间,增加间隙的宽度,以防负压将皮肤吸入刀槽,误伤皮肤;也可以将刀头放在病灶的侧面,从病灶的侧面将病灶切除。

乳腺 X 线摄影引导下 Mammotome® 手术病灶的完整切除包括以下几方面:顺时针或逆时针每个时点切 2~3 条一圈,摄片未见有钙化残留后,再每个时点切 2 条一圈,因为乳腺 X 线摄影针有可能屏蔽了残留钙化;定位后可以灵活微调 Mammotome® 针的水平方向,使针向着残留钙化方向移动;Mammotome® 针击发后,考虑到乳腺组织的韧性,深度常常需要适当加深 2~3 mm;深度的位置在微创切除中尽量不要移动。

3. 术后并发症及其防治

有文献报道,Mammotome® 旋切系统术后并发症发生率为

0～3.9%,其中术后出血和术后局部血肿为 Mammotome® 手术最常见并发症,其他还有皮肤损伤、皮下瘀斑、感染、气胸、疼痛。术后出现活动性出血发生率为 0.11%,局部血肿发生率为 0.39%,但这种并发症均不会发生严重后果,比较容易处理,大多数在几天到数周后吸收,较大的血肿可针吸抽出。超声引导下 Mammotome® 手术针道长,常用 8 号针,切除组织多,术中出血和术后血肿的概率高;而乳腺 X 线摄影下 Mammotome® 微创手术针道短而直,常用 11 号针,切除组织少,术中出血和术后血肿的概率较低。为防止出血,手术应避开月经期;非高血压患者在局麻药物中加入少量肾上腺素可使病灶周围血管收缩,防治术中出血;先切除较小的肿块,再切除较大的肿块(恶性肿物除外),可减少出血可能。在超声引导下避开可见的血管;肿块切除后吸净病灶残腔出血;术中出血需局部压迫止血,或应用少量肾上腺素+生理盐水局部冲洗后压迫出血部位 10 min 以上;术后绑带有效加压包扎 48 h,若术中出血较多者,则应延长加压包扎时间;并且做好患者的宣教,避免术后患侧上肢高举及用力。

四、Mammotome® 在乳腺疾病诊疗中存在的问题

1. 适应证的扩大

由于 8 号 Mammotome® 旋切刀的刀槽长度为 2.4 cm,故若病灶过大则难以完整切除。对于肿块直径较大且有强烈行微创手术意愿者,可采取分次手术的方法,但应告知患者肿瘤残留、术中出血及术后血肿等并发症的发生率会有所增加。手术中如何减少旋切的次数至关重要,因为旋切次数的减少可以缩短手术时间、减少出血及术后血肿,但旋切次数的减少有增加肿瘤残留的风险,故如何在两者之间找到最佳的平衡点,还有待于进一步研究。

2. 乳腺病灶的再次活检

目前,对于 Mammotome® 微创切除乳腺钙化灶病理检查提

示导管上皮不典型增生者,是否需要再次行开放手术扩大切除仍存在不同意见。根据 Ancona 等的总结,病灶在乳腺 X 线摄影图像上直径>7 mm、有两处以上导管上皮不典型增生病灶、钙化灶未完全切除、有乳腺癌家族史及既往乳腺癌病史的患者应再次行开放手术。而对于 Mammotome® 微创切除后病理检查提示为导管内乳头状瘤者,是否需再次行乳腺腺叶切除也存在不同意见。Park 等对 Mammotome® 手术切除标本中病理检查提示乳头状瘤者进行最长 49.6 个月的随访中,并未发现有乳腺癌,故认为在病灶已完全切除的情况下,病理检查提示乳头状瘤无需行乳腺腺叶切除术。

3. Mammotome® 在乳腺癌诊治中的应用

Mammotome® 对于乳腺癌的活检及治疗不同于乳腺良性疾病,存在一定的争议。相对于手术活检,Mammotome® 旋切刀需多次切割肿瘤,故违背了无瘤原则,且需压迫止血,有可能造成癌细胞的扩散。而 Mammotome® 应用于早期恶性肿瘤的保乳手术是否合适,至今没有达成共识。由于乳腺癌病灶在超声下大多表现为边缘不清,呈浸润性生长,因此乳腺恶性肿瘤旋切的切缘很难保证阴性,手术切除的彻底性难以掌握。同时也无法准确测量肿瘤的直径。因此 Mammotome® 在乳腺癌保乳治疗中应用的安全性问题还需进行更深入的研究。

Mammotome® 旋切系统在诊断乳腺疾病及治疗乳腺良性疾病方面显示了极高的应用价值,且具有切口小、术后几乎没有瘢痕、并发症少等特点,已经成为乳腺微创外科不可缺少的工具,但其在乳腺癌的治疗方面仍有一定的局限性,尚需等待进一步的研究。

(陈舒婕　何　奇)

第四章

乳腺癌规范化病理学诊断

第一节 乳腺癌病理种类

一、普通型浸润性乳腺癌病理分类

1. 浸润性导管癌,非特殊型

(1)定义:浸润性导管癌,非特殊型(invasive ductal carcinoma,not otherwise specified,IDC-NOS)是一组异质性很大的浸润性乳腺癌。由于缺乏足够的组织学形态学特征,它不能像小叶癌或小管癌那样被划分为一种特殊的组织学类型。

(2)肉眼检查:IDC 没有明显的肉眼特征。这些肿瘤大小不等,可以小于 0.5 cm,也可以大于 10 cm;它的外观不规则,常常有星状或结节状的边缘;它的质地较硬,有沙砾感;切面一般呈灰白、灰黄色(图 4-1,图 4-2)。

(3)光镜观察:IDC 缺乏组织学上的特征,肿瘤细胞可以排列成腺样和非腺样(索状、簇状、小梁状、实性),有的可以有明显的中央性坏死。肿瘤细胞本身也是形态各异,有的细胞较大,有丰富的胞质;有的细胞较小,核/浆比例很高。肿瘤细胞核的异质性也十分显著,有的核大小一致,染色质均一;有的核与核质

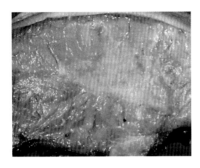
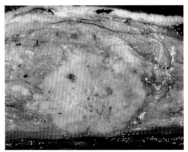

图 4 - 1 肉眼观肿瘤与周围的 脂肪组织　　**图 4 - 2 肉眼观肿瘤与周围的 纤维组织**

都有明显的差异。不同肿瘤的核分裂象差异也十分明显。肿瘤的间质多种多样。一般来说,高级别肿瘤含较少的间质或间质呈明显的纤维细胞增生和炎细胞浸润;低级别肿瘤的间质较多,没有明显炎细胞浸润或纤维组织呈明显的玻璃样变性。WHO分类规定:IDC 需含有 50% 以上的非特异性成分时才能确定为 IDC。

（4）分级：见表 4 - 1、图 4 - 3、图 4 - 4、图 4 - 5

将三组数值加在一起,可得到 3～9 的积分结果。其相应的组织学级别如下：

Ⅰ级（grade 1）——高分化：3～5 分

Ⅱ级（grade 2）——中分化：6～7 分

Ⅲ级（grade 3）——低分化：8～9 分

表 4 - 1 乳腺癌组织学分级,半定量评估法（引自 Elston 和 Ellis）

形 态 特 征	计 分
腺管和腺体形成	
占肿瘤的多数（>75%）	1
中等程度（10%～75%）	2
少或无（<10%）	3

续 表

形 态 特 征	计 分
核多形性	
细胞小,形态规则一致	1
细胞中等增大,细胞形态中等变化	2
细胞形态变化显著	3
核分裂计数(/10 HPF)	
0～5	1
6～10	2
>11	3

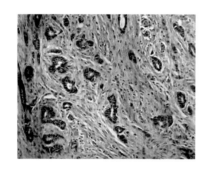

图 4-3 浸润性导管癌 I 级

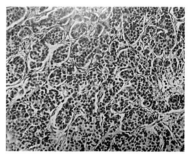

图 4-4 浸润性导管癌 II 级

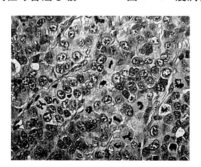

图 4-5 浸润性导管癌 III 级

81

（5）组织亚型

A. 混合型癌：对肿瘤切片进行全面仔细的观察，只有50%以上的区域都为 IDC 时，才能诊断为 IDC。如果只有10%～49%的肿瘤区为 IDC 模式，其他区域具有明确的特殊型特征，则需诊断为混合型癌。

B. 多形性癌：多形性癌是一种罕见的高级别 IDC 亚型，以怪异的瘤巨细胞为特征（占肿瘤比例>50%），而其背景应为腺样癌或腺样癌伴有梭形或鳞状细胞化生。患者的平均年龄为51岁，肿瘤平均大小为 5.4 cm，核分裂象>20/10 HPF。12%以转移癌为首发症状，50%有淋巴结转移。它们通常为 ER、PR 和 HER2 阴性。

C. 伴有破骨细胞样巨细胞的癌：此亚型自1979年被首次报道以来，目前已有大约200多例被报道。临床上此类肿瘤与 IDC 相似，多见于浸润性筛状癌。破骨细胞样巨细胞常出现在癌巢周边，其形成机制目前尚不清楚。有时此亚型可以有较多的梭形或鳞状细胞或骨质形成。有人认为它可能是化生性癌的一种亚型。

D. 伴绒毛膜癌特征的癌：为极罕见亚型，仅有个别报道。患者为50～70岁之间的女性。患者血中的β-绒毛膜促性腺激素（β-HCG）可以升高。60%的病例可以找到β-HCG 染色阳性的肿瘤细胞。这种亚型具有侵袭性的生物学行为，常常导致局部复发、远处转移和患者死亡。

E. 伴黑色素特征的癌：伴黑色素特征的癌是另一个极罕见的亚型，它具有导管癌和恶性黑色素瘤的共同特征。最近一项研究表明，该肿瘤的所有组成成分具有同样的染色体缺失，提示不同形态的肿瘤细胞可能来自同一个细胞克隆。

2. 浸润性小叶癌

（1）定义：浸润性小叶癌（invasive lobular carcinoma, ILC）于1941年由 Foote 和 Stewart 首次提出，是一种具有特殊生长方式的浸润性乳腺癌，与浸润性导管癌比较，ILC 在组织形态上主要有以下特点：① 肿瘤细胞形态单一，缺乏黏附性，常有胞质内空泡；

② 在纤维性间质中呈单列方式浸润,也可围绕终末导管呈靶样浸润;③ 免疫组化 E-cadherin 阴性,P120catenin 胞质阳性;④ 分子遗传学常有位于 16q22.1 上的 E-cadherin 基因缺失。

(2)肉眼检查:病变大小范围从肉眼无法辨认到弥漫性累及整个乳房。典型病例可见不规则肿块,常没有明显的界限,病变区质地硬,切面多呈灰色或白色,硬化区呈纤维状外观,通常无肉眼所能见到的囊性变、出血、坏死和钙化。部分病例没有明显肿物,可有沙砾感。富于细胞的病变质地较柔韧。有的没有肉眼改变,质地稍硬、揉面感或较软。许多时候 ILC 的肉眼观容易误诊为良性病变(如硬化性腺病等)。

(3)光镜检查:ILC 在组织形态上有不同的类型,除了经典型外还有许多变异型:包括实性型、腺泡型、多形型和小管小叶型等。其中最多见的是混合型和经典型(占 70%以上),其次为小管小叶型,实性型、腺泡型和多形型较少见。

A. 经典型浸润性小叶癌

● 组织结构:经典型 ILC 具有不规则的浸润性边缘,常呈"跳跃"式多灶性分布,病灶间残存正常乳腺组织,或在小叶内浸润,保留小叶结构,癌细胞黏附性差,像撒石头子一样散布在纤维性间质中,常单层排列呈串珠状(列兵式、单列线样),或围绕残留导管呈同心圆(靶环状)浸润,也可排列成 1~2 层细胞的细小条索在间质内浸润,在局部区域内有一定的方向性。近半数病例可见小叶原位癌(图 4-6、图 4-7)。

● 细胞学特点:癌细胞小至中等大小,细胞界限清楚,形态均匀一致,胞质少,嗜酸性或淡染,常有胞质内黏液和(或)小空泡,甚至呈印戒细胞样,胞质空泡内常可见嗜酸性包涵体样小球,典型者呈"鸟眼"样(AB/PAS 染色阳性);核较小常有偏位,呈圆形或卵圆形,有时可见核沟,染色质轻度增加,核仁不明显,缺乏异型性或只有轻度异型性,大多数病例缺乏核分裂,坏死少见(图 4-8、图 4-9)。

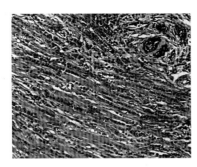

图4-6　浸润的癌细胞中等大小,呈单列线样排列,有方向性

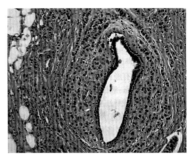

图4-7　癌细胞在残存的终末导管周围呈"靶样"浸润

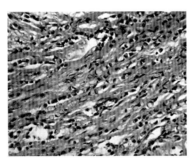

图4-8　浸润癌细胞呈列兵样排列,可见较多印戒样及胞质内含有黏液性空泡的细胞,有的可见胞质空泡内小红球

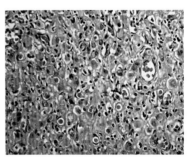

图4-9　许多浸润癌细胞的胞质空泡内含有"鸟眼"样小红球

● 间质改变:间质常有纤维化或透明变,少数病例很少或没有纤维化,部分病例伴有显著的淋巴细胞、浆细胞浸润,少数可形成淋巴滤泡,有的亦可伴有肉芽肿性炎。神经浸润及淋巴管内癌栓少见。

　　少数病例癌细胞单列线样排列的结构不明显,癌细胞较少,呈分散杂乱的小灶状生长,这种类型的 ILC 一般不出现独立的肿块,绝大多数无明显大体改变。此时,在低倍镜下,病变易误认为是淋巴细胞浆细胞或间质细胞。如果活检标本中存在小叶原位癌,应该在间质中仔细观察寻找隐蔽的浸润癌灶。

B. 浸润性小叶癌的组织学亚型

各种亚型均具有经典型 ILC 浸润方式和(或)细胞形态的某些特点及免疫组化表型,亦可有小叶原位癌存在。细胞学形态:癌细胞呈多样性,小至中细胞、大细胞、巨细胞、多核细胞、多形性细胞、透明细胞、黏液样细胞(空泡/印戒样细胞)、肌样细胞、组织细胞/泡沫样细胞等均可出现。组织结构:浸润的癌细胞可呈小管状、小梁状或腺泡状排列,或呈弥漫实性片状分布,或者在脂肪组织中广泛浸润,某些在硬化间质内只可见少数散在细胞。各种亚型的典型图像必须占优势。

• 腺泡型:浸润癌细胞排列呈腺泡状,腺泡由数十个细胞呈球状聚集在一起,之间被纤维间质束分割,其形态与小叶原位癌相似,但缺乏肌上皮细胞和基膜包绕,有时腺泡周围可见不规则的黏液样细胞,癌细胞通常类似于经典型细胞,小至中等大小,较均匀一致,胞质可淡染至透明状。

• 实体型(弥漫型):癌细胞呈弥漫片状分布,常将正常组织"淹没",或者在脂肪组织中广泛浸润。细胞缺乏黏附性,小到中等大,大小一致,也可出现更明显的多形性,胞质内可有黏液及空泡出现,空泡内可见小红球,核通常与经典型的类似,也可有比较明显的异型性,核分裂可比较多见。间质成分少,呈纤细束状。仔细检查,通常在病变的边缘可见到经典型呈"列兵样"排列区。

• 小管小叶型:1977 年首次由 Fisher 提出,名称一直沿用至今,但有学者认为此类型 ILC 癌更类似小管癌而非小叶癌。这种亚型的特点是由小管和经典型 ILC 组成,即总体上是经典型 ILC 的表现,但存在不同比例的小管状结构,腺管常较小,管腔通常开放,被覆立方至低柱状细胞。值得注意的是,ILC 的这种亚型不同于混合性的小管癌和 ILC,后者应该称为小管/小叶混合性癌。

● 多形型：癌细胞多形性和异型性均显著，可见有多核和瘤巨细胞，细胞核级常为高级别（按分级系统核计数为 3 分），核大不规则，染色质粗，核仁明显，核分裂易见，细胞质嗜酸性，可见胞质内空泡和（或）黏液，亦有印戒样细胞。部分可呈组织细胞样和（或）肌母细胞样（显示向大汗腺分化），细胞质丰富，可呈泡沫或嗜酸性颗粒状，核常偏位，有的呈肾形，有明显核仁，细胞形态与组织细胞和颗粒肌母细胞相似，有文献将其称为组织细胞亚型或肌母细胞样癌。许多病例具有经典型 ILC 的浸润特点，但更多的是混合性浸润方式，常在实性型和腺泡型中见到具有多形性核的细胞。

● 硬化型：间质有广泛纤维硬化透明变，癌细胞少，散在分布或呈毛细血管状。

● 印戒细胞型：主要由印戒样癌细胞组成，可见胞质内小红球。

● 小梁型：浸润的癌细胞呈小梁状，小梁细窄，由 1～2 层细胞组成，细胞形态与经典型类似。

● 混合型：在 ILC 中较为常见，经典型和上述一个或多个类型同时存在，尤其是与实性型、腺泡型混合存在，与多形型的成分混合也较常见。另外，ILC 中也可以有神经内分泌分化。

二、特殊类型浸润性乳腺癌病理分类

1. 乳腺少见类型癌

A. 经典型髓样癌

（1）定义：乳腺髓样癌（medullary carcinoma）呈合体细胞生长方式，缺乏腺管结构，伴有明显淋巴浆细胞浸润，界限清楚。又称髓样癌伴淋巴细胞浸润和典型髓样癌（typical medullary carcinoma）。

（2）肉眼检查：肿物平均 2～3 cm，呈结节状，界限清楚。切面灰白色、灰黄到红褐色，鼓胀饱满，与浸润性导管癌相比，其质地较软,肿瘤组织缺乏皱缩纠集感。尤其是体积较大的肿瘤,其内常见出血坏死,亦可出现囊性变。

(3)光镜观察:乳腺髓样癌有以下形态学特点:① 肿瘤呈吻合大片、索状排列(宽度通常超过 4~5 层细胞),有膨胀推挤性边缘,境界清楚,缺乏对周围乳腺组织及脂肪组织内的浸润。② 肿瘤内缺乏腺管状结构。③ 肿瘤细胞间界限不清,呈合体细胞生长方式,合体细胞至少占肿瘤的 75%,瘤细胞有丰富的胞质,细胞核呈圆形空泡状,有明显异型性,染色质呈粗块状,核仁显著,一个或多个,核级属于高级别(2~3 级),核分裂象多见,亦常见有退变固缩的细胞核,部分病例可出现非典型瘤巨细胞和鳞状细胞化生。④ 肿瘤缺乏间质成分,通常癌巢间有纤细的纤维结缔组织分隔。⑤ 背景内有明显的淋巴浆细胞浸润,其周围亦有大量淋巴浆细胞浸润,罕见有生发中心形成和(或)淋巴上皮样肉芽肿改变(图 4 - 10、图 4 - 11)。尤其在坏死和囊性变时,可以见到少量的中性粒细胞、嗜酸性粒细胞和组织细胞。

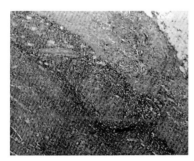

图 4 - 10　低倍镜下肿瘤界限清楚

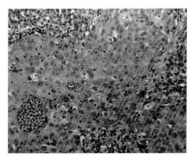

图 4 - 11　肿瘤细胞呈大片状、合体状生长方式

B. 分泌黏液的癌

分泌黏液的癌(mucinous producing carcinoma)是指产生丰富细胞外黏液和(或)细胞内黏液的各类乳腺癌,包括黏液癌、黏液性囊腺癌、柱状细胞黏性癌和印戒细胞癌。

a. 黏液癌

(1)定义:乳腺黏液癌(mucinous carcinoma)是由细胞学相对温和的肿瘤细胞巢团漂浮于细胞外黏液湖中形成的癌,可以根据肿瘤成分的不同划分为单纯型和混合型。

(2)光镜观察:① 肿瘤组织内含有多少不等的细胞外黏液(一般占整个肿瘤组织的 50%～80%),纤维组织分隔形成大小不等的黏液湖,其内漂浮有多少不等的肿瘤细胞,亦可见纤细的纤维血管间隔。少数情况肿瘤镜下几乎完全是细胞外黏液,很难找到细胞成分。部分病例在远离肿瘤的乳腺组织仍可见一些较小的黏液湖,其中含有肿瘤细胞。② 黏液湖内的瘤细胞簇大小形状不一,可呈实性片状、巢状、筛状、梁索状、腺管或微乳头状,偶见含纤维血管轴心的乳头状结构。③ 癌细胞较小,均匀一致,圆形或多角形,边界不清,具有少量嗜酸性胞质,缺少细胞内黏液。胞核圆形或椭圆形,染色深或略呈泡状,无明显异型性,核分裂象少见。经典型黏液癌核级通常为低级别,高级别核者少见。偶见细胞有较明显异型性,核分裂象增多(图 4 - 12,图 4 - 13)。④ 相当一部分病例可见神经内分泌分化。⑤ 肿瘤罕见有坏死和血管侵犯,有时黏液湖和细胞簇内可见钙化和(或)沙砾体形成。⑥ 周边常见有导管内癌成分(微乳头状、筛状、实体型等)。

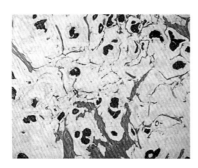

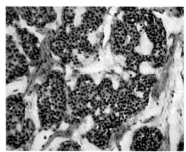

图 4 - 12　簇状肿瘤细胞漂浮在
　　　　　间质黏液湖中

图 4 - 13　肿瘤细胞形态一致,
　　　　　异型性较小

b. 黏液性囊腺癌和柱状细胞黏液癌

（1）定 义：乳 腺 原 发 性 黏 液 性 囊 腺 癌（mucinous cystadenocarcinoma)是由胞质富含黏液的肿瘤性柱状细胞衬覆囊肿壁形成的恶性病变,类似于卵巢或胰腺的黏液性囊腺癌。

乳腺柱状细胞黏液癌(columnar cell mucinous carcinoma)是由胞质内含有黏液的柱状细胞构成的实体性癌,肿瘤细胞形成腺性结构,呈浸润性生长。见诸文献,乳腺黏液性囊腺癌只有不超过 10 例报道。乳腺柱状细胞黏液癌仅有个别报道。

（2）光镜观察黏液性囊腺癌：① 肿瘤形成大小不等充满黏液的囊腔,囊壁衬覆以富含黏液的肿瘤细胞,肿瘤细胞于囊腔内排列成分枝乳头状。② 肿瘤细胞有不同程度的异型性,多数区域肿瘤细胞为形态学相对温和的单层柱状细胞,核位于基底部,胞质富于黏液。部分区域肿瘤细胞出现增生、复层化、形成细胞簇突向囊腔内,或形成含有纤维血管轴心的乳头状结构。可见局灶性分布、细胞异型大、胞质内黏液少的瘤细胞。亦可见有黏液柱状细胞向鳞状细胞样转化,表现为细胞有显著的异型性(核分裂象很少)、核深染、细胞极向消失、胞质丰富嗜酸性、黏液丧失,部分细胞的胞膜清晰。极少情况伴有肉瘤样成分。③ 有时黏液样物质可破入间质形成黏液湖,其内缺乏成簇的肿瘤细胞,类似于卵巢的假黏液瘤。这一现象还可见于乳腺黏液囊肿样病变、导管内实体型乳头状癌等。④ 多数病例于肿瘤周围的乳腺组织中可见有导管内癌成分,部分为乳头状导管内癌,由含有胞质内黏液的柱状细胞构成。⑤ 局部有嗜酸性粒细胞浸润。

柱状细胞黏液癌：可以单独出现或与浸润性导管癌伴发。镜下主要由疏松或致密排列的、圆形或不规则的腺体构成。腺体之管腔可呈闭塞状或形成微囊。腺体衬覆单层、胞质透明的柱状细胞,细胞核形态温和,核位于基底,核分裂象少见。肿瘤构型有些类似卵巢的 Sertoli 肿瘤。

c. 印戒细胞癌

(1) 定义：乳腺原发性印戒细胞癌（signet ring cell carcinoma）是指主要或全部由印戒细胞（含有胞质内黏液）构成的浸润性乳腺癌。单纯性印戒细胞癌更为罕见。

(2) 光镜观察：印戒细胞癌有两种类型，一种与小叶癌相关，同经典的浸润性小叶癌形态类似，胞质内可见大空泡，空泡内常有嗜酸性小球，核被压于一侧。另一种与导管癌相关，形态与胃印戒细胞癌类似，核位于一侧，胞质内充满嗜酸性黏液物质，常见实体或筛状导管内癌内有印戒细胞出现。无论哪种类型，只要肿瘤的主要成分为印戒样细胞可被看作独立的实体。

C. 小管癌

(1) 定义：乳腺小管癌（tubular carcinoma）是指由分化好、内衬单层上皮细胞的腺管构成的浸润性乳腺癌，又称高分化腺癌。全部或绝大多数（>90%）的肿瘤组织由上述小管构成的小管癌为单纯型小管癌。

(2) 光镜观察：其形态学改变主要有以下特点：① 低倍镜肿瘤常呈星芒状，界限不清，浸润性生长。② 肿瘤由小的腺管组成，杂乱无章分布，常呈圆形、卵圆形，管腔大小相对一致，也可见形状不规则形成棱角或拉长的腺管，腺腔开放，腔内分泌物少，腺管周围缺乏肌上皮细胞和基底膜。③ 腺管由单层上皮细胞构成，上皮细胞温和，形态相对一致，呈立方状或低柱状。细胞核呈圆形或卵圆形，深染，没有明显的异型性或仅有轻度的异型性，核仁不明显，核分裂象罕见。胞质常呈嗜酸性，偶尔呈透明状，约 1/3 病例细胞腔缘可见顶浆分泌胞突。④ 间质富于成纤维细胞，也可出现致密的胶原纤维束、丰富的弹性纤维或黏液样改变。⑤ 肿瘤周边可见不同程度的导管增生、柱状细胞病变、小叶内肿瘤及导管内癌（通常为微乳头型或筛状型）。⑥ 肿瘤坏死及神经浸润少见，亦可见有钙化（图 4-14、图 4-15）。

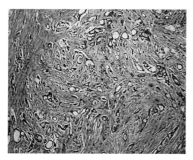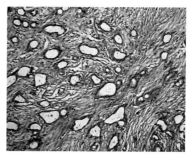

图4-14　由杂乱分布的小管构成，腺管拉长，腺腔开放

图4-15　肿瘤细胞呈单层立方或柱状，形态温和一致

D. 基底（细胞）样癌

（1）定义：基底样亚型乳腺癌（breast carcinoma，basal subtype）是一组以基因表达谱确定的预后较差的高级别乳腺癌。其免疫组化常常为 ER、PR、HER2 阴性，CK5/6、EGFR 阳性。

（2）光镜观察：与其他浸润性导管癌相比，基底亚型乳腺癌具有较为特殊的病理学特征。Livasy 等最近总结出基底亚型乳腺癌的 8 项基本形态学特征：① 低分化高级别肿瘤（100%）；② 高核分裂指数（100%）；③ 地图状坏死（74%）；④ 有推挤性边缘（67%）；⑤ 间质淋巴细胞浸润（56%）；⑥ 间质少，呈实体生长；⑦ 中心纤维化/无细胞区；⑧ 很少与导管原位癌共存（图4-16、图4-17）。研究表明6%～8%的导管原位癌

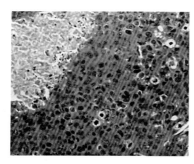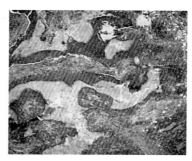

图4-16　高级别肿瘤，高核分裂指数

图4-17　地图状坏死

具有基底亚型的免疫组化特征。多数人认为这些基底亚型导管原位癌可能是浸润性导管癌基底亚型的前驱病变。

2. 乳腺罕见类型癌

A. 浸润性筛状癌

（1）定义：浸润性筛状癌（invasive cribriform carcinoma）是一种具有明显筛状结构（类似筛状导管内癌）的浸润癌，有单纯型和混合型之分。单纯型：90%以上的癌组织具有筛状结构。如肿瘤以明显的筛状结构为主（＞50%），同时伴有小管癌成分（＜50%）时，也可归入单纯型浸润性筛状癌。混合型：10%～40%的肿瘤组织为其他类型的癌（非小管癌）。单纯型浸润性筛状癌非常少见。

（2）光镜观察：浸润的癌细胞巢呈不规则岛屿状分布，巢内癌细胞围绕圆形腔隙排列成典型的筛孔状，与筛状导管内癌的圆而规整的筛孔相比，浸润性筛孔癌的筛孔略显不规则，呈圆形或卵圆形，大小不等，筛孔缘侧可有顶浆分泌胞突，其内有不同程度的黏液阳性的分泌物，也可见到微钙化。癌巢外侧无肌上皮细胞。癌细胞通常中等大小，而且形态单一，胞质较少，核小而圆，一般为低级别核级，核分裂象少见。癌巢周围的间质有不同程度的胶原化，常有明显成纤维细胞和肌纤维细胞的反应性增生。大多数病例见有低级别筛状导管内癌或微乳头状导管内癌成分，部分病例伴有小管癌成分。

B. 神经内分泌癌

（1）定义：神经内分泌癌（neuroendocrine carcinoma）又可称伴内分泌特征的癌（carcinoma with endocrine features），是一种组织学、组织化学、免疫组织化学及电镜下具有神经内分泌特征的癌，免疫组化染色至少有50%以上的肿瘤细胞表达一种或多种神经内分泌标记物。乳腺神经内分泌癌占乳腺癌的2%～5%，在形态和免疫表型上与胃肠道及肺的神经内分泌癌相似，组织学上可表现为乳腺浸润性癌的任何一种类型，常为浸润性导管癌。乳腺癌伴神经内分泌分化指只有散在肿瘤细胞神经内分泌标记物阳性,10%～18%浸润性导管癌中有神经内分泌分化,这类肿瘤尚无证据显示有预后意义,不包括在此组肿瘤之内讨论。

(2)光镜检查:① 组织结构呈多样性,大多数呈实性片状、大小不等的巢状、腺泡状、索梁状(缎带样、条索样),细胞巢索周边瘤细胞可呈栅栏状排列,也可出现类癌样结构,亦可为浸润性导管癌的各种形态,结构特点不明显,少数情况有菊形团或菊形团样结构。② 细胞学形态亦呈多样性,分化程度也各有不同,许多情况是多种类型细胞混合存在。大多数细胞温和均一,中等大小,圆形或卵圆形,多边形或浆细胞样,也可是短梭或梭形。胞质嗜酸性颗粒状,也可淡染、透明,有时可见细胞内黏液空泡。细胞核规则或轻度不规则,染色质细腻,核分裂一般比较少见。某些病例细胞多形性、异型性比较明显,核分裂增多。③ 肿瘤的间质多少不等,片状分布的肿瘤细胞内及紧密排列的瘤细胞巢之间有纤细的纤维血管间质,某些病例瘤细胞巢之间有宽的硬化性间质,有时可有细胞外黏液,甚至形成间质黏液湖。④ 许多病例见有导管内癌成分,可有器官样特点,亦可是导管内实性乳头状癌,其组织细胞学形态、特殊染色及免疫组化均和浸润性成分类似。

C. 浸润性乳头状癌

(1)定义:浸润性乳头状癌(invasive papillary carcinoma)从概念上是指一种表现为乳头状结构的浸润癌,乳头有纤维血管轴心。但乳头状导管内癌发生浸润时,通常表现为浸润性导管癌的组织学特征,常缺乏乳头状结构。见诸文献,有关乳头状癌的研究可能既包括了浸润性乳头状癌也囊括了导管内乳头状癌,而且没有明确强调浸润过程的乳头状癌的特征。真正涉及浸润性乳头状癌的研究报道不多,单纯型浸润性乳头状癌更为罕见。

(2)光镜检查:肿瘤界限常比较清楚。单纯型浸润性乳头状癌呈明显分枝乳头状,乳头钝性或纤细,具有多少不等的纤维血管轴心,有的乳头纤维血管轴心不明显,呈微乳头或簇状乳头状。部分病例腺性乳头融合成网状乳头状,局部亦可呈实性改变。其细胞学特点和导管内乳头状癌相似,细胞多呈假复层柱状,层数不等(1～4 层),也可呈低柱状-立方状或呈多边形,细胞界限不清或清楚,胞质呈嗜酸性,也可淡染,常有大汗腺顶浆分泌样胞突。核级多数属 2 级,核常呈中度异型性和多形性,核分裂象不等,乳头之间可有多少不等的蛋白-黏液性分泌物、出血和(或)坏死,亦可见吞噬有含铁血黄素和(或)橙色血质的异物型多核巨细胞。极少数病例为鳞状上皮乳头,被覆数层鳞状上皮,细胞有比较明显的多形性和异型性。许多乳头状癌边缘有明显的纤维组织带,其内有慢性炎症细胞浸润、新鲜或陈旧性出血(含铁血黄素或橙色血质沉着)。肿瘤内部间质通常比较少,局部也可有比较多的纤维间质,少数可是黏液样间质,间质内可有多少不等的炎症细胞浸润。混合型乳头状癌亦可见筛状、粉刺样,小管状和(或)黏液癌成分,偶见有丰富的细胞外黏液。大部分病例可见导管内癌(乳头型、微乳头型和筛状型等),而且常有钙化。少数病例浸润及原位癌均具有乳头结构特征,部分病例可见淋巴管内癌栓,病变也可累及乳头或表面皮肤。

D. 浸润性微乳头状癌

(1) 定义:WHO 乳腺肿瘤分类(2003)将乳腺浸润性微乳头状癌(insavive micropapillary carcinoma)定义为在类似于脉管的间质裂隙中肿瘤细胞成小簇状排列的浸润性癌,形态与微乳头型导管内癌相似。微乳头状癌只是一种习惯性称法,其微乳头不是真乳头,没有纤维血管轴心。单纯型微乳头状癌非常罕见,占所有浸润性乳腺癌的 2% 不到,在浸润性导管癌中,有3%～6%的病例局部具有微乳头状结构,称为混合型微乳头状癌。

(2) 光镜检查:全部为微乳头状癌形态的病例极少见,大多数情况微乳头状癌以不同比例与浸润性导管癌混合存在。单纯型浸润性微乳头状癌其微乳头状癌结构超过 50％～75％,主要形态特点是在类似扩张的脉管腔隙内有癌细胞团,腔隙结构之间有多少不等的间质,癌细胞团排列呈簇状或桑葚状,其外缘常呈锯齿和(或)毛刺状,每个细胞团与周围间质之间有大小不等的腔隙,其内缺乏内容物,低倍镜形态类似于微小乳头,但细胞团中央缺乏纤维血管轴心。微乳头的另一种形态就是癌细胞簇中央有呈微囊状扩张的假腺腔,形态类似于腺管,又称为假腺管型微乳头。癌细胞呈立方或柱状,胞质较丰富、呈细颗粒状或均质红染。核常为中级别,也可为高级别,核较大,圆形或卵圆形,有一个或多个核仁,核分裂通常不活跃。间质内可见程度不同的淋巴细胞浸润、微小钙化或沙砾体,有的可见脉管内癌栓。部分病例可累及局部皮肤。淋巴结内转移灶形态和原发灶类似。混合型可见多少不等的浸润性导管癌,两者之间有移行过渡。多数病例可见到导管内癌,常为微乳头型,有时伴筛状结构,也可为实性导管内癌。

E. 化生性癌

(1) 定义: 乳腺化生性癌以往又称肉瘤样癌、癌肉瘤和梭形细胞癌等,是指一组有别于腺癌、具有明显异源性成分的乳腺癌,其形态特点是浸润性癌中有占优势的鳞状细胞、梭形细胞和(或)间叶性化生的区域,也可完全是梭形细胞癌、鳞状细胞癌,而找不到任何腺癌成分。通常认为,只有化生成分超过肿瘤的50％时才能诊断化生性癌,当化生成分比较少时可称为"伴某种异源性成分的分化/化生",如浸润性导管癌伴骨、软骨肉瘤样分化/化生。大汗腺癌等虽然和化生有关,但并没有出现腺癌以外的异源性成分,所以不在化生性癌之内。

(2) 光镜检查

a. 伴有鳞状细胞分化的癌

● 鳞状细胞癌(squamous cell carcinoma): 肿瘤完全或绝大部分(＞90％)是由鳞状细胞(角化、非角化、棘细胞溶解型鳞状细胞或梭形细胞)组成的癌。乳腺鳞状细胞癌起源于鳞状化生的导管上皮,而不是来自乳房区的皮肤,也不是从其他部位转移而来。少数鳞癌起源于叶状肿瘤和纤维腺瘤。其组织学和其他部位的鳞状细胞癌类似,分为角化型、非角化型、棘细胞溶解型、梭形细胞型和混合型鳞状细胞癌。乳腺鳞状细胞癌多为分化好的角化型鳞状细胞癌,可为发生于囊壁的原位癌或浸润癌,具有典型的鳞状细胞特点,细胞多较大呈多边形或不规则形,可见细胞间桥和(或)细胞角化(单个细胞角化或角化珠)。癌细胞胞质丰富,呈均质嗜酸性。核呈泡状,核仁明显,可见较多核分裂。非角化型鳞状细胞癌缺乏细胞角化,但可见细胞间桥。棘细胞溶解型鳞状细胞癌,可形成假腺腔成假吻合血管腔样结构,腔隙衬覆立方-梭形-鞋钉状细胞,可类似于血管肉瘤。管内或囊内鳞状细胞癌有时可见和腺上皮移行。间质内浸润的鳞状细胞癌可失去鳞状细胞的特征变成梭形细胞,两者之间常有过渡。浸润癌有明显间质反应,有时有异物型巨细胞。乳腺鳞状细胞癌的分级和其他部位的类似,主要基于核的特征及有无角化间桥等。

- 腺鳞癌(adenosquamous carcinoma):是一种具有明显腺/管状结构的癌与鳞状细胞癌混合组成的浸润性癌,两者之间可有移行过渡。鳞癌多则为腺鳞癌,腺癌多则为鳞腺癌。鳞状上皮分化程度不同,但常出现角化。

- 低级别腺鳞癌(low-grade adenosquamous carcinoma):又称低度恶性腺鳞癌、汗腺样鳞状细胞肿瘤、浸润性汗腺样腺瘤等。是一种形态学和皮肤腺鳞癌类似的化生性癌。镜下表现:肿瘤由浸润性腺管状、实性上皮细胞巢及纤维化/硬化性间质组成。腺管分化好(有时难以与非肿瘤性腺体区分),杂乱无章地分布,浸润在小叶间,也可侵入小叶内。腺管呈不规则形,可呈逗号样和蝌蚪状,有的腺管外层可见立方状基底样细胞,腺管常有程度不同的鳞状上皮化生。此外还有实性小管状、条索状或巢状细胞团,其内也常有明显鳞状细胞化生。鳞化细胞分化好,可见到细胞间桥、角化珠和(或)单个细胞角化,可见有鳞状上皮囊腔(角囊肿)形成,囊腔内充满角化物,有时伴有钙化。间质或为"纤维瘤病"样,富于温和的梭形细胞,也可以是胶原性玻璃样变的间质,偶有钙化和(或)软骨、骨化。有时间质围绕上皮成分呈旋涡状排列,亦可有多少不等的炎症细胞浸润。有文献报道,低级别腺鳞癌常与放射状瘢痕、硬化性乳腺病、乳头状瘤、导管腺癌、腺肌上皮瘤等并存,也有伴导管原位癌的报道。

　　b. 伴梭形细胞分化的腺癌:是指富于梭形细胞的浸润性腺癌。肿瘤主要发生在绝经后的妇女。大体为界限清楚的、孤立性的肿物。梭形细胞具有腺上皮的某些特征,而不具有鳞状细胞或间叶细胞的特点。镜下表现:除浸润性腺癌呈巢状、腺/管状结构外,有显著的梭形细胞成分,两者之间可见形态上的移行过渡。腺管多为浸润性导管癌,梭形细胞可排列呈片状、束状、编织状,梭形细胞有轻至中度异型性,核分裂象多少不等。间质常有不同程度的胶原化,也可呈黏液水肿样。

　　c. 梭形细胞癌:镜下表现:肿瘤由梭形细胞组成,常缺少明确的腺癌或鳞癌成分。梭形细胞排列比较疏松,常呈交错的波浪状、羽毛状、毛细血管状、车辐状、席纹状结构,亦可围绕残留腺管呈环状或同心圆样浸润。梭形细胞温和,异型性不明显,核分裂少,常见有鳞化。其另一个特点为常有纤维化、透明变区,间质也可出现血管瘤样或黏液样改变,亦可有炎细胞浸润。形态可类似于结节性筋膜炎、反应性肉芽组织、纤维瘤病、低级别的软组织肉瘤等。

　　d. 上皮/间叶混合型化生性癌:上皮/间叶混合型化生性癌(mixed epithelial/mesenchymal metaplastic carcinoma)又称具有软骨、骨化生性癌、产生基质的癌、肉瘤样癌、癌肉瘤、伴有破骨细胞样巨细胞的化生性癌等,是指一组有异源性间叶成分的癌,间叶成分明显是恶性者亦可称癌肉瘤。镜下表现:常有浸润性癌灶,多为浸润性导管癌,少数为黏液癌、髓样癌、鳞癌等。同时见有异源性间叶成分,间叶成分呈多样性,从分化好的、产生基质的软骨和骨样分化,到软骨肉瘤、骨肉瘤、纤维肉瘤、恶性纤维组织细胞瘤、横纹肌肉瘤、脂肪肉瘤、血管肉瘤样成分等均可出现。最常见的是纤维肉瘤/恶性纤维组织细胞瘤样成分,也可是多种肉瘤样成分的混合。上皮成分可以占肿瘤的少部分或几乎找不到上皮成分,上皮与肉瘤样成分之间可有移行过渡。产生基质的癌可直接向软骨或骨样基质转化。某些病例间质内有多少不等的破骨细胞样巨细胞,其常围绕在出血区内外成群分布。多数病例间质中有慢性炎症细胞浸润。癌肉瘤中出血和坏死常见,大约一半的病例可以找到导管原位癌的成分。

F. 大汗腺癌

(1) 定义:乳腺大汗腺癌(apocrine carcinoma)是指超过90%的肿瘤细胞具有大汗腺细胞的细胞学及免疫组化特征的乳腺癌。

(2) 光镜检查:导管内大汗腺癌与浸润性大汗腺癌最显著的形态学特征表现在细胞学特点上,其组织结构与普通型导管原位癌、浸润性导管癌、浸润性小叶癌相同。

与良性的大汗腺细胞相比,大汗腺癌的细胞核增大并具有多形性,核膜深染,核形不规则。低核级的细胞,细胞核较小,常伴有致密的染色质而深染,并有轻微的多形性,核分裂象少见,核仁可以出现,但一般不明显。高核级的细胞核形态不一,多数细胞大,胞界清楚,呈多角形、不规则圆形或矮柱形,部分近腔缘细胞有胞质顶突,常见坏死,一些细胞核明显增大(核面积约为正常大汗腺细胞核的3倍以上),有一个或多个巨大的嗜酸性核仁,另一些高级别的核呈多形性、嗜碱性深染,以至于核内的细微结构难以识别。有时,核仁被粗糙、致密、深染的染色质遮盖而模糊不清。大汗腺癌的胞质更具特点,根据其胞质特点可以分为 A、B、C 三型。A 型：见于大部分病例中，细胞质显示嗜伊红着色，均质或颗粒状，其胞质颗粒呈 PAS 阳性（淀粉酶消化后），胞核从球形伴有显著核仁到深染核不等；B 型：红染胞质内有数量不等的细小空泡，泡多者胞质呈泡沫状；C 型：胞质淡染，呈细粉尘颗粒状，如细磨砂玻璃。三类胞质的细胞可混杂存在，常以一种为主。

G. 富于脂质癌

（1）定义：乳腺富于脂质癌（lipid-rich carcinoma）是一种绝大多数（约 90％）肿瘤细胞的胞质内有丰富中性脂肪的癌，又称脂质分泌性癌。

（2）光镜检查：肿瘤多显示为浸润性导管/小叶癌的组织学类型，常排列成片状、条索状或巢状。癌细胞胞质丰富透明，呈泡沫状或空泡状（为中性脂肪，缺乏黏液），某些病例亦可出现胞质呈均质嗜酸性的细胞。癌细胞核通常较一致，呈圆形或卵圆形，可有明显的核仁。可伴有导管或小叶原位癌。

H. 分泌型癌

（1）定义：乳腺分泌型癌（secretory carcinoma）是一种罕见类型癌，其组织学特点是癌细胞胞质呈嗜酸性颗粒状，癌细胞内外有大量红染性分泌物，可发生在任何年龄。

（2）光镜检查：肿瘤边缘常呈膨胀性生长，局部也可浸润性生长，细胞呈片状、巢状、梁索状或乳头状分布，少数情况可以出现大囊腔。组织学上通常有微囊、实性和小管状 3 种主要结构，常以不同比例混合存在。① 微囊型：细胞内、外有大小不等的微囊，微囊内均有丰富的嗜酸性分泌物，有些可和甲状腺滤泡类似；② 实性型：肿瘤紧密排列成片状实性，瘤细胞胞质呈嗜酸性颗粒状，亦可含有某些分泌小泡，实性细胞区内有时可见少数含有分泌物的囊腺样腔隙；③ 小管型：由大量小管组成，管腔内含有分泌物，肿瘤细胞内外亦有充满分泌物的微囊；④ 囊肿型：形成大小不等充满黏液的大囊腔，其被覆细胞具有

99

分泌型癌的特点,局部可见胞质内有微囊和分泌物的细胞团。肿瘤细胞通常温和、异型性不明显,核染色质细,核分裂象罕见。常有两种类型细胞:一种细胞胞质淡染-透明、粉染-无定形,内有大小不等的空泡,空泡可融合成微囊性腔隙,腔隙内充以丰富红染的分泌物,有的细胞核被分泌物挤压呈印戒样,也可为泡沫状胞质,这类细胞核圆,小至中等大小,可有小核仁,异型性不明显;另一种比较少见,细胞有丰富嗜酸性颗粒状胞质,圆形核具有明显的核仁。间质多少不等,常见有纤维化和透明变。肿瘤坏死罕见,少数情况可见淋巴结转移,肿瘤周围常可见分泌型或低级别导管内癌。

I. 腺样囊性癌

(1) 定义:腺样囊性癌(adenoid cystic carcinoma)又称癌性腺样囊肿病、腺囊性基底细胞癌、圆柱瘤样癌等,最常发生在唾液腺,也可发生在呼吸道、消化道、外耳道、泪腺、皮肤和宫颈等处。乳腺腺样囊性癌是一种组织学类似于唾液腺样囊性癌的低度恶性癌。此种类型的癌约占浸润性乳腺癌的 0.1%。

(2) 光镜检查:肿瘤常见有三种构型:筛状、梁-管状和实体型构型,这些结构常混合存在呈囊腺样改变,也可呈实性片状排列。肿瘤可见多种细胞形态,但通常主要由三种细胞组成:腺上皮、基底样细胞及肌上皮细胞,此外可有鳞状细胞化生及皮脂腺细胞分化。① 筛状(腺样)型:筛状结构是乳腺腺样囊性癌最有特征性的改变,有两种类型,其一是假腺腔型:其形状大小各异,通常为类圆形,由肿瘤的间质内折/内陷形成,又称间质腔隙,可以和周围间质相通。假腺腔内可以是嗜酸性基膜样物,也可以是带有毛细血管的胶原,或是黏液样变的间质。衬覆假腺腔的为基底样细胞,胞质少,核圆形或卵圆形,有小核仁。基底样细胞周围有肌上皮分化细胞,胞质双嗜性或透明,核可不规则。其二是真腺型:病变中比较少出现,为真性分泌性腺腔,腺腔通常较小,腺腔内常含有嗜酸/嗜碱性分泌物。真腺腔衬覆立方状腺上皮细胞,胞质较多呈嗜酸性,核圆形,可有小核仁。间质可有促纤维结缔组织增生、黏液样变、软骨样改变,也可出现脂肪组织。② 梁-管状型:由基底样细胞构成上皮条索,更易见到假性腺腔和间质相通,真性腺腔也更明显,内层为腺上皮,外层为基底样细胞/肌上皮。周围间质纤维性透明变,可将小管挤压成小梁状。③ 实体型:肿瘤绝大部分呈实性分布,可有局灶性筛状、管状结构,细胞更丰富且有更大的异型性,核分裂较其他两型更多见,可有 5 个/10 HPF 或以上。肿瘤内常可见有坏死。某些实体型腺样囊性癌具有基底细胞样特点,巢内细胞一致,无明显异型性,核分裂少见,周边细胞呈柱状栅栏样排列,上述三种结构常混合存在,特别是筛状型和梁-管状型常相伴存。部分病例有周围神经浸润,但罕见有脉管内浸润。

J. 腺泡细胞癌

(1)定义:腺泡细胞癌(acinic cell carcinoma)多发生于唾液腺,乳腺原发腺泡细胞癌十分罕见。2003 年 WHO 乳腺肿瘤组织学和遗传学分类把乳腺腺泡细胞癌定义为一种组织学特点与唾液腺腺泡细胞癌相似,表现为腺泡细胞(浆液性)分化的浸润性癌。

(2)光镜检查:肿瘤呈浸润性生长,排列成实性巢状、腺泡状,也可呈微腺/微囊状。癌细胞通常具有丰富的颗粒状双嗜性胞质,胞质颗粒可比较粗大呈亮红色,也可为泡沫-空泡或透明状胞质。细胞核通常为中级别,圆形或不规则形,常见单个核仁,核分裂象多少不等。某些区域肿瘤细胞有明显异型性及高核分裂活性。肿瘤的微腺样区内,腔内有嗜酸性胶样分泌物,类似于微腺性腺病。间质常有纤维组织增生,有时可见较多炎症细胞浸润。有的病例有类似粉刺型导管内癌的肿瘤中央区坏死。

K. 黏液表皮样癌

(1)定义:乳腺黏液表皮样癌(mucoepidermoid carcinoma)非常罕见。其形态和生物学行为与涎腺黏液表皮样癌类似,

2003年WHO乳腺肿瘤组织学及遗传学分类将其归在化生性乳腺癌中。

（2）光镜检查：肿瘤由黏液分泌细胞、表皮样细胞和中间细胞及多少不等的黏液组成。在高分化肿瘤中,黏液细胞和表皮样细胞丰富,黏液细胞占肿瘤的50%以上,中间细胞较少,瘤细胞可形成不规则的片状,但常形成大小不等、充满黏液的囊腔,囊壁衬里常见黏液细胞。黏液细胞可覆盖于表皮样细胞上,也可夹杂在表皮样细胞之间,较大的囊腔可有乳头突入,腔内有黏液。在低分化肿瘤中,主要为表皮样细胞和中间细胞,而黏液细胞较少,通常不足肿瘤的10%,瘤细胞异型性明显,核分裂象多见,实性团块多,囊腔少,并可见肿瘤向周围组织浸润。介于两者之间的也可称为中分化,三种细胞数量大致相同,表皮样细胞可有轻度异型性,偶见核分裂。

L. 富糖原透明细胞癌

（1）定义：富糖原透明细胞癌（glycogen-rich clear cell carcinoma）是指90%以上的癌细胞胞质透明且富含糖原的癌,又称透明细胞癌、富糖原细胞癌,可发生于肺、唾液腺、卵巢、宫颈及乳腺等部位。

（2）光镜检查：常具有导管内癌和浸润性导管癌图像,也可以是浸润性小叶癌或其他类型癌的构型。导管内癌多为实性、粉刺样型,也可以是筛状、乳头状型。浸润性癌呈巢状、片状分布。癌细胞呈圆形、多边形或柱形,细胞界限清楚,绝大多数（>90%）的癌细胞胞质水样透明,少数也可呈淡染-嗜酸性颗粒状。细胞核卵圆形中位或偏位、深染,多数为高核级,核仁明显,有明显异型性和多形性,核分裂象多少不等。小叶型透明细胞癌细胞比较均匀一致,异型性亦可不显著。可有程度不同的坏死和间质纤维化硬化,有时可见多少不等的炎症细胞浸润。

M. 皮脂腺癌

（1）定义：乳腺皮脂腺癌（sebaceous carcinoma）也称皮脂

腺样癌,是指具有皮脂腺分化的原发性乳腺癌,皮脂腺分化细胞必须占优势才能诊断,否则只能诊断为具有皮脂腺分化的癌。其起源与皮肤皮脂腺无关,可能与乳腺上皮的分化和化生有关。肿瘤位于乳腺内,癌组织和乳腺腺管上皮有移行过渡是诊断乳腺皮脂腺癌的重要依据。

（2）光镜检查：肿瘤呈叶状或巢状分布。通常由两种细胞组成,一种是皮脂腺样细胞,界限清楚,胞质丰富,透明-泡沫状；另一种是皮脂腺样细胞外周的小的卵圆形或梭形细胞,胞质少呈嗜酸性,没有空泡,两种类型的细胞可排列呈类似皮脂腺小叶的结构。细胞核圆形或卵圆形,也可为不规则形或梭形,通常只有轻度异型性,核呈泡状,0～2个核仁,核分裂少见,局部核有明显异型性,核分裂多见。可有灶状桑葚样的鳞状细胞化生,也可出现角化鳞状上皮。小叶及细胞巢间有多少不等的纤维血管间质。有的病例有小叶原位癌成分。

N. 淋巴上皮瘤样癌

（1）定义：淋巴上皮瘤样癌（lymphoepithelioma-like carcinoma)是一种在显著增生淋巴组织中有散在癌细胞的浸润性癌。

（2）光镜检查：低倍镜下肿瘤组织呈结节状或弥散分布,中间有多少不等的纤维组织,有的病例有宽大的透明变的纤维束。其显著的特点是有大量弥漫淋巴组织增生浸润,可有淋巴滤泡或淋巴滤泡样结节形成及血管内皮细胞增生。在密集淋巴细胞中散在分布着分化差的肿瘤细胞,肿瘤细胞体积大,呈圆形或多边形,胞质丰富、淡染或略呈嗜酸性,有突出的圆形泡状核,核仁明显,呈双嗜性,亦可见双核或多核细胞(类似于 H-RS 细胞),核分裂多少不等。根据肿瘤细胞的分布特点,常可见两种组织类型：① Regaud 型：肿瘤细胞比较多,表现为片状、巢状或条索状分布的上皮细胞,与周围的淋巴细胞的分界清楚；② Schminke 型：肿瘤细胞比较少,在密集的淋巴细胞中呈单个散在或独立的小簇(2～3 个细胞)状分布,这两种类型常同时存在。淋巴滤泡样结节内可见残存的腺管,亦见有淋巴上皮病变,腺管上皮细胞内/间有淋巴细胞浸润。肿瘤可浸润周围脂肪组织,通常没有坏死。某些病例肿瘤周边乳腺终末导管小叶单位内外有明显淋巴细胞浸润,呈淋巴细胞小叶炎改变,部分上皮有增生,少数可见不典型小叶增生和浸润性小叶癌。

O. 中心坏死性乳腺癌

(1)定义:中心坏死性乳腺癌(centrally necrotizing carcinomas of breast),其特点是肿瘤大部坏死或纤维化透明变,周边只有少量癌组织。

(2)光镜检查:肿瘤中大部分为凝固性坏死组织,部分病例坏死组织中可有程度不同的纤维化或透明变,其中仍可见"鬼影"状坏死细胞。坏死组织周围有分化差的癌细胞浸润环绕,通常是Ⅲ级浸润性导管癌,呈狭窄带状、索条状排列,癌细胞异型性、多形性明显,具有高级别核级,核分裂易见。某些病例有梭形细胞分化和鳞状细胞化生,大部分病例伴有导管内癌,所有病例均无明显的炎症细胞浸润。

P. 嗜酸细胞癌

(1)定义:乳腺嗜酸细胞癌(oncocytic carcinoma)又称乳腺上皮嗜酸细胞瘤(mammary epithelial oncocytoma)、恶性嗜酸细胞瘤(malignant oncocytoma),是指癌细胞由 70%以上的嗜酸细胞组成的浸润性乳腺癌。嗜酸细胞含丰富的线粒体,后者占细胞质的 60%以上。

(2)光镜检查:嗜酸细胞癌的组织学基本类似,表现为:① 癌细胞大,呈圆形或多角形,细胞界限清楚,无顶浆分泌突起。胞质丰富,含大量弥漫分布的嗜酸性小颗粒,颗粒无向腔面或基底部极化倾向。细胞核多数居中,呈圆形或卵圆形,中等大,大小较一致,可有轻至中度多形性,核仁明显,核分裂象少见,偶见多核瘤巨细胞。② 组织学排列多样。癌细胞排列呈实性巢状、腺管状、乳头状、筛状。也可呈囊内乳头瘤状,乳头有纤维脉管束轴心,外衬柱状上皮细胞,胞质内含丰富嗜酸性颗粒。乳头可反复分支,充满导管腔,呈平行索状排列。③ 癌细胞呈浸润性生长,伴致密的纤维反应,或可有假包膜。④ 癌巢周围肌上皮消失。⑤ 偶见腺腔内及间质钙化。⑥ 特殊染色:细胞质内可有或无 PAS 阳性颗粒。如有,其分布无特殊极性。

三、非浸润性乳腺癌病理分类

1. 导管原位癌

(1) 定义:导管原位癌(ductal carcinoma in situ,DCIS)是一种肿瘤性导管内病变,特征为导管型肿瘤性上皮细胞明显增生,细胞有轻至重度异型,未突破导管/小管的基膜,无间质浸润。病变具有内在的进展为浸润癌的趋势,但并非必然会发展为浸润癌。

(2) 光镜检查

● 基本形态:病变绝大多数发生于 TDLU 的终末导管(TD)和小管(DTL)内。TD/DTL 明显扩张,原有的腺上皮被不同程度异型的肿瘤细胞取代,并排列成不同的组织学构型,可有或无坏死。原有的肌上皮层可完整保存,或部分甚至完全缺失。原有的基膜保存无损,偶有灶性不连续,无肿瘤细胞突破基膜浸润间质。

● 分级:见表 4-2。

表 4-2　各级别 DCIS 特点

DCIS 级别	核级别	坏死	细胞极化
低级别 DCIS(DIN1C)	低级别核	无	常有
中间级别 DCIS(DIN2)	中间级别核	可无可有	可有
高级别 DCIS(DIN3)	高级别核	常有	无

● 常见的导管原位癌（DCIS）

a. 低级别（low grade）DCIS：相当于 DIN1C。其特征为：① 瘤细胞具低级别核的基本特征；② 可呈筛状型、微乳头型、实体型等构型；③ 常有瘤细胞极化现象；④ 无坏死及粉刺型构型；⑤ 单管或少数小管病变是否附加量化标准有分歧；⑥ 实体型伴或不伴中央坏死者均应与小叶肿瘤的巨腺泡型和中央坏死型鉴别（图 4 - 18、图 4 - 19）。

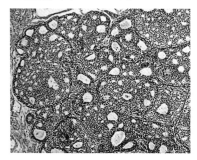
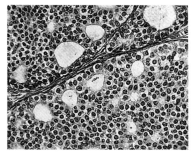

图 4 - 18　低级别导管原位癌(1)　　图 4 - 19　低级别导管原位癌(2)

b. 中间级别（intermediate grade）DCIS：相当于 DIN2。其特征为：① 瘤细胞具中间级核的特征；② 多呈实体型、筛状型、微乳头型及粉刺型等构型；③ 可有细胞极化现象；④ 可无坏死，或有点状坏死及中央带坏死，也可出现 50% 或以上管腔直径的中央带坏死（图 4 - 20、图 4 - 21）。

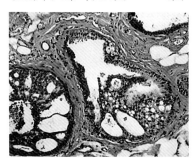
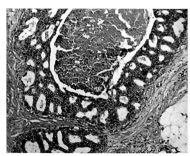

图 4 - 20　中级别导管原位癌(1)　　图 4 - 21　中级别导管原位癌(2)

c. 高级别(high grade)DCIS：相当于 DIN3。其特征为：① 瘤细胞具高级别核的特征；② 多呈粉刺型、实体型，亦可为微乳头型、筛状型及平坦性贴壁型；③ 常见广泛的中央带坏死，但也可无坏死；④ 平坦(flat)型(贴壁型)DCIS，由单或数层具有高级别核的瘤细胞取代小管原有内衬上皮细胞，呈平坦型生长(flat growth pattern)，不形成复杂构型。管腔空虚，或有颗粒状分泌物，但无瘤细胞碎屑性坏死(图 4-22、图 4-23)。

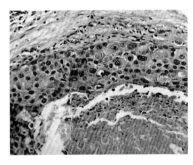 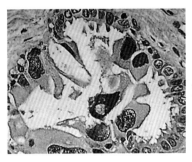

图 4-22　高级别导管原位癌(1)　　图 4-23　高级别导管原位癌(2)

107

2. 小叶性肿瘤/瘤变

(1) 定义：小叶性肿瘤(lobular neoplasia，LN)又称不典型小叶增生(atypical lobular hyperplasia，ALH)、小叶原位癌(lobular carcinoma in situ，LCIS)、乳腺上皮内肿瘤，小叶型(mammary intraepithelial neoplasia，MIN，lobular type)、小叶性上皮内肿瘤(lobular intraepithelial neoplasia，LIN1-3)、小叶原位肿瘤(lobular in situ neoplasia)。

指发生于终末导管小叶单位(TDLU)内的、通常以体积较小、黏附松散的小叶型肿瘤细胞为特征的全系列性不典型上皮增生性病变，可伴或不伴有终末导管的 Paget 样扩展，是患者后来乳腺发生浸润性小叶癌或导管癌的危险因子。新近资料提示，它可能是浸润性小叶癌的前驱病变。

（2）光镜观察

a. 经典性小叶性肿瘤（classic LN）或 LIN 或 LCIS

● 组织学特征：① 病变位于 1 个或多个 TDLU 内；② 病变小叶构型保存或大致保存；③ 病变小管（腺管）因细胞增生呈不同程度扩张；④ 增生的细胞均匀分布，充塞管腔，不形成微管或其他构型；⑤ 75％病例伴有终末导管的 Paget 样扩展。

● 细胞学特征：增生的细胞细胞可分为 A 型和 B 型，它们取代小管（腺管）固有的（腺）上皮。A 型细胞，多为圆形、亦可为多角形或立方形，但在具体病例中，呈单形性。细胞较小，胞界欠清，细胞间黏附松散，甚至完全分离。胞质少、偏位、淡染、常有胞质内小腔（黏液小球）。核圆形，形态一致，体积为小淋巴细胞的 1～1.5 倍，染色质均匀分布，核仁缺如或不明显，核分裂象少见。偶见细胞相互紧贴，胞界清晰。胞质淡染，常有胞质内黏液小泡。胞核圆形，中位。B 型细胞，细胞较大，轻度大小不一。偶见较多颗粒状嗜伊红染胞质。核型轻度不一致，核体积较大，约为小淋巴细胞的 2 倍，染色质分布欠均匀，可见核仁。A 型和 B 型细胞也可混杂存在。LN 的肌上皮层常原位保存，或有少数肌上皮分化细胞混杂于上述瘤细胞间。病变小管的基膜通常无恙（图 4 - 24、图 4 - 25）。

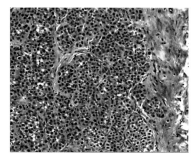
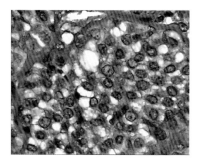

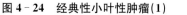

图 4 - 24　经典性小叶性肿瘤（1）　　图 4 - 25　经典性小叶性肿瘤（2）

小管（腺泡）内的瘤细胞常扩展至小叶内/外终末导管。瘤

细胞在导管壁原有的肌上皮与腺(腔)上皮之间蔓延,即 Paget
样扩展(pagetoid involvement),此图像对诊断小叶性肿瘤有提
示意义。经典性小叶性肿瘤内较少见坏死与钙化。

b. 多形性小叶性肿瘤(pleomorphic LN 或 PLCIS 或 LIN,
pleomorphic type)

组织学特征基本同经典性 LN,以瘤细胞的明显多形性为
特征。瘤细胞间黏附松散,常彼此分离。瘤细胞体积大,形态多
样,可呈球形、多角形或不规则状。胞质丰富,嗜伊红染,细颗粒
状或模糊的泡沫状。核大,约为小淋巴细胞的 4 倍或更大,核形
不规则,常有凹陷,甚至呈分叶状,多数胞核深染,当其深染时,
可见明显核仁,核分裂象较易见。可见癌细胞坏死,钙化少见。
小叶内终末导管(ITD)常呈受压状态。

3. 乳头佩吉特(Paget)病

(1) 定义:乳头佩吉特(Paget)病(Paget disease of the
nipple)是乳头区表皮内存有不典型性明显(胞质丰富、核仁显
著)的大细胞的恶性腺上皮细胞病变。几乎所有病例均伴有病
变下方的导管内癌,通常累及一个以上输乳管和乳腺深部更远
处的导管,病变可有浸润,也可无浸润。乳头 Paget 病约占全部
乳腺浸润性癌的 1.1%;病变下方连接浸润性癌的占 50.4%;有
导管内癌的占 36.3%;不合并癌的占 13.3%。

(2) 光镜检查:乳头表皮内见 Paget 细胞,其体积大,呈圆
形或卵圆形,胞界清楚,胞质丰富,淡染或透明。核大,圆形,染
色质颗粒状,核仁清楚,核分裂象易见。Paget 细胞常聚集在病
灶中央和表皮下部,呈小簇状分布;而在病灶外周和表皮上部则
趋向于单个细胞散在分布的特点。病变早期 Paget 细胞主要位
于表皮基底层,基膜完整;随着病变的发展,Paget 细胞可突破
基膜并进入真皮层(图 4-26、图 4-27)。特殊染色证实,多数
病例中 Paget 细胞含有黏蛋白。由于吞噬作用,Paget 细胞内偶
尔也含有黑色素颗粒,需注意与类似于黑色素的胞质内脂褐素

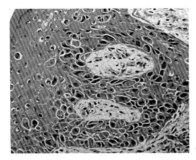

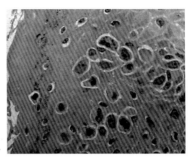

图 4‑26　乳头表皮内见 Paget
　　　　 细胞浸润

图 4‑27　Paget 细胞体积大,圆
　　　　 形或卵圆形,胞界清
　　　　 楚。胞质丰富,淡染。
　　　　 核大,圆形,染色质颗
　　　　 粒状,核仁清楚,核分
　　　　 裂象易见

颗粒及恶性黑色素瘤鉴别。乳头 Paget 病下方的输乳管内常有
高级别的导管内癌。如果取材充分,多数情况下,即使原位癌在
深部乳腺组织中,通过连续切片总会找到乳头部病变与导管内
癌的连接处并发现受累的输乳管。侵袭性癌中,雌、孕激素受体
阴性者及高级别癌更容易侵犯皮肤。

(费晓春　金晓龙)

第二节　乳腺癌常用免疫组化
指标结果解读

一、ER/PR

　　其测定结果与乳腺癌的治疗和预后密切相关:ER/PR 阳
性患者对内分泌治疗有效,预后好。大多数 ER 阳性的肿瘤 PR
也阳性,但也有少数例外。通常将 ER 与 PR 的检测结合起来
以增加预示性:患者对内分泌治疗效果为 ER(+)/PR(+)＞

ER(+)/PR(-)＞ ER(-)/PR(+)＞ ER(-)/PR(-)。在石蜡包埋组织中用免疫组化法检测 ER/PR,核染色为阳性,而细胞质染色不能作为阳性来判断。激素受体的免疫组化检查有两个指标,一是肿瘤细胞核染色阳性的数目,一是染色强度。前者表现为阳性细胞核占所有肿瘤细胞核的百分比,后者则分级为阴性、弱阳性、中度阳性和强阳性(图 4 - 28、图 4 - 29、图 4 - 30)。对 ER/PR 染色的强弱判定标准有很多方法,多家机构的研究结果表明,阳性细胞率具有较好的预测价值,而染色的强度可不加以考虑。国际乳腺癌组织(The International Breast Cancer Study Group)根据对内分泌治疗的效果将 ER/PR 染色分为三类:无表达(0)、低表达(1%～9%)、高表达(≥10%),分别对应内分泌治疗无反应、反应不确定和有反应。

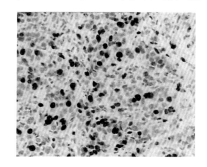

图 4 - 28　染色强阳性

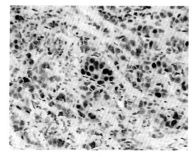

图 4 - 29　染色中度阳性

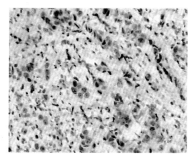

图 4 - 30　染色弱阳性

二、HER2 基因

HER2 基因又称为 CerbB-2,是一种癌基因,属于表皮生长因子受体家族,其过表达与肿瘤的发生发展有关,与患者的预后和临床治疗的效果也极为密切:具有 HER2 基因过表达的患者总生存期和无病生存期较短,且患者就诊时的肿瘤负荷更大,淋巴结转移概率更高,激素受体阴性的比例更高,组织学分级更差,肿瘤的增殖指数更高。由于 2002 年美国 FDA 批准的一种新药 Herceptin/Trastuzamab 即针对 HER2 的人源化单抗的问世,使对 HER2 的检测成为常规病检不可缺少的项目。对 HER2 的免疫组化判定标准较严格,目前采用美国临床肿瘤协会(ASCO)和美国病理家协会(CAP)制定的"乳腺癌 HER2 基因临床检测指南"评分标准判定(表 4-3)。

表 4-3　HER2 免疫组化染色评分标准判定

染 色 类 型	评分	HER2 表达评估
无胞膜染色或 10% 以下的肿瘤细胞胞膜弱阳性或不完全胞膜阳性	0	阴性
超过 10% 的细胞呈不完全胞膜阳性	1+	阴性
超过 10%、不到 30% 的肿瘤细胞呈弱至中度完全胞膜阳性	2+	可疑阳性
超过 30% 的细胞呈现强而完整的细胞膜着色	3+	阳性

如果免疫组化结果为 0 或 3+,可止于此,因为该基因的过表达或缺失与 FISH 检测结果几乎完全符合;如果免疫组化结果为 1+ 或 2+,则建议再做 FISH,检测其有无相关基因扩增(图 4-31、图 4-32、图 4-33)。

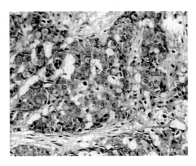
图 4-31　HER2 1+

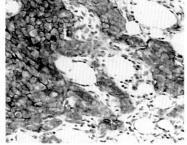
图 4-32　HER2 2+

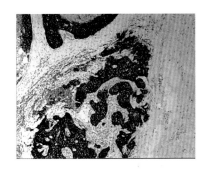
图 4-33　HER2 3+

三、Ki-67

主要用于判断细胞的增殖活性,表达在所有活动的细胞周期(G1、S、G2 和有丝分裂期)中,而在 G0 期不表达。临床资料表明,Ki-67 增殖指数高低与肿瘤的分化程度、浸润转移以及预后密切相关,是评估肿瘤预后的重要参考指标之一。过去,不同医院或实验室采用的评判标准不一致,所得到的结果亦有不同程度的偏差。2011 年,"欧洲 Ki-67 工作小组"给出一推荐评估方案:若目测阳性比例明显大于 20% 或小于 10%,则给出一个相对准确的阳性估计值;若目测阳性比例在 10%~20% 之间,则必须对染色的整张切片做整体评估,将阳性密集区域与阳性稀疏区域综合起来,至少计数 1 000 个肿瘤细胞,计算其阳性比例。但专家组也承认，该方案缺乏循证医学依据。

四、E-cadherin 与 P120 连环蛋白

细胞黏附分子 E-cadherin 是区分导管癌与小叶癌有价值的标记物。绝大多数导管癌 E-cadherin 在肿瘤细胞膜上呈线性表达。相反，小叶癌通常是阴性。E-cadherin 在小叶癌中表达的丢失是由于 E-cadherin 基因突变引起的。

P120 连环蛋白是一种与 E-cadherin 有关的酪氨酸激酶蛋白。研究显示，P120 在导管癌和小叶癌中表达的部位不同：正常乳腺、乳腺增生病及导管癌细胞都有 E-cadherin 表达，P120 被结合固定在细胞膜上，所以上述情况 P120 在细胞膜上表达；在小叶性肿瘤（不典型小叶增生、小叶原位癌和浸润性小叶癌）E-cadherin 缺失，P120 解离聚集在细胞质中，因此，P120 在细胞质中表达。另外，P120 还可用于小叶增生与小叶肿瘤的鉴别，前者在细胞膜表达，后者在细胞质表达。

（费晓春　金晓龙）

第三节　HER2 的 ISH 检测

HER2 状态是乳腺癌临床治疗方案选择、曲妥珠单抗靶向治疗患者的筛选和预后评估的重要指标，所有浸润性乳腺癌均应评估 HER2 状态。免疫组化（immunohistochemistry，IHC）和原位杂交（in situ hybridization，ISH）是检测 HER2 状态的推荐方法，ISH 可定量检测 HER2 基因扩增水平，具有准确性、重复性好等特点。下面就 ISH 检测原理与方法、检测流程、结果判断及需要注意的一些问题作一介绍。

一、ISH 检测的原理与方法

ISH 检测的基本原理是用特定标记的、已知序列的单链核

酸为探针,根据碱基互补和核酸变性复性的原则,与组织或细胞中待测单链核酸进行特异性结合,形成可被检测的异源性杂交双链核酸。ISH 的特点是可结合组织结构和细胞形态;可对目标基因进行定性、定量及定位分析;敏感性高、特异性强、重复性好。根据标记探针不同,可分为荧光原位杂交(fluorescence in situ hybridization,FISH)、显色原位杂交(chromogenic in situ hybridization,CISH)和银增强原位杂交(silver-enhanced in situ hybridization,SISH),前者在荧光显微镜暗视野下观察,后两者在普通显微镜亮视野下观察。FISH 和 CISH 是 2007 年美国临床肿瘤学会(ASCO)/美国病理学家协会(CAP)和 2009 年我国乳腺癌 HER2 检测指南所推荐的方法。SISH 具有敏感、可在全自动免疫组化检测仪上检测和亮视野下观察的优点,已被欧盟 CE 和 SFDA 认证用于检测 HER2 基因状态。HER2 的 ISH 检测可采用 HER2 单探针分析 HER2 基因的拷贝数或采用 HER2 和 17 号染色体着丝粒(CEP17)双探针分析两者的比值来评估,目前最常用的方法是双探针 FISH 法。

二、ISH 检测的流程

ASCO/CAP 和我国乳腺癌 HER2 检测指南中均推荐 IHC 和 ISH 相结合的检测策略,乳腺癌标本一般先进行 IHC 检测,对于 IHC 为 2+(HER 状态不确定)的病例需进一步应用 ISH 方法进行 HER2 基因扩增状态的检测。根据判断标准,ISH 的检测结果可分为:阳性(有扩增)、阴性(无扩增)和意义不确定三种情况,对于意义不确定的病例,需要计数更多的细胞,或更换蜡块重新检测,或重复 IHC 检测。ISH 检测应在符合标准的、具有一定检测量的实验室进行。

ISH 的检测由一系列的操作过程完成,包括标本的制备、切片的预处理、变性杂交、切片洗涤、结果判读等步骤,规范化的操作是准确 HER2 检测的质量保证,任何一个环节有问题都可能影响检测结果。标本来源主要为穿刺或切除后的乳腺癌组织，需采用甲醛（福马林）固定、石蜡包埋处理，在标本的制备中特别强调及时固定（应在 1 h 内）、固定液的类型（磷酸缓冲液配制的 4％的中性甲醛固定液）和固定时间（6～48 h），不宜用微波炉快速固定组织，切片厚度以 4～5 μm 为宜，置于涂胶的玻片上。切片预处理中最重要的环节是胃蛋白酶消化，不同实验室应摸索出最佳的消化时间，对特殊病例如蜡块保存时间较长的病例，消化时间需作一定调整。切片预处理后，将配制好的探针混合液加到组织上，用盖玻片盖上，并用橡胶水泥封住盖片四周，在 78℃下变性后 42℃杂交 14～18 h，在含有 NP-40 的 SSC 洗涤液中小心洗涤后封片观察。每次检测最好选择 HER2 阳性和阴性的切片作为外对照，以组织中非癌细胞作为内对照，与癌细胞互为对照。杂交后组织细胞中 75％或以上的细胞核显示双色信号为检测成功。检测后应尽快地在（荧光）显微镜下观察或于封闭盒内保存至－20℃冰箱。

三、ISH 结果判断

ISH 结果判断只在乳腺癌的浸润性成分中进行，应至少找到 2 个浸润性癌区域，选择大小一致，胞核边界完整、细胞核无重叠、HER2 和 CEP17 绿色信号清晰，随机计数至少 20 个癌细胞核中的双色信号进行判断。ISH 结果报告中应包括评估的肿瘤细胞量、HER2 信号平均值/细胞核、CEP17 信号平均值/细胞核和平均 HER2 信号数/CEP17 平均信号数的比值，ISH 判断标准及其临床意义简述如下。

（1）ISH 阳性：即 HER2 有扩增，其判断标准为双探针 HER2/CEP17 的比值＞2.2 或单探针平均 HER2 拷贝数＞6.0/细胞核。若 HER2 和 CEP17 信号比值＞20 或众多成簇时可不计算，直接判为 HER2 基因有扩增。据研究，HER2 基因扩增是导致 HER2 蛋白过表达的主要原因，与乳腺癌快速增值、无病生存期和总生存期短有关,HER2 基因扩增的患者可得益于多柔比星为基础的治疗,适合接受曲妥珠单抗靶向治疗。

(2) ISH 阴性:即 HER2 无扩增,其判断标准为双探针 HER2/CEP17 的比值＜1.8 或单探针平均 HER2 拷贝数＜4.0/细胞核。与 ISH 阳性相反,ISH 阴性患者无病生存期和总生存期长,不能得益于增强多柔比星为基础的治疗,不适合接受曲妥珠单抗靶向治疗。考虑到曲妥珠单抗的治疗潜力,实验室应将假阴性控制在 5% 以内,尽量降到接近 0。

(3) ISH 意义不确定:判断标准为双探针 HER2/CEP17 的比值在 1.8~2.2 之间或单探针平均 HER2 拷贝数在4.0~6.0 之间/细胞核。在最早美国 FDA 批准的 FISH 检测标准中只有阳性(比值＞2.0)或阴性(比值≤2.0)结果,2007 年 ASCO/CAP 设立了"意义不确定"或称"可疑"病例,目的是对这部分病例进行进一步的检测,以更准确地确定 HER2 基因状态。ISH"意义不确定"病例大多与 17 号染色体异倍体有关,目前尚没有足够证据证明这些患者是真阳性还是假阳性、是否必须进行靶向药物治疗。因 HER2/CEP17 在 2.0~2.2 者过去被判定为 HER2 扩增,ASCO/CAP 检测标准中指出对于 HER2/CEP17 比值≥2.0 的患者可进入曲妥珠单抗相关的临床试验。

为避免 ISH 判断结果的差错,原则上下列情况为 ISH 判断的排除标准:① 浸润性乳腺癌细胞数量少,难以在紫外灯下界定的样品;② 未用中性甲醛(福马林)液固定;③ 固定少于 6 h 或多于 48 h;④ FISH 信号不均一,可计数细胞小于 75%;⑤ 出现背景弥散信号(＞10%信号位于细胞质);⑥ 不适宜的酶消化导致细胞核辨认不清或自发荧光过强;⑦ 对照片未出现预期结果等。对这些病例应更换蜡块或重复检测,但少数情况下由于蜡块存放时间过长或预先处理不规范,即使多次重复,仍无法得到上述肯定结果,这些病例为 ISH 无法判断。

117

四、存在的问题与争议

ASCO/CAP 和我国乳腺癌 HER2 检测指南统一了 HER2 判断的标准,强调了 HER2 检测流程,容易出现误差的重要环节及质量控制等,极大地提高了 HER2 检测的准确性、可重复性、不同实验室检测结果的一致性和可比性。但在实际工作中发现仍有一些问题在指南中并未涉及、有些问题尚缺乏足够的临床和实验室证据存在争议,在诊断和结果解释中具有一定挑战性,在临床工作中应引起注意。

1. HER2 的 ISH 检测是否比 IHC 检测更准确

在乳腺癌的 HER2 检测中,IHC 和 ISH 检测结果显著相关,但仍有小部分病例两者不一致,包括 IHC 为 3+ 的病例而 ISH 为阴性、IHC 为 0 和 1+ 的病例而 ISH 为阳性,究竟以哪个方法的结果为标准是临床工作中时常面临的问题。评估一个方法准确性的金标准是患者的治疗反应和疗效,目前两者都不能准确地筛选出所有 HER2 靶向治疗受益或不受益的患者。IHC 具有操作简便、快速、经济并且直接反映靶向蛋白水平的优点,是 HER2 状态检测的首选方法,但 HER2 蛋白抗原性受固定方法和固定时间影响较大,判断中有一定主观性,可能导致检测结果的偏差。而 ISH 检测受固定方法和固定时间影响较小,判断相对客观,在实验室之间可重复性好,大多数情况下可给予明确的结果。有研究报道,与曲妥珠治疗反应的相关性更好,因此 ISH 被普遍认为是确定 HER2 基因状态的"金标准"。也有研究和实验室推荐将 ISH 检测作为筛选 HER2 靶向治疗患者的首选方法。但实际遇到 IHC 和 ISH 检测结果不一致时,应仔细分析其可能的原因,一方面需排除是否在 IHC 或 ISH 检测和判断中存在问题,另一方面应根据结果分析其客观存在的原因,如是否存在 HER2 基因扩增的异质性、是否存在 17 染色体多体或单体,由于两种检测方法判断标准的不一致,上述因素均可导致两者结果的不一致。

2. HER2 基因扩增异质性的判断及其与临床治疗的关系

在实际工作中发现,在部分乳腺癌病例中存在 HER2 基因扩增的异质性,这些病例可能导致 IHC 和 ISH 结果的不一致或 ISH 结果不确定,对这一问题,CAP 专家委员于 2009 年发表文章专门对异质性的评价和报告作了阐述,作为 2007 年 ASCO/CAP 判断标准的补充和扩展。所谓 HER2 基因异质性是指仅 5%～50% 的浸润性肿瘤细胞表现为双探针 HER2/CEP17＞2.2 或单探针 HER2＞6.0/细胞。结果判断时应选择 2～4 个代表性区域随机计数,根据最终比值决定 HER2 为阳性、阴性或意义不确定。在报告结果的同时,需特别注明存在 HER2 基因扩增的异质性,扩增细胞的百分比和分布形式(散在分布或簇状分布),如果 HER2 扩增细胞呈簇状分布,应注明该区域内平均每个细胞的 HER2 及 CEP7 的信号数及两者的比值。英国国家实验室外部质控计划对 HER2 异质性扩增形式作了分类,分别推荐了计数、报告的方法和解释。但 HER2 基因扩增的异质性与临床预后是否有关、是否可从 HER2 靶向治疗中受益仍不明确,尽管有报道认为少量细胞的扩增并不意味 HER2 基因扩增,混杂或孤立性扩增细胞的比例小于 30% 并不影响预后。报告 HER2 基因扩增异质性的目的是为了将来能启动相关的临床实验来明确其临床意义,同时,临床医师在治疗方案选择时应考虑到对治疗效果的可能影响,对患者作必要的解释。如果是穿刺标本中存在异质性,应注明该结果不能代表肿瘤的整体,建议如有手术切除标本可再行 ISH 检测。

3. 17 号染色体异倍体对 HER2 状态的影响及其与临床治疗的关系

乳腺癌中 17 号染色体异倍体是常见现象,包括染色体获得(多体)和缺失(单体)。17 号染色体单体较少见,17 号染色体多体较多见。据报道用染色体矫正的方法是判断 HER2 基因扩增与否的最佳方法,因为它可以调整由于 17 号染色体多体引起

119

的假扩增,同时可作为内部阳性对照,以保证切片引起的截断细胞中检测到异常基因。17 号染色体多体或单体可能导致单探针与双探针判断结果的不一致,即 ISH 与 IHC 表达的不一致。关于 17 号染色体异倍体究竟是否影响 HER2 蛋白表达和基因扩增一直是个争议的问题,特别是在 HER2 基因无扩增的病例中 17 号染色体多体是否影响 HER2 蛋白表达。有大量相关的研究显示了完全不同的结果,有报道在无扩增的病例中,17 号染色体多体与 HER2 蛋白高表达密切相关,在 IHC 2~3＋的病例中 17 号染色体多体的比率远高于 IHC 0~1＋的病例;相反的报道是,17 号染色体多体与 HER2 mRNA 和蛋白高表达均无关。17 号染色体异倍体与临床预后的关系也是个争议的问题,有报道 17 号染色体多体与临床预后差、淋巴结转移相关,17 号染色体单体也与淋巴结转移有关。关于 17 号染色体异倍体与 HER2 靶向治疗的关系,有研究提示,HER2 扩增(比值增高)而 17 号染色体为单体的患者并不能从曲妥珠单抗治疗中获益,因此,单用比值可能并不是反映这类患者 HER2 状态的可靠指标。但对 17 号染色体多体、HER2 基因无扩增而 HER2 过表达的患者研究提示,可能从曲妥珠单抗治疗获益,17 号染色体多体、HER2 基因有扩增的患者单用化疗的 5 年生存率高于 HER2 基因扩增 17 号染色体正常的患者,但这些结论尚待进一步证实。

4. 疾病进展和新辅助化疗对 HER2 状态的影响及再检测价值

大部分乳腺癌患者在疾病进展(转移或复发)过程中 HER2 基因状态稳定,但也有小部分病例由于克隆性选择或 HER2 基因扩增异质性原因,HER2 基因状态发生改变,由阴性变为阳性或由阳性变为阴性。因此,在可能的情况下,建议在转移或复发性肿瘤中重复检测 HER2 状态。关于新辅助化疗对 HER2 状态影响目前报道尚不一致,有报道在新辅助化疗治疗前后

HER2 基因状态稳定,也有报道有小部分病例在治疗后发生了蛋白表达的改变,有报道基因状态与蛋白表达的一致性降低。由于新辅助治疗前 HER2 检测多采用乳腺穿刺组织,组织较小,如有 HER2 基因扩增异质性不能完全反映乳腺癌的整体情况,因此推荐新辅助化疗后的手术标本再行 HER2 检测,以准确了解 HER2 基因的扩增状态,更好地指导临床治疗决策。

(周晓燕)

第五章

乳腺癌的临床与病理 TNM 分期

　　目前应用较广的乳腺癌分期是美国癌症联合委员会（AJCC）和国际抗癌联盟（UICC）制订了 TNM 分期系统，定期更新。第七版 AJCC 乳腺癌 TNM 分期于 2010 年出版，具体如下。

一、乳腺癌临床及病理 TNM 分类

T　原发肿瘤

　　T_x　原发病灶无法评估（已被切除）

　　T_0　无原发病灶证据

　　T_{is}　原位癌

　　　　Tis(DCIS)　导管原位癌

　　　　Tis(LCIS)　小叶原位癌

　　　　Tis(Paget's)　不伴肿块的乳头 Paget 病，注：伴有肿块的 Paget 病根据肿块大小进行分期

　　T_1　原发病灶最大直径≤2 cm

　　　　T_{1mi}　微小浸润性癌，最大径≤0.1 cm

　　　　T_{1a}　肿瘤最大径＞0.1 cm，≤0.5 cm

　　　　T_{1b}　肿瘤最大径＞0.5 cm，≤1.0 cm

T_{1c}　肿瘤最大径＞1.0 cm,≤2.0 cm

T_2　肿瘤最大径＞2.0 cm,≤5.0 cm

T_3　肿瘤最大径＞5.0 cm

T_4　肿瘤任何大小,但直接侵犯胸壁或皮肤

　　T_{4a}　肿瘤直接侵犯胸壁(包括肋骨、肋间肌、前锯肌,但不包括胸肌)

　　T_{4b}　肿瘤表面皮肤水肿(包括橘皮征),乳房皮肤溃疡或卫星结节,限于同侧乳房

　　T_{4c}　包括 T_{4a} 及 T_{4b}

　　T_{4d}　炎性乳腺癌

临床 cN　区域淋巴结

N_x　区域淋巴结无法评估(例如已被切除)

N_0　区域淋巴结无转移

N_1　同侧腋淋巴结转移,可活动

N_2　同侧转移性腋淋巴结相互融合,或与其他组织固定;或临床无证据显示腋淋巴结转移的情况下,存在临床明显的内乳淋巴结转移

N_{2a}　同侧转移性腋淋巴结相互融合,或与其他组织固定

N_{2b}　临床无证据显示腋淋巴结转移的情况下,存在临床明显的内乳淋巴结转移

N_3　同侧锁骨下淋巴结转移;或有临床证据显示腋淋巴结转移的情况下,存在临床明显的内乳淋巴结转移;或同侧锁骨上淋巴结转移,伴或不伴腋淋巴结或内乳淋巴结转移

N_{3a}　同侧锁骨下淋巴结转移

N_{3b}　同侧内乳淋巴结及腋淋巴结转移

N_{3c}　同侧锁骨上淋巴结转移

病理 pN　区域淋巴结

pN_x　区域淋巴结无法分析(例如:已切除或未进行病理

123

检查)

pN$_0$　组织学检查区域淋巴结无转移

　　pN$_0$(i－)　　组织学检查区域淋巴结无转移,IHC 阴性

　　pN$_0$(i＋)　　区域淋巴结恶性肿瘤灶≤0.2 mm(HE 或 IHC 检测,包括 ITC)

　　pN$_0$(mol－)　组织学检查区域淋巴结无转移,分子检测 (RT-PCR)阴性

　　pN$_0$(mol＋)　组织学或 IHC 检查区域淋巴结无转移,但 分子检测(RT-PCR)阳性

pN$_1$　微转移;或同侧 1～3 个腋淋巴结转移;或内乳淋巴 结前哨淋巴结活检转移,而临床阴性

　　pN$_{1mi}$　微转移,0.2 mm＜最大径≤2.0 mm,和(或) ＞200个肿瘤细胞

　　pN$_{1a}$　同侧 1～3 个腋淋巴结转移,至少 1 个肿瘤灶 ＞2.0 mm

　　pN$_{1b}$　内乳淋巴结前哨淋巴结活检微或转移,而临床 阴性

　　pN$_{1c}$　同侧 1～3 个腋淋巴结转移,同时内乳淋巴结前 哨淋巴结活检微或转移,而临床阴性

pN$_2$　4～9 个腋淋巴结转移,或临床有明显的内乳淋巴结 转移而腋淋巴结无转移

　　pN$_{2a}$　4～9 个腋淋巴结转移,至少 1 个肿瘤灶＞2.0 mm

　　pN$_{2b}$　临床有明显的内乳淋巴结转移而腋淋巴结无转移

pN$_3$　≥10 个腋淋巴结转移,或锁骨下淋巴结转移,或 ≥1 个腋淋巴结转移伴临床有明显的同侧内乳淋巴 转移;或≥3 个腋淋巴结转移伴有临床阴性而前哨淋 巴结活检内乳淋巴结转移;或同侧锁骨上淋巴结转移

　　pN$_{3a}$　≥10 个腋淋巴结转移(至少 1 个肿瘤灶＞2.0 mm), 或锁骨下淋巴结转移

pN$_{3b}$ ≥1 个腋淋巴结转移伴临床有明显的同侧内乳淋
巴结转移；或≥3 个腋淋巴结转移伴有临床阴性
而前哨淋巴结活检内乳淋巴结转移

pN$_{3c}$ 同侧锁骨上淋巴结转移

M 远处转移

M$_0$ 临床及影像学检查未见远处转移

cM$_{0(i+)}$ 临床及影像学检查未见远处转移证据及征象，
而组织学或分子技术检测到骨髓、血液或其他
器官中≤0.2 mm 的转移灶

M$_1$ 临床及影像学检查有远处转移，或组织学发现
>0.2 mm 的转移灶

二、临床分期

0 期	T$_{is}$	N$_0$	M$_0$
ⅠA 期	T$_1$	N$_0$	M$_0$
ⅠB 期	T$_0$	N$_{1mi}$	M$_0$
	T$_1$	N$_{1mi}$	M$_0$
ⅡA 期	T$_0$	N$_1$	M$_0$
	T$_1$	N$_1$	M$_0$
	T$_2$	N$_0$	M$_0$
ⅡB 期	T$_2$	N$_1$	M$_0$
	T$_3$	N$_0$	M$_0$
ⅢA 期	T$_0$	N$_2$	M$_0$
	T$_{1\sim2}$	N$_2$	M$_0$
	T$_3$	N$_{1\sim2}$	M$_0$
ⅢB 期	T$_4$	N$_{0\sim2}$	M$_0$
ⅢC 期	任何 T	N$_3$	M$_0$
Ⅳ 期	任何 T	任何 N	M$_1$

注：M$_0$ 包括 cM$_{(i+)}$；T$_1$ 包括 T$_{1mi}$。

三、病理分期

0 期	T_{is}	N_0	M_0
ⅠA 期	T_1	N_0	M_0
ⅠB 期	T_0	N_{1mi}	M_0
	T_1	N_{1mi}	M_0
ⅡA 期	T_0	N_1	M_0
	T_1	N_1	M_0
	T_2	N_0	M_0
ⅡB 期	T_2	N_1	M_0
	T_3	N_0	M_0
ⅢA 期	T_0	N_2	M_0
	$T_{1\sim2}$	N_2	M_0
	T_3	$N_{1\sim2}$	M_0
ⅢB 期	$T_4 N_{0\sim2}$	M_0	
ⅢC 期	任何 T	N_3	M_0
Ⅳ期	任何 T	任何 N	M_1

注：M_0 包括 $cM_{(i+)}$；T_1 包括 T_{1mi}。

（陈小松　沈坤炜）

第六章

乳腺肿瘤的分子分型

现在临床上广泛应用的乳腺肿瘤分期主要是根据原发肿瘤的大小、腋淋巴结状况以及是否有远处转移进行分期。乳腺肿瘤的异质性使得具有相同病理分期的患者对治疗的反应和预后有很大的差别。寻找一个能够准确反映乳腺肿瘤预后及治疗疗效的分型,对于提高乳腺肿瘤患者的生存率和接受个体化治疗具有重大的意义。乳腺肿瘤是多基因参与、多步骤发生的过程,基因表达图谱的不同使得乳腺肿瘤具有不同的生物学特征,随着基因芯片技术的开发利用及 2004 年人类基因完整图的公布,我们开始从分子水平对乳腺肿瘤进行分型,以判断预后和指导个体化治疗。

一、固有分型(intrinsic subtype)

Perou 等在 2000 年首先报道了人类乳腺肿瘤的固有分型,利用 65 例乳腺肿瘤手术标本(含 20 例新辅助化疗前后的标本)及 17 株乳腺细胞株共 82 例行含有 8 012 个人类基因的 cDNA 微阵列检测,通过分层聚类等方法筛选出 496 个基因进行基因表达图谱的测定,发现乳腺肿瘤可以分为四个亚组:其中一组雌激素受体阴性的亚组与乳腺基底细胞(basal cells)系的基因表达图谱相似,都高表达角蛋白 5、角蛋白 17、整合素 β4 和层粘连蛋白,提示该型乳腺癌来源于乳腺导管的基底细胞,故命名为"基底细胞样型"(basal-like phenotype);在另一个雌激素受体阳性的亚组中,发现其基因表达图谱与腔内细胞(luminal cells)系相似,高表达角蛋白8、角蛋白18及雌激素受体转录相关因子,提示该型乳腺癌来源于乳腺导管的腔内细胞,命名为"腔内细胞型(luminal subtype)";另外一组为高表达ERBB2且ER阴性的乳腺癌,定义为"高表达ERBB2组";包含乳腺纤维腺瘤及正常乳腺组织的亚组高表达基上皮细胞系及脂肪细胞系的特征基因,但是低表达腔内细胞的特征基因,定义为"正常乳腺型"。该乳腺肿瘤的固有分型提示,在雌激素受体阴性的乳腺癌中,至少包含两种生物学上明显不同的亚组,应该区分对待。

之后,Sorlie等根据乳腺肿瘤的基因表达图谱、HER2的表达及雌激素受体表达的不同,又将腔内细胞型乳腺癌分为Luminal A、Luminal B和Luminal C三个亚型,并根据此固有分型来预测患者的预后。发现Basal-like型和ERBB2(+)型预后差,Luminal A组预后最好;Luminal C组在腔内细胞型中预后最差;进一步研究发现18例BRCA1基因突变的乳腺癌,其分子分型均为基底细胞样型。同时,验证了乳腺肿瘤固有分型和远处转移的关系,Luminal A型其无病间期最长,Basal-like型和ERBB2(+)型无病间期较短;应用不同的基因芯片检测更多的基因表达情况也得出了以上固有分型与预后相关的结论。

利用基因芯片进行乳腺癌的分子分型指导临床实践存在下述问题:标本的标准化取材和处理、基因芯片结果的统计分析、肿瘤的异质性等,限制其进一步推广应用。目前可采用ER、PR、HER2和Ki-67等指标来进行乳腺癌的近似分子分型。2011年St. Gallen指南中,将乳腺癌分为Luminal A型(HR+/HER2−,Ki-67低表达)、Luminal B型(HR+/HER2−,Ki-67高表达或HR+/HER2+)、三阴型(HR−/HER2−)以及HER2阳性型(HR−/HER2+),从而指导术后辅助治疗的选择。我们之前报道的研究显示,在乳腺癌新辅助治疗中,三阴型和 HER2 阳性型乳腺癌患者对新辅助化疗的 pCR(病理完全缓解)率较高,Luminal 型乳腺癌患者 pCR 率较低,但是其预后较好。对于接受保乳手术的患者,回顾性研究提示,三阴型和 HER2 阳性型乳腺癌患者术后的同侧乳腺复发率高于 Luminal A 型以及 B 型乳腺癌患者,提示需针对这部分患者选择合适的放疗以及靶向治疗方案,降低其复发率,提高治疗的疗效。

二、70 基因预后分型

乳腺癌的辅助治疗能够提高乳腺癌患者的无病生存率和总生存率,其中预后差的乳腺癌患者能够较多地从术后的辅助治疗中获益;内分泌治疗或化疗能够减少近 1/3 的远处转移机会,但是有 70%～80% 的患者接受了不必要的辅助治疗。目前广泛应用的乳腺癌的预后因素,如患者年龄、肿瘤大小、腋淋巴结情况、肿瘤组织学分级、病理分期及激素受体状态,都不能准确地预测乳腺癌转移及复发情况。为了寻找一个能够较准确预测乳腺癌远处转移情况的指标,荷兰癌症研究所利用 DNA 微阵列技术,检测 117 例腋淋巴结阴性的年轻乳腺癌患者的基因表达信号,发现一组含有 70 个基因的基因表达信号能够准确反应乳腺癌远处转移情况,可以将乳腺癌患者分为预后好信号和预后差信号两个组,预后差信号组较预后好信号组 5 年远处转移的比值比(OR)为 28;将此分型与 St. Gallen 辅助治疗标准及 NIH 辅助治疗标准进行比较,发现预后信号分型可以减少淋巴结阴性年轻乳腺癌患者行不必要的辅助治疗。

van de Vijver 等利用 cDNA 微阵列,在 295 例年龄小于 53 岁的 I / II 期乳腺癌患者中,验证 70 基因预后分型对乳腺癌患者预后的预测作用。在 295 例患者中,有 180 例患者表达预后差信号,115 例患者表达预后好信号:10 年总生存率分别为 54.6%±4.4%(预后差组)和 94.5%±2.6%(预后好组);10 年无远处复发生存率为 50.6%±4.5%(预后差组)和 85.2%±4.3%(预后好组),危险比(*HR*)为 5.1。多因素分析提示此预后信号是一个独立的预后预测因子;同样和 St. Gallen 辅助治疗标准及 NIH 辅助治疗标准进行比较,预后分型能够较准确地判断预后,从而减少过度治疗或未治疗的患者比例,更好地指导早期年轻乳腺癌患者的辅助治疗。目前正在进行的 MINDACT 临床试验,评估 70 基因预后分型对乳腺癌患者的预后和治疗疗效的预测作用。

三、21 基因复发分数分型

在美国乳腺与肠道外科辅助治疗研究组(NSABP)B-14 和 B-20 试验中,淋巴结阴性、雌激素受体阳性的乳腺癌患者能够从他莫昔芬(三苯氧胺)治疗和辅助化疗中获益,他莫昔芬单药治疗组的患者 10 年远处转移率为 15%,提示有 85% 的患者接受了不必要的化疗。一些临床及组织病理学指标都不能准确地预测淋巴结阴性、激素受体阳性乳腺癌患者远处转移情况。Paik 等通过对 NSABP B-14 患者的石蜡包埋固定的组织,利用高通量的即时逆转录聚合酶链反应(Oncotype DX 阵列),来检测乳腺癌组织中 21 个基因的表达水平,根据 21 基因的表达情况,用特定的计算公式来计算每个患者的复发分数。可以将患者分成三组:低复发组、中复发组和高复发组,三组的 10 年远处转移率分别为 6.8%、14.3% 和 30.5%;将低复发组与高复发组进行比较,两组在远处转移率方面有显著性差异($P <$ 0.001)。多因素分析乳腺癌复发分数分型是一个独立于年龄和肿瘤大小之外的复发预测因子,同时,乳腺癌的复发分型能够量化他莫昔芬单药治疗的淋巴结阴性、雌激素受体阳性乳腺癌患者的复发概率。

为了进一步评价复发分数分型与辅助化疗获益之间的关系,Paik 等应用 Oncotype DX 阵列检测 NSABP B-20 组织标本

21 基因的表达情况,计算每个患者的复发分数,同样将患者分成低复发组、中复发组和高复发组三组。复发分型情况与化疗获益率具有统计学意义:在高复发组中,辅助化疗的 10 年绝对获益率为 27.6%;在低、中复发组中,患者不能从化疗中获益。Gianni 等报道,在紫杉醇序贯 FAC 的新辅助治疗中,复发分型中高复发组乳腺癌患者从化疗中获益率高,而低复发组很少有患者能够达到 pCR。

在 NSABP 中,回顾性研究分析提示 Oncotype DX 的复发分数能够预测乳腺癌患者术后局部复发的风险:无论接受保乳或者乳房切除术的患者,高复发分数的患者其局部复发率显著高于复发分数中和低组的患者。另外,在 ATAC 临床研究中,比较不同复发分数的患者对辅助 AI 治疗的获益情况,提示复发分数高、中和低组的患者都能从辅助 AI 治疗中获益。

四、伤口反应(wound response)分型

癌症的侵袭和转移与伤口愈合不全在细胞行为方面具有许多相似之处,但是这两个过程分子之间的关系不明确。Chang 等通过对来自 10 个不同解剖部位的成纤维细胞进行培养,利用 cDNA 微阵列测定成纤维细胞对血清反应的基因表达情况,筛选出 677 个基因,进一步在细胞周期中检测基因的连续表达情况,定义血清反应性和细胞周期无关的 512 个基因为成纤维细胞核心血清反应基因(core serum response,CSR)。发现成纤维 CSR 在乳腺癌、肺癌及胃癌肿瘤组织中表达情况不同,提示这些肿瘤中存在“伤口反应信号表型”。在局部晚期乳腺癌的基因数据库中检测 CSR 基因表达谱的情况,Chang 等发现,CSR 基因表达谱可以分成两部分:血清激活(serum-activated)基因表达组和血清静止(serum-quiescent)基因表达组,同时发现 90%(18/20)的配对肿瘤组织在新辅助化疗前后其 CSR 基因表达谱不变;5 年随访结果发现,CSR 信号激活肿瘤组较 CSR 信

号静止肿瘤组更易发生远处转移($P=0.013$)和死亡($P=0.041$)。多因素分析证明,乳腺癌 CSR 分类是一个重要的独立预后预测因子($P=0.009$);同样的 CSR 分类对预后的预测作用也存在于肺癌和胃癌中。

为了验证伤口反应分型与乳腺癌预后之间的关系,Chang 等利用寡核苷酸微阵列在 295 例乳腺癌患者肿瘤组织中检测伤口愈合反应基因表达情况,同样发现 CSR 信号激活组其预后较 CSR 信号静止组差,10 年总生存率为 50% 比 84%($P=5.6\times10^{-10}$),10 年无远处转移生存率分别为 51% 比 75%($P=8.6\times10^{-6}$)。多因素分析提示,伤口反应信号是一个独立的远处转移和死亡的预测因子,其危险比分别为 7.25($P=0.006$)和 11.18($P=0.001$)。将伤口愈合反应分型与 St. Gallen 和 NIH 标准进行比较,发现根据伤口愈合反应分型指导化疗,可以使较多的患者避免不必要的化疗。

对于保乳术后的患者,伤口反应分型可以预测其复发风险,来自中国台湾地区的研究显示,CSR 信号激活组 10 年局部复发率为 29%,显著高于 CSR 信号静止组差患者(5%),提示可将 CSR 作为保乳术后复发的预测指标,指导后续的临床研究。

五、两基因表达(HOXB13∶IL17BR)分型

他莫昔芬能够显著降低雌激素受体阳性早期乳腺癌患者的远处转移率和死亡率,除了 ER、PR 外,目前尚缺乏一个能够准确预测他莫昔芬治疗失败的生物学指标。Ma 等在 60 例(47.2%患者淋巴结阳性)他莫昔芬单药辅助治疗的乳腺癌患者中,应用寡核苷酸微阵列及激光捕获显微切割技术(laser-capture microdissection,LCM)获取其基因表达情况,发现有三个基因(HOXB13、IL17BR 和 AI240933)在两种检测方法中都有显著性差异。进一步应用 t 检验和受试者工作曲线(ROC)来评价三个基因的预测作用,发现 HOXB13∶IL17BR 较单个基

因能更好地预测他莫昔芬的治疗疗效,而 HOXB13：AI240933 和三个基因联合分析并不能提高预测作用;单因素和多因素分析表明,HOXB13：IL17BR 预测预后的比值比(OR)分别为 10.17(P＝0.000 3)和 7.3(P＝0.002 2);在他莫昔芬单药治疗的患者中,高 HOXB13：IL17BR 比值提示预后差。

　　然而,Reid 等应用即时定量聚合酶链反应,在 58 例乳腺癌患者(77.5%患者淋巴结阳性)接受他莫昔芬单药辅助治疗的肿瘤组织中检测 HOXB13 和 IL17BR 基因表达情况,发现 HOXB13：IL17BR 比值不能预测患者的预后。为进一步验证两基因表达分型对预后的预测作用,Goetz 等通过定量逆转录聚合酶链反应检测接受他莫昔芬单药辅助治疗的 ER 阳性早期乳腺癌患者的 HOXB13 和 IL17BR 基因表达情况,发现在淋巴结阳性病例组,HOXB13：IL17BR 比值与疾病的预后无关;而在淋巴结阴性的病例组中,高 HOXB13：IL17BR 比值患者预后差;无复发生存率、无疾病生存率和总生存率的危险比(HR)分别为 1.98、2.03 和 2.4;P 值分别为 0.031、0.015 和 0.014,从而提示 HOXB13：IL17BR 比值是一个乳腺癌早期侵袭和转移潜能的标志,高 HOXB13：IL17BR 比值的患者需要改变治疗方案以提高 ER 阳性早期乳腺癌的生存率。

六、其他分型

　　将基因芯片技术应用到乳腺癌的体外和体内试验中,人们发现了一系列与乳腺癌特殊生物学行为相关的基因表达谱,从而将乳腺肿瘤分为以下几个分型。

　　1. 肺转移相关基因分型

　　通过体外筛选、转录组学分析、基因功能核对以及临床验证,Minn 等发现一个介导乳腺癌肺转移的基因组:包含一些能够同时促进癌细胞在原发肿瘤部位和肺部微环境生长的具有双重功能的基因和介导乳腺癌选择性肺转移的基因(如 EREG、趋化因子 GRO1/CXCL1、MMP1、MMP2、SPARC、IL13Ra2、VCAM1、ID1、PTGS2/COX2)。在 82 例乳腺癌患者中检测介导乳腺癌选择性肺部转移的基因表达情况,发现高表达者较低表达者易发生肺部转移($P<0.001$),两组在骨转移事件上没有显著性差异($P=0.15$),提示这一基因组是具有肺转移潜能的乳腺癌细胞所特有的。在体内,对上述基因的表达进行检测后发现,有些基因(SPARC、IL13RA2、VCAM1 和 MMP2)在具有肺转移潜能的乳腺癌细胞中表达受抑,而有些基因(ID1、CXCL1、COX2、EREG 和 MMP1)的表达不但不受抑制,而且还随着肺转移潜能的增加而表达增加。

2. 脑转移相关基因分型

同样,来自 Massague 的团队通过类似肺转移相关基因分型的方法,发现 COX2、EGFR 配体 HBEGF 以及 ST6GALNAC5 介导乳腺癌细胞透过血脑屏障及脑转移,而 COX2 与 EGFR 配体也与乳腺癌的肺转移相关,提示乳腺癌的肺和脑转移存在一定的关联性。乳腺癌细胞高表达 ST6GALNAC5 后,可以显著增强其透过血脑屏障的能力以及与脑内皮细胞的黏附,提示可将其作为一个治疗靶点,减少乳腺癌术后脑转移的概率。

3. 缺氧反应信号分型

Chi 等利用 DNA 微阵列来检测肾近端上皮细胞、乳腺上皮细胞、平滑肌细胞,以及内皮细胞对缺氧的反应,发现不同细胞对缺氧反应存在一些差别,但也有很多相似之处。在表达相似的基因中,筛选出一组基因,将其定义为"缺氧反应信号"。利用乳腺癌基因数据库来研究此信号对预后的预测作用,发现高表达缺氧反应信号的乳腺癌患者预后较差,其 5 年无病生存率和总生存率均较低表达缺氧反应信号者低。

4. 癌基因信号通路分型

Bild 等同样利用 DNA 微阵列来检测不同肿瘤的癌基因信

号通路(Myc、Ras、E2F3、Src 及 β-catenin)的激活情况,发现基于癌基因信号通路的激活状态不同,可以将乳腺肿瘤分为不同的亚型,其预后不同,同时也可预测乳腺癌患者对靶向药物治疗的敏感性。

5. 侵袭性基因信号分型

通过对不同肿瘤的研究,越来越多的证据表明,肿瘤组织中只有一小部分肿瘤细胞具有致瘤性。乳腺癌研究表明,少部分表达 CD44 同时不表达或低表达 CD24($CD44^+/CD24^{-/low}$)的癌细胞具有致瘤能力。Liu 等通过对 $CD44^+/CD24^{-/low}$ 致瘤细胞和正常乳腺上皮细胞的基因表达谱的比较,鉴定出含有 186 个基因的"侵袭性"基因信号(IGS),来评价此信号与乳腺癌和其他肿瘤预后之间的关系:发现 IGS 是一个独立的预后预测因子,与乳腺癌患者的总生存率和无转移生存率密切相关($P<0.001$);之后研究者又研究用 IGS 将 NIH 标准定义为高危复发的早期乳腺癌患者分为预后好和预后差的两组,其 10 年无转移生存率分别为 81%和 57%($P<0.001$)。同样,IGS 也与髓母细胞瘤、肺癌以及前列腺癌的预后相关,P 值分别为 0.004、0.03 和 0.01;提示基于 IGS 的乳腺肿瘤分型具有较好的预后预测能力。

七、分子分型的一致性

由于对原发性乳腺肿瘤基因表达谱测定的实验室和方法不同,目前已鉴定出一系列与乳腺肿瘤预后相关的基因表达谱或基因组,它们之间几乎没有重叠的基因特征。为评估这些基于不同基因表达图谱的分子分型对预后预测作用的一致性,Chang 等首先利用发现 70 基因预后分型的含有 295 例样本的基因数据库,来研究乳腺肿瘤的固有分型、70 基因预后分型,以及伤口反应分型对预后的预测作用。在该组患者中,发生远处转移和死亡的患者,大多数表达 70 基因预后差信号和活化的伤口反应信号；少部分预后差的患者表达活化的伤口反应信号而不表达 70 基因预后差信号；同样，绝大多数基底细胞样型患者同时表达活化的伤口反应信号和 70 基因预后差信号，提示基底细胞样型乳腺肿瘤是一类独特的乳腺疾病，其预后较差。

Cheng 等同样利用该 70 基因预后分型的基因数据库，来评价固有分型、70 基因预后分型、21 基因复发分型、伤口反应分型以及两基因比例分型模型对这 295 例个体患者预后的预测作用。单因素及多因素分析均发现固有分型、70 基因预后分型、21 基因复发分型及伤口反应分型是预后的重要预测因子，而两基因比例分型对该组患者预后无预测作用；几乎所有表达固有分型中的基底细胞样，HER2 基因阳性和雌激素受体阴性，或腔内细胞 B 型的肿瘤也同时表达预后差的 70 基因表达谱，活化的伤口反应 CSR 和高的复发评分；其中 70 基因预后分型和 21 基因复发分型具有较好的预后预测作用，与临床实际结果有 $77\% \sim 81\%$ 的一致性。乳腺肿瘤具有不同的分子分型，但是大多数分子分型对预后具有相似的预测能力，提示在乳腺肿瘤中可能存在一个通用的生物学分型。

基因芯片技术具有高通量、快速、自动化等优点，基于此技术我们可以在分子水平上对乳腺肿瘤进行分类，为乳腺癌患者的预后判断和个体化治疗提供重要的依据。目前正在开展两个根据乳腺肿瘤分子分型来选择辅助治疗的 Ⅲ 期临床试验：MINDACT（70 基因预后分型）和 TAILORx（21 基因复发分型），来验证 70 基因预后分型和 21 基因复发分型对乳腺癌患者的预后和治疗疗效的预测作用。随着乳腺肿瘤生物学行为异质性的研究不断深入和基于乳腺肿瘤分子分型的临床试验的逐渐开展，我们相信会有越来越多的乳腺癌患者能够接受个体化治疗，从而提高乳腺癌患者的生存率。

（陈小松　沈坤炜）

第七章

乳腺癌的外科治疗

第一节 概　　论

　　乳腺癌是严重危害妇女生命和健康的恶性肿瘤之一。过去的数十年间,随着医学生物学研究的不断深入,人类对乳腺癌的认识有了全新的概念。而与此同时,20 世纪 80 年代兴起发展的循证医学及大量重要的临床研究报道,则为乳腺癌患者采用合理的个体化治疗提供了科学的依据,乳腺癌的治疗理念从应用"可耐受的最大治疗"向应用"有效的最小治疗"转变,外科治疗方式的变迁是这一转变的最好写照:从以局部解剖学为基础的追求手术彻底性的 Halsted 根治术、扩大根治术,向全身生物学改变为指导理论的个体化、多学科综合治疗方向发展。

一、乳腺癌外科治疗的发展历史

　　早在公元前 3000 年古埃及医师的手稿里,就记载了对乳房肿瘤的描述。而古希腊的著名医学家、"西方医学之父" Hippocrates 提出的体液学说认为,乳腺癌是由"黑胆汁"过多引起的一种全身性疾病,切除原发肿瘤会使病情恶化。此后, Galen 发展了体液学说,他首次描述了"蟹足样"的癌肿生长方式,并认为乳腺癌是全身性的疾病,但却主张手术治疗乳腺癌。此后1000多年,医学在中世纪的黑暗中艰难前行,直至进入18、19世纪。彼时,淋巴结的意义开始被发现。法国外科医师Petit与Ledran均提出乳腺癌是通过淋巴管播散的局部病变,淋巴结切除应作为乳腺癌手术治疗不可或缺的一部分。然而,由于体液学说的盛行,这些观点当时并没有被普遍接受。

100多年来,现代医学蓬勃发展,乳腺癌的手术方式经历了由随意至规范、由小到大、再由大到小的演变历程,外科治疗的发展大致经历了四个时期:Halsted根治术、20世纪50年代的扩大根治术、70~80年代的改良根治术、90年代以来的保留乳房的术式。

1894年,Halsted创建了乳腺癌根治术:即包括全乳房,胸大、小肌和腋窝脂肪淋巴组织在内的整块切除,其理论依据即为当时盛行的Virchow学说:乳腺癌先为局部病变后发展为全身病变。在当时,乳腺癌被认为是一种局部病变,区域淋巴结是癌细胞通过的机械屏障,遵循时间与解剖学的规律按照"淋巴-血液"的传播途径进行,即乳腺癌先经原发灶转移至区域淋巴结,之后再出现血行播散,若在病灶扩散前能将其完整切除,就能获得治愈。基于这一理论的乳腺癌根治术,使乳腺癌的5年存活率由过去的10%~20%提高到35%~45%,被誉为是乳腺癌外科治疗的里程碑式的术式。

1918年,Stibbe描述了内乳淋巴结的分布。随后的数十年,人们逐渐认识到乳腺癌除了腋淋巴结转移途径外,内乳淋巴结同样也是转移的第一站,锁骨上、纵隔淋巴结为第二站。此后,人们试图通过切除尽可能多的组织及区域淋巴结以治愈乳腺癌。Margotini报道的根治术+胸膜外内乳淋巴结切除,Urban报道的根治术+胸膜内内乳淋巴结切除,Lewis报道的超根治术+内乳淋巴切除+锁骨上淋巴结切除+纵隔淋巴结切除,都是上述理念的有益探索。扩大根治术被迅速推广,但随后的观察表明疗效并未提高。试图通过扩大切除范围将局部蔓延的癌灶一网打尽的设想未能被证实。

1950 年 Auchinclass 提出了保留胸大、小肌的乳腺癌改良根治Ⅰ式，Party 提出切除胸小肌、保留胸大肌的乳腺癌改良根治Ⅱ式。此后，NSABP B-04 临床试验在 10 年的随访计划完成后于 1985 年公布 B-04 的最终结果，该试验中临床淋巴结阳性的患者随机分为根治术组和全乳切除加放疗组，临床淋巴结阴性的乳腺癌患者随机接受 Halsted 手术、全乳切除＋腋淋巴放疗或全乳切除＋后期淋巴结清扫，整体生存率和无病生存率无显著性差异，但改良根治术后形体效果和上肢功能占有优势。这项研究是乳腺癌治疗的另一个里程碑，从此改良根治术开始盛行。随着生物学、免疫学研究的深入，Fisher 提出：乳腺癌是全身性疾病，区域淋巴结虽然具有重要的生物学免疫作用，但不是癌细胞的有效屏障，血行转移更具临床意义，这为缩小手术范围提供理论依据。

在此之后，乳腺癌的术式从根治术逐渐趋向保留乳腺的术式。早期乳腺癌试验协作组（EBCTCG）对 28 405 例患者进行 Meta 分析，显示改良根治术及保乳术患者 10 年的局部复发率分别为 6.2％和 5.9％，两者无明显统计学差异。2002 年公布的 NSABP B-06 与意大利米兰试验等两项随访长达 20 年的随机试验，均证实了早期乳腺癌行保乳手术加放疗取得了与乳房切除手术同样的疗效。正是基于以上临床试验结果的强有力支持，保留乳房的手术治疗由此成为早期乳腺癌患者的首选，乳腺癌外科治疗进入了"保乳时代"。

自 1894 年 Halsted 报道乳癌根治术以来，腋淋巴结清扫一直是乳腺癌手术治疗中不可或缺的重要组成部分。Fisher 认为处理腋淋巴结的目的是清除有转移的淋巴结，同时可以了解有无淋巴结转移来准确分期，以决定术后辅助治疗，对淋巴结转移者手术清除淋巴结是必须的，对腋淋巴结无转移的乳腺癌患者而言,腋淋巴结清扫本身并无任何治疗作用,反而会带来患侧上肢水肿、关节运动障碍、疼痛等并发症。20 世纪 90 年代初,Krag 和 Giuliano 等分别报道了前哨淋巴结活检在乳腺癌治疗中的成功应用。此后,大量关于前哨淋巴结活检的临床研究证实了前哨淋巴结活检技术对腋淋巴结评估的准确性,前哨淋巴结活检使 60%～75%的腋淋巴结阴性患者免于腋淋巴结清扫,进一步提高了乳腺癌患者的生活质量。

至此,在过去的 2 500 年里,人们对乳腺癌特性的认识,在绕了一个大圈以后,又回到了乳腺癌在诊断时就是全身性疾病的起点。乳腺癌的外科治疗理念完成了从不可手术到可手术,从"可耐受的最大治疗"到"有效的最小治疗"的变迁。

二、乳腺癌外科治疗的现状

近十年来,医学生物学研究与大量循证医学证据的结果,使得乳腺癌的诊疗模式发生了巨大的改变。在外科治疗领域,最重要的进步则是乳腺癌保乳手术及腋前哨淋巴结活检技术的广泛应用。

1. 保乳手术的广泛开展

在过去的 20 年间,乳腺癌外科治疗的最大变化之一,就是保乳手术的开展和推广。

20 世纪 80 年代,Fisher 提出,乳腺癌是一种全身性的疾病,原发灶和区域淋巴结的处理方式都不影响患者的生存率,这为保乳手术提供了理论依据。而随着乳腺癌知识宣传和普查工作的开展以及乳腺 B 超和乳腺 X 线摄影广泛运用,越来越多的乳腺癌患者获得早期诊断。与此同时,化疗、内分泌治疗、靶向治疗等新药的不断问世,辅助治疗方案的改进,尤其是新辅助治疗的运用,使原发灶缩小,增加了保乳手术的机会。更重要的是,患者对乳腺癌术后生活质量及形体美观的需求,使要求保乳的患者不断增多。以上众多因素都为保乳手术的实施提供了充分的条件。

随后相关的大型前瞻性临床研究证实了保乳手术的可行性。早期乳腺癌试验协作组（EBCTCG）对 28 405 例患者进行 Meta 分析，显示改良根治术及保乳术患者 10 年的局部复发率分别为 6.2% 和 5.9%，两者无明显统计学差异。更有意义的是 2002 年公布的两项随访长达 20 年的随机试验，Fisher 等再分析 NSABP B-06 的结果，发现保乳术和根治术两组患者的无病生存率和远处转移率、总生存率无明显差异。而 Veronesi 等在意大利米兰试验中发现保乳组和根治组患者的局部复发率是 8.8% 和 2.3%（$P<0.01$），而对侧乳腺癌发生率、远处转移率、第二原发肿瘤发生率均无显著差异，各种原因病死率分别为 41.7% 与 41.2%（$P=1.07$），乳腺癌所致病死率分别为 26.1% 和 24.3%（$P=0.8$）。

EBCTCG 的另一项 Meta 分析比较保乳手术联合放疗和单独保乳手术，结果显示：放疗能够降低 75% 的局部复发率，在淋巴结阴性患者中，15 年病死率由 31% 降至 26%，在淋巴结阳性患者中由 55% 降至 48%。因此，术后放疗是早期乳腺癌保乳综合治疗中的重要组成部分。

对于 I、II 期乳腺癌患者，美国和西欧的乳腺癌保乳率为 50% 左右；在亚洲，新加坡为 60% 左右。我国现有的多中心前瞻性研究结果表明，2001～2004 年共完成保乳治疗 872 例，切除乳房治疗 3 589 例，若加上不符合保乳手术适应证的病例，同期所有经手术治疗的乳腺癌患者为 9 726 例，保乳治疗 872 例，占符合保乳手术适应证乳腺癌患者的 19.5%，占全部手术乳腺癌患者的 9.0%。来自上海交通大学医学院瑞金医院乳腺中心的数据显示，仅 2011 年全年，共完成保乳手术 180 例，占同期全部手术病例的 26%。

既往，乳腺癌外科治疗的同时，都是以切除乳房为代价的，这更加深了不幸罹患乳腺癌的患者内心的痛苦。而保乳手术在保留乳房外形完整性的同时，又兼顾了术后的功能恢复，具有创伤小、痛苦小的特点，提高了患者的生活质量，并可以获得与改良根治术的"传统"方法相同的长期生存率。随着我国经济、文化水平快速发展，乳腺癌知识的普及，患者对生活质量的要求提高，我国保乳手术比例将逐步增加。

2. 前哨淋巴结活检能有的放矢行腋淋巴结清扫

腋淋巴结状况是乳腺癌患者重要的预后因素。虽然腋淋巴结清扫（ALND）手术显著降低了乳腺癌腋淋巴结的复发，但也可能带来一些术后并发症。腋淋巴结清扫的主要目的是提供分期和预后信息以指导全身治疗；次要目的是减少局部复发及其可能带来的生存获益。

前哨淋巴结（SLN）活检减少了腋淋巴结清扫带来的诸多并发症，其价值被大量循证医学证据证实，应用日趋广泛。

目前，ASCO、NCCN、St. Gallen 等有关乳腺癌的指南或专家共识均指出，SLN 活检技术简便、安全、可靠，可以避免ALND 带来的各种并发症，对有 SLN 活检术适应证患者的腋淋巴结分期应首选 SLN 活检。对于前哨淋巴结活检结果阴性的患者，可以安全地避免腋淋巴结清扫。进一步的腋淋巴结清扫并不能改善患者的生存。CBCSG-001 是中国首个对临床早期乳腺癌患者进行前瞻性、多中心、大样本的 SLN 活检替代 ALND 的研究。2009 年的最新研究结果报告：中位随访26 个月的结果表明，SLN 阴性仅行 SLN 切除可以替代ALND，接受 SLN 活检的患者术后并发症明显少于行 ALND术的患者。

目前前哨淋巴结活检技术有活性染色示踪法和核素示踪法，研究表明，联合应用染料与核素示踪剂相比，单用一种可以提高前哨淋巴结检出率。而关于前哨淋巴结个数的讨论，研究结果显示，前哨淋巴结取 3～4 枚时，98%～99% 的腋淋巴结转移可被检出，较为理想。

当然，前哨淋巴结活检的运用中仍存在诸多问题。对于前哨淋巴结假阴性率、导管内癌的前哨淋巴结活检、前哨淋巴结微转移，以及1~2枚前哨淋巴结转移的预后意义及采取何种适当的局部治疗与全身治疗（即ACOSOG Z0011描述之问题），目前尚存在争议。而新辅助化疗以后，部分患者腋淋巴结由阳性转为阴性、行前哨淋巴结活检的时机选择等问题，也有待进一步研究。

总之，随着对乳腺癌认识的进展及早期诊断技术的进步，使乳腺癌的治疗模式发生了变化。乳腺癌的治疗日益需要外科医师与病理科医师、影像诊断科医师、肿瘤放化疗科医师，以及整形美容科医师的通力协作，从而优化手术方案。保乳手术与SLN活检的广泛运用便是这一理念的良好诠释。

三、乳腺癌外科治疗的进展与展望

进入21世纪以来，人类对乳腺癌的认识不断加深，治疗理念向"有效的最小治疗"变迁，乳腺癌的手术范围继续呈现逐步缩小的趋势，但外科手术仍是乳腺癌治疗的重要手段。

近年来，外科治疗领域取得了巨大的进展。大量高质量的临床试验围绕着既往困扰外科医师许久的问题，如浸润性癌保乳手术的安全切缘、前哨淋巴结微转移及1~2枚前哨淋巴结转移的预后意义及导管内癌的保乳手术等，试图给出答案，这些基于大样本人群研究的临床试验和荟萃分析的循证医学证据，将会使外科治疗更加有据可依。

与此同时，乳腺癌诊治已从单一的外科解剖生物学模式，发展至今已涉及诸多领域的综合治疗模式，多学科协作的精神显得尤为重要。外科医师需要与来自肿瘤内科、放射诊断科、病理科、整形美容科、核医学科医师，以及统计学与遗传学领域的专业人员通力协作，制定更加合理的临床决策。

（黄　欧　吴克瑾　沈坤炜）

143

第二节 浸润性乳腺癌的外科治疗

浸润性乳腺癌的治疗中,手术是最重要的组成部分,按照治疗目标可分为预防性手术、诊断性手术和治疗性手术。后者又包括根治性手术、整形美容手术,以及以减少肿瘤负荷、缓解患者症状为目的的姑息性手术。除非存在明显的手术禁忌证,原发性乳腺癌患者的初始治疗均应包含外科治疗。对肿块较大的局部晚期乳腺癌,可先予新辅助治疗缩小肿瘤后再行手术。浸润性乳腺癌的根治性手术治疗包括乳房手术和腋窝手术两个部分,是本节讨论的重点内容。其中乳房的手术方式为保留乳房手术、全乳房切除术和全乳房切除加乳房重建手术三种。前哨淋巴结(SLN)活检可以准确地评估腋淋巴结的状况,SLN 阴性的患者不再需要进一步的腋窝处理。淋巴结清扫术目前仍作为SLN 阳性患者的标准治疗手段。乳腺癌根治术(Halsted 手术)和扩大根治术目前已很少应用,在此不再介绍。

一、适应证及手术方式的选择

1. 保留乳房手术

保乳手术加放疗获得了与乳房切除术相同的生存率,已经成为早期(Ⅰ、Ⅱ期)乳腺癌患者外科治疗的首选。较低的同侧乳房复发率和较好的美观效果是保留乳房手术两个重要的目标。保乳手术中,切缘状况不明或切缘阳性是引起术后同侧乳房复发的重要原因。只有切除足量的乳腺组织,才能保证肿瘤的完全切除,达到切缘阴性。然而,过多地切除周围正常的乳腺组织会降低所保留乳房的美观效果。因此,肿块相对于患侧乳房而言体积较小是保留乳房手术最重要的先决条件。只有这样,才能在保证切缘阴性的同时,获得良好的术后美观效果。此外,患者有较强的保留乳房的愿望、有条件接受术后放疗和定期随访也是进行保乳手术的重要前提。而患者的年龄和肿瘤的生物学特征,如激素受体状况、组织学分级和有无淋巴结转移等并不影响选择保留乳房的手术方式。过去曾一度认为病灶中存在广泛导管内癌成分(EIC)时不宜保乳,而现有的数据显示,此类患者手术切缘阳性率较高,只要能够达到切缘阴性,EIC 本身并不增加保乳术后的局部复发率。

乳房内弥漫的微小钙化或经多次扩大切除后切缘仍为阳性是保乳手术的绝对禁忌证。多中心病灶因肿瘤位于乳房的不同象限,术后复发率较高且很难获得满意的美观效果,故不适合保留乳房手术。保留乳房手术的绝对禁忌证还包括患者不能接受术后放射治疗的情况,如既往因霍奇金淋巴瘤曾接受过乳房区域的斗篷野照射等。妊娠是乳房放疗的禁忌证,患者可于妊娠期后 3 个月行保乳手术,分娩后再行放疗。保留乳房的相对禁忌证为某些结缔组织疾病,如全身性硬皮病、系统性红斑狼疮、多发性肌炎和皮肌炎等,这些患者如接受放疗,发生后期并发症的风险加大。而已有研究显示,风湿性关节炎患者可以安全地接受放疗,并不在保乳禁忌证之列。

2. 乳腺癌改良根治术

虽然多数的早期浸润性乳腺癌患者可以选择保留乳房,仍有部分患者更适合行全乳房切除手术。这部分临床Ⅰ、Ⅱ期的乳腺癌患者中,如果前哨淋巴结活检显示腋窝阴性,单纯乳房切除术加前哨淋巴结活检是最常见的手术方式;而前哨淋巴结阳性者则应接受改良根治术,即全乳切除加腋淋巴结清扫。此外,改良根治术同样适用于临床Ⅲ期的乳腺癌患者。

常规腋淋巴结清扫只需清除 Level Ⅰ和Ⅱ的淋巴结,通常选用同时保留胸大、小肌的 Auchincloss 手术。若出现术中肉眼下发现 Level Ⅱ淋巴结存在转移或者锁骨下(Level Ⅲ)淋巴结可扪及肿大的情况,则可采用切除胸小肌、保留胸大肌,从而使暴露更清晰的 Patey 术式或者分开胸大肌间沟,经前方锁骨下入路对 Level Ⅲ淋巴结进行清除。

3. 乳腺癌术后乳房重建术

对于因各种原因不适合行保乳手术的患者,在行全乳切除手术以后即刻或二期乳房再造多数是可行的。对行保留乳房手术的,如局部缺损大也可以进行乳房重建。乳房重建的方法包括假体植入及自体肌皮瓣移植,具体内容参见本章第 5 节。

4. 预防性对侧乳房切除

对于已患一侧浸润性乳腺癌的患者,预防性对侧乳房切除可减少对侧乳房癌症的发病率,其受益程度取决于患者的担心程度及所患疾病的因素。对已知携带 BRCA1 或 BRCA2 突变基因、存在高危家族史、多中心病灶或对侧乳房内高危病变,如不典型增生和小叶原位癌的患者,可以慎重考虑后实施。

二、浸润性乳腺癌手术的基本步骤和注意事项

1. 乳腺癌改良根治术

(1)设计切口:尽量取横梭形切口,必要时根据肿瘤的大小和位置也可选择斜行或纵行切口。原则上切口距离肿瘤边缘应超过 3 cm,并将原活检切口包含在拟切除的皮瓣内。切口的内侧缘不可超过前正中线,外侧止于腋前线。注意两面皮瓣宽度和皮缘长度应一致,皮肤张力适当,并可平缓对合。

(2)游离皮瓣:在保持皮瓣张力的情况下,直视下使用电刀于皮肤与浅筋膜层之间分离皮瓣。皮瓣的厚度应不留有任何乳腺组织,留下薄层的皮下脂肪和表浅的血管。游离范围内侧到胸骨缘,外侧达背阔肌缘,上至锁骨下,下达肋弓处腹直肌上缘。所留皮瓣上的脂肪层,从切口边缘向外 3～4 cm 后依次增厚为斜形,避免形成"台阶",以利于术后美观。

(3)切除乳腺及胸肌筋膜:皮瓣剥离结束后,自锁骨部暴露胸大肌筋膜,沿肌纤维走行方向切离筋膜,注意不要切入肌肉。用力牵拉乳腺组织,使筋膜保持张力,将电刀放平,易于操

作。靠近胸骨侧,切除胸大肌筋膜时,常可见 2～3 条胸骨内动脉的穿通支,应妥善处理,必要时予以分离后切断和结扎。注意确保彻底切除癌床附近的筋膜,筋膜已被切破或怀疑存在肌肉浸润的,应盆状切除部分胸大肌。下方在肋弓附近不要损伤腹直肌前鞘和腹外斜肌,切离腹直肌筋膜后,由此将乳腺向上方牵拉,再向外侧进行剥离。于外下份第 4、5 肋间腋中线位置寻找到背阔肌前缘作为外侧边界的标志。

切除胸肌筋膜到达胸大肌外缘时,应将胸大肌外缘向正中侧牵引,避免损伤其下方的下胸肌神经和与其伴行的胸大肌外缘血管。当该血管周围淋巴结或胸肌间淋巴结有转移而不能予以保留时,需在胸大肌外侧缘血管和神经进入肌肉的部位切断结扎,中枢侧在腋动脉的高度切除。

(4) 清扫胸肌间(Rotter)淋巴结:由助手使用两个肌肉拉钩向内上牵拉胸大肌外缘,分别沿胸小肌表面和胸大肌背面分离胸肌间的脂肪及淋巴组织后,用无齿镊子夹起,沿脂肪中的血管分两层进行分离廓清。注意保护穿过胸小肌,走行在胸大肌内面的 1～2 根神经即中胸肌神经。

(5) 切除胸小肌清扫锁骨下淋巴结(限 Patey 术式):分离胸小肌的内侧缘后,用示指伸入胸小肌的后方并挑起,在靠近喙突的附着部切断胸小肌。在中胸肌神经穿过胸小肌处辨认其末梢,切断胸小肌肌束游离出此神经。切断胸小肌的肋骨附着处,切断胸小肌。沿锁骨下动、静脉向下清扫锁骨下区的脂肪淋巴组织(即 Level Ⅲ 淋巴结),包括锁骨下脂肪的胸骨侧及腋窝尖部组织。

(6) 清扫腋淋巴结:将乳房向外侧牵拉,沿前锯肌表面筋膜向背侧胸壁分离,保护胸背血管和胸长神经向前锯肌的分支,显露此间隙背侧深处的胸长神经。在其表面锐性切开筋膜,将胸长神经主干释放回胸壁。继续向头侧进一步切开此间隙,充分游离胸长神经。

将胸大、小肌向内上牵拉,在喙肱肌下缘切开喙锁胸筋膜,显露腋静脉的前面和下缘。小心切开腋静脉鞘,向外解剖分离周围脂肪淋巴组织,确认肩胛下动静脉后,切断结扎经胸小肌外缘下行的较粗的胸外侧动、静脉及腋静脉下方其余小的血管分支。注意切断、结扎腋前小血管应在腋静脉的前、下方进行,不要在腋静脉的上方切断血管。

沿腋静脉向内侧分离,剥离胸小肌的背面,注意不要损伤胸小肌内侧的胸肩峰动静脉的胸肌支和伴行的上胸肌神经,廓清 Level Ⅱ腋淋巴结。在内侧经胸小肌后方,向深部继续解剖分离至腋静脉的高度,胸背神经和胸长神经以锐角相连接的腋窝顶部为止。

进一步显露旋肩胛动静脉,注意保护沿肩胛下肌向下斜行的胸背动静脉和胸背神经,显露大圆肌和肩胛下肌到胸壁侧。在肩胛下脉管束的主干外侧找到白色的背阔肌肌腱,在此处,保留肩胛下肌的筋膜,将腋窝深处的脂肪一并向下剥离。此过程中,除非腋窝多发淋巴结肿大而担心肿瘤的残余,否则原则上应尽量保留自胸小肌下方第 2、3 肋间发出至前臂下方横行的肋间臂神经。

注意辨认胸背动、静脉下份的"Y"形分支,主干进入背阔肌,而桥状血管分布到前锯肌。将外翻的乳房和腋淋巴结一并整块切除。

(7)创腔冲洗、止血、引流与缝合:42℃蒸馏水及生理盐水分别冲洗创腔,将创面上所有活动性出血点仔细结扎或电凝止血。创腔内胸骨旁和腋窝各置引流管一根,自手术切口外下方创腔的最低处另戳口引出。

将两侧皮瓣向中央牵拉,用 1 号丝线对位、间断缝合。皮下脂肪和表皮两层缝合,可预防皮缘张力过高而导致皮肤坏死和瘢痕形成。如张力过大,则植皮修复。关于植皮的来源,小的皮肤缺损可以取距肿块 5 cm 以上的乳房皮肤,大的皮肤缺损则取下腹壁全厚皮片。缝合结束后,可用无菌胶条贴平切口缘。吸引器抽吸引流管,吸尽创腔内的空气和冲洗液,使皮瓣紧贴胸壁。用无菌纱布填压腋窝,弹力绷带加压包扎。

2. 保留乳房手术

(1) 乳房肿块切除:乳房上半部肿块可取平行于乳晕的横弧形切口,下半部则作放射状切口,一般不必切除乳房表面的皮肤。切开皮肤、皮下组织,切口两侧分别用纱布垫保护、固定。向两侧潜行分离皮肤至肿块周边正常组织处1 cm以上,向下切开正常腺体组织至胸肌,将肿块及部分周围腺体组织、胸大肌筋膜整块切除。标本离体前,对标本的各个方向用不同的方式进行标记。术中对切缘行冰冻病理检查,如有癌细胞残留则再扩大切除,再次送检,直至无癌细胞残留。蒸馏水冲洗残腔并仔细止血后,根据残余乳腺腺体情况决定是否缝合或利用腺体瓣技术进行局部乳房重建。创腔内放置钛夹,以利术后放射治疗时瘤床定位。缝合皮下组织和皮肤,一般不放置引流管。

(2) 腋淋巴结清除:腋窝处沿皮纹走向作弧形切口切开皮肤、皮下组织,上达胸大肌外缘,下至背阔肌外缘,其余手术操作步骤同改良根治术。术毕,腋窝放置一根引流管。

3. 浸润性乳腺癌外科治疗的注意事项

乳腺癌肿块切除术往往在行根治术之前施行,是以快速获取病理学诊断为目的的一种手术。肿块切除活检过程中,切口的大小与方向应兼顾根治性手术切口,包含在根治术切除的皮肤范围内。术中应注意无瘤原则,在周围正常乳腺组织中进行切割,避免切破腺体背面的胸肌筋膜,彻底止血,防止肿瘤脱落发生种植性转移。对拟行保留乳房手术的患者,肿瘤切除活检的手术操作应同保留乳房手术中的肿块切除部分。我们推荐术前通过粗针穿刺活检获得病理诊断。这样不仅可以缩短手术时间,亦可减少因肿块切除活检术中冰冻不能确诊病变性质而需二次手术的情况。

三、浸润性乳腺癌外科治疗的进展与展望

1. 保乳术后局部复发率下降

保乳治疗取得了与乳房切除术相同的生存率,但根据早期临床试验的结果,保乳治疗组患者的局部复发率略高于乳房切除组。NSABP B-06 临床试验中,经过 20 年的随访,保乳手术加放疗组乳房内复发率为 14.3%,而全乳切除组胸壁复发率为 10.2%。同时,米兰试验随访 20 年的结果显示,保乳治疗组乳房内复发与全乳切除组的胸壁复发率分别为 8.8% 和 2.3%。EBCTCG 荟萃分析了 4 125 例参加随机对照临床试验患者的数据,提示保乳治疗组的局部复发率为 10 年(13% 比 11%)和 15 年(17% 比 12%)均略高于乳房切除组。

然而,根据近年来的资料,保乳术后的局部复发率已呈现了逐渐下降的趋势。M. D. Anderson 癌症中心 2005 年报告了其保乳治疗 1 355 例浸润性乳腺癌的经验。分析发现,1994~1996 年间接受保乳治疗患者的 5 年乳房内局部复发率显著低于 1994 年以前的患者(1.3% 比 5.7%,$P=0.000\ 1$)。NSABP B-06 后续的一系列临床试验中,保乳治疗以后的 10 年局部复发率已低于 8%,与全乳切除组相当。保乳治疗后局部复发率的降低,主要归功于术前影像诊断技术改进、放射治疗水平提高以及辅助性全身治疗的常规应用。

现有证据清楚的表明,切缘阳性,即镜下在墨汁染色区查见肿瘤细胞,是保乳术后局部复发的高危风险因素。近年来病理检查水平提高,能够准确的评估手术切缘,切缘阳性或切缘状态不明的病例明显减少,也是降低局部复发率的重要因素。关于保留乳房手术中切缘的安全距离问题一直存在争议。通常把在距离切缘 2 mm 以内查见肿瘤细胞定义为切缘过近。此时应根据患者的年龄、肿瘤的分子分型、切缘附近残留肿瘤细胞的多少,以及是否进行化疗等进行综合评价,决定是否需要再次进行

手术切除。值得注意的是，目前并无证据表明更远距离的切缘能够进一步降低局部复发。

2. 术后乳房的美观效果提高

乳腺癌发病率高，多数患者经规范化治疗后可长期存活。然而由于病损部位的特殊性，乳房手术本身对患者的精神心理层面容易产生不良影响，术后良好的美容效果可以部分地改善这种状况。除基本的乳腺外科技术以外，对于需要切除大量乳腺组织的患者，可应用肿瘤整形技术如局部乳房重建或带蒂肌皮瓣充填保乳手术导致的缺损以提高美观效果。对于乳房较大的患者，可通过对侧乳房缩乳术来实现双侧乳房对称。

肿瘤整形技术是肿瘤外科技术和整形技术的结合。当手术需要去除大面积的皮肤、预计会出现大块的组织缺损或肿瘤所在位置（如乳房下部）易导致切除以后美容效观不佳或者切除以后乳头发生移位等情况时，手术医师有必要根据患者的体型和乳房的大小、肿块的大小和位置来设计不同的手术切口和皮瓣。术中切除肿瘤及周围足够的正常组织来保证切缘阴性，然后利用所保留的乳房软组织，通过相应的皮瓣成形和转移进行局部乳房重建以达到双侧乳房的对称，术后不必再进行整形手术。

因可以切除比例高达40%的乳腺组织来保证切缘的阴性，而不必担心术后乳房的美观效果，肿瘤整形手术扩大了保留乳房手术的应用指征。然而，截至目前并没有长期随访的数据清楚地显示，肿瘤整形手术是否增加或降低了局部复发的风险。此外，由于进行了局部乳房重建，常导致瘤床加量放疗时难以确定瘤床的位置；且一旦最终病理证实切缘阳性，再次进行扩大切除将变得非常困难，而不得不切除整个乳房。

保留皮肤的乳房切除术，是指在乳房切除手术中，保留尽可能多的乳房皮肤，以利于此后的乳房再造。保留乳头乳晕复合体的乳房切除术是保留皮肤乳房切除术的自然演变，有利于进一步改善术后乳房重建的美观效果。近年来有研究报道了乳头乳晕的癌侵犯率,显示只有 1% 的乳晕查见癌,而乳头累及率为 10.6%。另一项研究在排除乳晕下病变和多中心病灶以后显示,在接受保留皮肤的乳房切除术的患者中,3% 存在乳头乳晕复合体癌累及。在此发现的基础上,很多机构开展了保留乳头和(或)乳晕的乳房切除术,并取得了不错的效果。然而,这些数据大多来自单中心的回顾性分析,目前尚未就此开展前瞻性随机试验。

手术切口的选择为包括环乳晕切口向外侧延伸、横穿乳晕切口向内侧或外侧延伸或乳房下皱襞切口。存在下列情况之一者不适合此手术:肿块距离乳头乳晕复合体不超过 1cm;从乳头乳晕复合体发出的区段钙化;肿块直径大于 3cm 或术中活检发现乳头乳晕复合体癌侵犯。

虽然目前关于乳头乳晕区复发的报道极少,乳头乳晕复合体坏死的比例却高达 11%,且保留的乳头乳晕复合体感觉缺失在 75% 左右。迄今为止,保留乳头乳晕复合体的术式还远未达到理想的美观和功能效果,存在问题包括与对侧乳头位置不够对称、局部缺血、感觉缺失和乳头不能勃起等。未来需要选择更加适合的病例,针对此手术方法的安全性和乳头乳晕复合体功能的问题开展更多的研究。

3. 多学科参与乳腺癌的外科治疗

乳腺癌外科治疗的多学科诊疗团队应包括外科、影像科、病理科、整形美容科,肿瘤内科、放疗科、核医学、统计学、遗传学和专业护理等。

保留乳房手术和乳房重建技术正逐渐成为早期乳腺癌术式的主流。保乳治疗成功的关键是手术切除足量的病变组织,达到病理切缘阴性的同时,保证良好的乳房美观效果。手术以前,外科医师与肿瘤内科医师、放疗科和整形美容科医师进行多学科讨论,可以最大限度地提高患者保留乳房的概率,使得手术方案最佳化。然而,目前只有不到 1/3 的乳腺癌患者在初始治疗前有机会接触到整形美容科医师,共同讨论最佳的手术选择方案。

对有高危乳腺癌家族史或怀疑存在基因(如 BRCA1/2)突变的患者,遗传学家应参与患者的治疗,以协助确定合适的手术治疗方案,如是否需要行预防性对侧乳房切除等。放疗科应术前评估患者是否适合和耐受手术以后的放射治疗,与肿瘤外科医师共同决定患者是否适合保留乳房手术。新辅助治疗以后,并非所有的乳房肿块都是向心性退缩,外科医师需要与整形美容科、放射科、影像诊断科及肿瘤内科医师共同讨论新辅助治疗后保留乳房手术的可行性,或提供一个最佳的手术治疗方案。

多学科联合诊疗模式在患者有保留乳房意愿的小肿瘤治疗中发挥了重要的作用。如影像学术前钢丝定位下切除临床不可触及的病灶、术中术后乳腺 X 线摄影确定病灶是否已完全切除、病理科确定病变性质及是否存在切缘阳性、放疗科医师与外科医师合作实施术中部分乳房照射等。以上均有利于在保证疗效的前提下,尽可能地减少术后并发症和再次手术率。

对于乳房切除的患者而言,乳房重建是一项提高生活质量的重要手段。术后好的乳房美观效果需要很多专业的共同努力,而任何一个步骤都可能造成破坏性的后果。全乳切除以后的乳房重建手术应在术前由整形美容科和外科医师、放疗医师共同进行规划,充分考虑到放射治疗的情况,详细探讨最佳的肿瘤治疗方案以及即时再造和二期再造的优缺点,达到最佳的美观效果。比如保留皮肤的乳房切除术加乳房重建手术并未增加局部复发的风险或者阻碍局部复发的检出。然而,一期乳房再造以后,如接受放射治疗,可能会对乳房的美观效果产生明显的影响;而乳房重建手术本身也会引起照射野的设计困难,造成治疗剂量的不足。因而对需要放疗的患者,常建议局部治疗结束后行二期乳房重建手术。

(黄　欧　沈坤炜)

第三节　原位癌的外科治疗

一、小叶原位癌的外科治疗

小叶原位癌(lobular carcinoma in situ，LCIS)是一种有争议的组织学病变，有发展成浸润性乳腺癌的危险。

1941 年，Foote 和 Stewart 描述了 LCIS 是起源于小叶和末梢导管的非浸润性病变，因此在最初的 1950 年代被认为是癌前病变，所以，在以后的 30 年间，全乳腺切除成为临床治疗 LCIS 的标准方法。

随后的研究则对全乳腺切除治疗 LCIS 的理念提出了挑战。1978 年，Haagensen 等认为，LCIS 与小叶不典型增生(atypical lobular hyperplasia，ALH)类似，本质是良性疾病，他们报道了211例 LCIS 单纯切除病灶患者，其中 10% 在同侧乳腺出现了另一癌灶，而 9% 在对侧乳腺发现了癌灶，即有 LCIS 病变存在，双侧乳腺患乳腺癌的危险性相同。因此，多数研究者认为，LCIS 主要是乳腺癌的危险因素，而不是浸润性小叶癌的(invasive lobular carcinoma，ILC)的癌前病变，这意味着手术并不完全适合 LCIS。

但另一方面，Haagensen 等报道的这类患者，经过 21 年的随访，乳腺癌的风险不断增加，21 年随访的 99 例患者中，24%出现 DCIS 或 IBC。

目前，SEER、NSABP 及 AJCC 仍将 LCIS 划为 0 期非浸润性癌，与 DCIS 的分类相同。不完全认为 LCIS 是良性疾病的原因是：① LCIS 比 ALH 进展为浸润性癌的风险高。② 有时 LCIS 会直接进展为浸润性癌，也许 LCIS 也像导管内癌那样在一些亚群中有癌前病变的特征。

1. LCIS 的临床特点

通常，LCIS 没有临床症状，隐匿存在，很少形成可触及的肿块,常常在因其他原因进行乳腺组织活检时偶然发现。

由于缺少与疾病相关的临床和乳腺 X 线摄影特征,对准确计算发病率造成了困难。既往基于良性疾病乳腺活检的数据显示 LCIS 相对较低的发病率(0.5%~4.3%)。而两个研究报道对于高危女性进行的预防性乳房切除标本病理检查中伴随 LCIS 的患病率较高(4%~25%)。亦有报道显示,1989~1999年,在 10 499 例无法触及的乳腺 X 线摄影检查异常的患者中发生 LCIS 为 1.1%。

根据 SEER 的资料,Li 等报道了 LCIS 的发病率逐渐增加,1978~1980 年为 0.9/10 万人年,而 1996~1999 年为 3.19/10万人年。大量增加的 LCIS 患者多见于 50~59 岁女性,可能的原因包括基于普查的活检数量增多,以及绝经后激素替代疗法应用的增加。

多中心性是指乳腺不同象限分别发生病变。多灶性是指在同一象限发现各不相连的癌灶。Rosen 等的数据显示,LCIS 患者中 48%(24/50)存在多中心生长。有关 LCIS 的双侧性,既往数据报道 LCIS 的双侧发生率在 9%~69%之间,Beute 等分析了 82 例 LCIS 患者行对侧乳腺对称部位活检或对侧全乳腺切除,50%(41/82)患者为双侧 LCIS。

研究显示,与无乳腺非典型性增生的普通人群的女性相比,具有 LCIS 的女性发展为乳腺癌的相对危险为 6.9~12,LCIS切除后同侧乳腺癌发生率为 11%~22%(随访时间 14.7~24年),而对侧发生乳腺癌的危险性相近。这些研究阐述了 LCIS不需要手术的主要原因:LCIS 唯一合理的手术治疗是双侧乳腺切除,但这对 80%的患者是不必要的。

2. 外科治疗

如上所述,LCIS 患者对于双侧乳腺癌的风险接近均等,任何一个合理的处理策略都应当针对这种双侧的风险,因此,处理原则应当包括观察、化学预防和预防性乳房切除。

(1) 预防性乳房切除：资料显示，对于 LCIS 患者，双侧预防性乳房切除(乳房再造或不再造)可以减少高危女性(例如，广泛的家族史者)近 90％发展成乳腺癌的风险。但同时也有数据显示，实施观察的 LCIS 患者有 16.4％发展为乳腺癌，其疾病相关死亡率为 2.8％，与预防性双侧乳房切除的患者的死亡率相比，仅高 0.9％。

因此，一般来说，LCIS 不需要手术，唯一合理的手术方式是双侧乳腺切除，但相对于 LCIS 的轻度危险而言，这一治疗也许过于激进，所以在采取预防性手术切除时，应向患者充分告知并提供医疗及心理方面的咨询服务，并提供充足的时间让患者作出适合个人情况的决定。

(2) 空芯针活检发现的 LCIS：空芯针活检发现非典型增生后切除活检已成为标准的做法，以便将遗漏共存的 DCIS 或浸润性癌的风险降到最小。

研究显示，空芯针穿刺诊断的 LCIS，切除活检发现恶性病灶的概率为 19％～33％。目前为止，最大例数的研究来自 Lewis 等，285 例空芯针穿刺诊断的小叶肿瘤(lobular neoplasia，LN)，其中 99 例为 LCIS，80％(79/99)的 LCIS 患者接受手术切除，最终在 19％(15/79)的患者中发现 DCIS 或浸润性癌。以上数据均支持对于空芯针活检诊断的 LCIS 应常规行开放切除活检，以排除 DCIS 或浸润性癌的存在。

而对于切除活检发现的 LCIS，目前认为不需要进一步处理，通过广泛切除以获得切缘阴性是没有必要的。

(3) 浸润性癌与 LCIS 共存的保乳治疗：LCIS 和浸润性癌共存并非保乳手术的禁忌证。相关试验表明，无论浸润性癌是否伴有 LCIS，局部复发率和生存率是相同的。Abner 等发现，110 例癌旁伴有 LCIS 患者保乳治疗后 8 年局部复发率为 13％，而 1 062 例不伴 LCIS 者为 12％，没有显著差异。

另一项来自密歇根大学的研究更是证实了这一观点：伴发

LCIS 及其程度并不降低乳腺癌患者行保乳手术后的预后。Ben-David 等研究 64 例接受保乳手术与放疗且发生 LCIS 的乳腺癌患者(LCTG 组),对照组则为 121 例未发生 LCIS 的乳腺癌患者。平均随访 3.9 年,结果显示,LCTG 组患者行辅助激素治疗的比例更高($P=0.01$)。除此以外,两组患者与临床、病理学和治疗相关的变量及乳房摄影表现的差异均无显著性。LCTG 组与对照组 5 年局部控制率没有显著性差异(LCTG 组 100%,对照组 99.1%,$P=0.86$),且手术切缘发生 LCIS 和多病灶 LCIS 及其大小并不影响局部控制率。

(4) 多形性 LCIS 的处理:多形性 LCIS(pleomorphic lobular carcinoma in situ, PLCIS)是一种相对特殊的 LCIS,这种组织病理学类型与 DCIS 相似,仅由于 E-钙黏蛋白染色阴性,所以提示该病变起源于乳腺小叶上皮而不是导管上皮。与此同时,其临床特性也与普通型小叶原位癌有所不同。

据推测,多形性 LCIS 发展成为 ILC 的危险性高,尤其是多形性 ILC。而研究结果证实,伴有相应 LCIS 的多形性 ILC 预后较差。Bentz 等评估了 12 例多形性 ILC,其中 7 例伴有多形性 LCIS 存在,在有随访的 12 例患者中,中位生存时间为 2.1 年。Middleton 等分析了 38 例多形性 ILC,45% 的病例伴有多形性 LCIS,在有随访的 19 例患者中,9 例因肿瘤死亡(2 个月至 9 年),6 例出现了对侧乳腺癌。

这些结果提示,多形性 ILC 与 IDC 一样浸润性较强,而多形性 LCIS 可能是其前驱病变,与典型 LCIS 相比,需要采取不同的治疗方法。NCCN 指南建议,对于切除活检或空芯针穿刺诊断的 PLCIS,外科处理策略不同于普通型 LCIS,医师应考虑完整切除并达到切缘阴性。

迄今为止,唯一关于 PLCIS 的切缘情况及术后辅助治疗的数据来自 M. D. Anderson 肿瘤中心的 Middleton 等人,研究入组 26 例切除活检诊断为 PLCIS 的患者,并根据其切缘情况分组,分组情况如下:23%(6/26)切缘阳性;27%(7/26)切缘距离≤1 mm;15%(4/26)切缘距离为 1.1～2 mm;35%(9/26)切缘距离>2 mm。中位随访时间 46 个月(4～108 个月),其间 6 例患者接受他莫昔芬(三苯氧胺)预防治疗,4 例进行了术后放疗,6 例既进行了放疗又接受了他莫昔芬预防治疗。结果显示,1 例来自切缘阳性组的患者在术后 18 个月复发,总复发率为 3.8%。

这是第一组关于 PLCIS 外科处理与切缘状况的研究,研究者建议对于 PLCIS,应完整切除病灶,并活检阴性切缘应该大于 2 mm。

显然,对于多形性 LCIS,需要更多的结论性数据来指导其外科处理。但就目前的数据,可以推测 PLCIS 与普通型 LCIS 相比,临床特性更倾向于浸润性癌的癌前病变,因此,其临床处理策略应尤为谨慎。

二、导管原位癌的外科治疗

1. 概述

导管原位癌(DCIS)是指原发肿瘤局限于乳腺导管内,主要是中小导管,未侵犯基膜和周围间质。DCIS 的细胞生长方式多种多样,不同类型 DCIS 的生物学行为明显不同,有的可长期保持"原位",有的则可发展为浸润癌,并非所有的 DCIS 都进展为浸润性癌。Wickerham 等认为,仅 1/3 的 DCIS 会进展为浸润性癌。

20 世纪 80 年代 X 线摄影未广泛用于乳房普查以前,DCIS 只占全部乳腺癌的 5% 以下,而且乳房切除即可治愈,所以未引起人们的重视。80 年代以来,在欧美,乳腺 X 线检查技术的普及使 DCIS 诊断率明显提高,在美国,DCIS 的发病率从 1975 年的 5.8/10 万人年升至 2004 年的 32.5/10 万人年,目前约占每年新发乳腺癌的 25%。但是在我国,DCIS 的发现率相对较低,数据显示,1988～1997 年天津肿瘤医院诊治 DCIS 占全部乳腺癌的 2.1%,1991～2003 年复旦大学附属肿瘤医院的 DCIS 占所有乳腺癌的 7.8%,而来自上海交通大学医学院附属瑞金医院乳腺中心数据则显示 DCIS 占同期乳腺癌的 9.6%。

在乳腺 X 线摄影广泛用于临床之前,DCIS 一般均是由体检发现的可触及的乳房包块,现在则多是经乳腺 X 线摄影发现的触不到肿块的病灶,多表现为簇状密集的微小钙化影。又因其病变位于导管内,部分病例会出现乳头溢液,随其发展会出现肿块。

目前 DCIS 组织学分类尚无统一标准。既往通常按组织结构类型分为粉刺型、中间型、筛状型、实质型、微乳头型五种亚型,粉刺型有核分级高、多型性和中心腔性坏死等恶性的细胞学表现,侵袭性强,更易发展为浸润性癌,其他对判断预后意义不大。近年来出现多种以组织结构与细胞核形态相结合的分类法,其中 van Nuys 分类法是较为公认的判断 DCIS 恶性较可靠的指标,其将 DCIS 分为 VN Ⅰ、VN Ⅱ、VN Ⅲ三级。Ⅰ级:核 1～2 级,无粉刺样坏死;Ⅱ级:核 1～2 级,伴有粉刺样坏死;Ⅲ级:核 3 级,无论有无粉刺样坏死。

DCIS 是一组异质性病变,不同类型的 DCIS 生物学行为有很大区别,部分可以长期停留在原位状态,而部分可以很快发展为浸润癌。因其自然病程、生物学行为多样,加之患者的个体情况复杂,没有一种术式适合所有的 DCIS 患者。DCIS 治疗的根本是提高治愈率,手术原则是保证局部控制不再复发。选择何种恰当的手术方式既能阻止自然病程的发展,又可避免过度治疗对患者的损害是外科医师面临的一个难题。

2. 导管原位癌的外科治疗

目前针对 DCIS 原发病灶的治疗手段包括乳房切除术、单纯肿瘤切除术及单纯肿瘤局部切除辅以放疗。

(1)乳房切除术:对于多数 DCIS 患者,乳房切除术通过切除了几乎所有可能发生乳腺癌的组织而提供了良好的局部控制率。大量研究结果显示,DCIS 患者乳房切除术后中位随访 6～

159

11.5 年后,局部复发率在 0～2.1%。很好地证实了乳腺切除术对于 DCIS 的治疗是非常有效的。

应用乳房切除术治疗 DCIS 有一些普遍接受的适应证,包括:多灶性、多中心病灶、弥漫性微小钙化和多次手术切除后切缘阳性。肿瘤大小不是绝对的指征,但是对于乳房较小、肿瘤大于 4 cm 的 DCIS 患者,保留乳房的手术后美观效果可能较差,可考虑乳房切除手术。

● 多灶性、多中心性问题:多中心性是指乳腺不同象限分别发生 DCIS,各病灶间必须是正常乳腺组织所间隔。多灶性是指在同一象限发现各不相连的癌灶,往往是某一病灶的导管内播散。Yerushalmi 等收集了 25 320 例乳腺癌患者的资料,其中病灶呈多灶性的患者有 1 554 例,占 6%,而其中 DCIS 患者多灶性的发生率为 11%(460/4 014)。可见,多灶性或多中心性生长的现象在 DCIS 患者中普遍存在。对于这部分患者,保乳手术很难达到局部的彻底清除。

然而近期的研究提示,真正为 DCIS 多中心病变患者少见,Holland 等通过对 119 例 DCIS 的全乳房切除标本进行 X 线检查,118 例的病变局限在乳腺的一个导管区域范围内,只见 1 例(0.8%)有多中心发生。NSABP B-06 试验表明,DCIS 治疗后的局部复发有 96% 是在原发癌的同一象限内,故处理 DCIS 时,应以原发癌所在象限或导管系统作为设计治疗方案的基础,保乳治疗等局部治疗亦是基于这一发现。

● 保留乳头-乳晕复合体的乳房切除术:随着乳腺癌新技术的发展,实施乳房切除术时美观效果变得重要起来。既往作为手术的一部分,乳头-乳晕复合物(NAC)总是被切除的,因为乳腺组织向心性淋巴引流至 Sappy 乳晕下丛,它可能被未检测到的肿瘤细胞累及。

Simmons 等研究显示,在 217 例保留 NAC 的乳房切除术中,23 例(10.6%)患者乳头受累,0 期患者中乳头受累的比例为

15.6%。而肿瘤的位置似乎是预测乳头受累的变量,当肿瘤位于中央区和乳晕后区时,NAC 受累的比例增高(27.3%)。

因此,对于保留 NAC 的乳房切除术,我们可以给予那些病变位于周围区且病变范围较小的患者相关建议。对于巨大多灶性病变、弥散性钙化、切缘持续阳性的 DCIS 患者,实施乳房切除术,缺乏相关的研究证明保留乳头乳晕会有很好的预后。

● 保乳手术及术后放疗:乳房切除术对于 DCIS 的疗效是肯定的,但在保乳手术盛行的时代,即便浸润性癌都进行保乳手术,很难判断乳房切除是否正当。尤其有研究报道,与保乳手术相比,乳房切除术在总生存率上差异无统计学意义。

(2) 单纯肿瘤切除手术:已发表的关于 DCIS 单纯肿瘤切除治疗的临床研究,大多数的结果显示出高的局部复发率,特别是增加局部浸润性癌的复发风险。Wong 等设计了一项前瞻性研究,将入组标准定为:中低级别 DCIS,乳腺 X 线摄影示病变范围≤2.5 cm,阴性切缘≥1 cm 或再切除后无残留病灶,希望入组例数可达到 200 例,但由于局部复发率过高而被迫中止。最后入组共 158 例,中位随访时间 40 个月,13 例局部复发,5 年局部复发率为 12%,其中 9 例(69%)为非浸润性复发,4 例(31%)为浸润性复发。10 例为原发象限复发,3 例为同侧其他象限复发。

面对临床的争议,依据三个因素:肿瘤大小、手术切缘宽度和组织学分类建立的 van Nugys 预后指数(van Nuys prongnostic index,VNPI),试图简化 DCIS 患者制定治疗决策。它根据不同分值界定了三个风险级别:3 分或 4 分为低危;5~7 分为中间级别;8 分或 9 分为高危。南加利福尼亚大学/van Nugys 预后指数(USC/VNPI)(表 7-1)则增加了第四个因素:患者年龄,并认为 4~6 分为低危,适合单纯肿块切除;7~9 分为中危,需要附加放射治疗;10~12 分为高危,需要进行乳房切除术。

但是,至今它未被前瞻性对照研究验证,因此,VNPI 至今仍不能被确定为对 DCIS 患者在接受乳腺局部治疗选择时的一个直接有效的评价及预测风险的工具。

表 7 - 1　南加利福尼亚大学/van Nugys 预后指数(USC/VNPI)

评分	肿瘤直径 (mm)	手术切缘 (mm)	组织学 分级	年龄 (岁)
1分	≤15	≥10	核 1～2 级,无粉刺样坏死	>60
2分	16～40	1～9	核 1～2 级,伴有粉刺样坏死	40～60
3分	≥41	<1	核 3 级,无论有无粉刺样坏死	<40

● 保乳手术的切缘问题:DCIS 保乳手术中安全切缘的距离目前仍没有广为接受的标准。大量事实证明,切缘阳性会明显地增加保乳手术的局部复发率。但如果切除范围广,也会影响保乳手术的美观效果。

对于单纯行保乳手术的患者,Lagios 等报道了切缘 10 mm 及以上的 DCIS 患者的局部复发率为 5%。同时,MacDonald 等的研究显示,当切缘不足 10 mm 时,局部复发率为切缘 10 mm 以上的 5.39 倍(95%CI 为 2.68～10.64),因此认为,需要保证至少 10 mm 的阴性切缘。

目前关于 DCIS 保乳手术加术后放疗的手术切缘研究证据级别最高的文章之一来自 Dunne 等的 Meta 分析,其研究了保乳手术加放疗的 4 660 例患者的手术切缘情况,把患者的切缘距离分为四个组别:即染料标记的手术切缘无癌细胞组、切缘距离 1 mm 组、切缘距离 2 mm 组和切缘距离 5 mm 组。同切缘距离 5 mm 组相比,染料标记的手术切缘无癌细胞组和切缘距离 1 mm 组同侧乳腺的肿瘤复发风险均明显增高,分别为

$OR = 2.56(95\%CI$ 为 $1.1 \sim 7.3)$ 和 $OR = 2.89(95\%CI$ 为 $1.26 \sim 8.1)$；而阴性切缘为 2 mm 时，单侧的复发危险度明显低于切缘不足 2 mm 时 $(OR = 0.53;95\%CI$ 为 $0.26 \sim 0.96)$，2 mm 的手术切缘与 5 mm 以上的手术切缘在单侧复发率上差异无统计学意义 $(OR = 1.51;95\%CI$ 为 $0.51 \sim 5.0;P > 0.05)$。研究者据此认为，对于保乳手术加术后放疗的患者，2 mm 是一个适当的手术切缘。

（3）保乳手术辅以术后放疗：放射治疗是临床用于局部治疗的重要手段，三项重要的随机临床试验：NSABP B-17、EORTC 10853 及 UK 试验，评价了 DCIS 患者在局部切除术后联合放射治疗的益处。这些试验证实了：① DCIS 患者局部切除后联合放射治疗减少了 $50\% \sim 60\%$ 的同侧乳腺肿瘤复发。② 单纯局部切除复发的患者中，大约 50% 为浸润性的，而 50% 为 DCIS。③ 接受放疗后，局部浸润性癌复发率降至 $0.5\% \sim 1\%$。④ 联合放疗未体现出总生存的优势。而最新的随访资料进一步加强了先前的结论，局部切除联合放疗组与单纯局部切除组 DCIS 患者同侧浸润癌或非浸润癌复发率降低分别为：45%（NSABP, $HR = 0.56,95\%CI$ 为 $0.44 \sim 0.73$）、47%（EORTC, $HR = 0.53,95\%CI$ 为 $0.40 \sim 0.70$）；10 年无复发生存率显著提高（EORTC, 85% 比 74%, $P < 0.0001$）。

DCIS 治疗过程中最重要的问题之一就是：什么样的患者保乳术后需要放疗？在 Silverstein 等对 538 例保留乳房手术的患者的回顾性研究中，发现低 VNPI 评分的患者（4～6 分）无法从放疗中获益，并且只有切缘小于 1 mm 的患者能从保乳术后放疗中获益。然而，在大型前瞻性临床研究 NSABP B-17 及 EORTC 10853 中，亚组分析并未发现无法从术后放疗中获益的亚组人群，放疗对切缘阴性或阳性患者均有益处。

显然，尽管所有的 DCIS 患者可以进行乳房切除治疗，但很多患者可以选择局部切除联合放疗，并且有一小部分低危患者可能适宜行单纯局部切除。当各种治疗方案不相伯仲时,患者的选择最重要。医师必须与患者讨论乳房切除(也许辅以乳房重建)与保乳术的利弊。最佳的治疗方案是由肿瘤特性、患者一般情况及个人意愿决定的。

2. 导管原位癌的前哨淋巴结活检

DCIS患者由于病灶中没有浸润成分,理论上不应出现腋淋巴结转移,基于这种理论,前哨淋巴结活检与腋淋巴结清扫都属于过度治疗。但实践中仍然会遇到DCIS患者发生腋淋巴结阳性的情况。

研究显示,当开放手术术后最终病理诊断为纯DCIS者,进行前哨淋巴结活检,其前哨淋巴结活检的阳性率为0.39%～12.5%,这也许是由于常规病理诊断的取样误差导致了肿瘤中可能存在隐匿性,即常规病理无法发现的浸润成分。

更常见的则是在术前对病灶进行空芯针活检病理诊断为DCIS患者发生组织学低估,有13%～35%患者在术后病理升级为浸润性导管癌或微浸润,而前哨淋巴结活检阳性率在4.8%～18.6%。使用真空辅助活检装置可以使这种"低估"降低约15%。

但是,实际手术操作过程中,由于快速病理组织学检查不能完全排除微浸润的存在,当有微浸润存在时,前哨淋巴结的阳性率明显增高。对此,Ansari等进行了一项Meta分析,搜集了已发表的22篇报道共3 166例患者的资料,结论为术前诊断为DCIS的患者有7.4%(95%CI为6.2～8.9)存在前哨淋巴结的转移,术后证实为DCIS的患者有3.7%(95%CI为1.15～2.93)存在前哨淋巴结的转移。OR值为2.11(95%CI为1.15～2.93),差异有统计学意义。

目前仍缺乏大型随机临床研究证实DCIS患者进行前哨淋巴结活检对预后有益,因此没有一个能提供对那些术前诊断为DCIS患者须接受前哨淋巴结活检的预测模型。

对前哨淋巴结阳性者是否应行 ALND,目前尚无定论。Deurzen 等进行了一项小样本的回顾性研究,对 29 例前哨淋巴结阳性的患者行 ALND,没有新发现的淋巴结转移。

根据上述观点,显然 DCIS 患者行 SLN 活检的主要原因是空芯针活检在组织学上往往对浸润性癌成分估计不足,而另一方面则取决于拟定的手术方式,如果拟行保乳手术,则 SLNB 不是必须的,因为如果最终病理为浸润性癌,还可以再行 SLNB。而乳房切除术后,则无法再行 SLN 活检。

因此,对于由空芯针穿刺诊断的 DCIS,或是拟行乳房切除术的患者,推荐行 SLNB。另一方面,对于高度怀疑有浸润成分的 DCIS 患者应该建议前哨淋巴结活检,其中考虑的因素应包括年龄、钙化灶范围大小(>4 cm)、高级别或粉刺型病灶。

三、乳房佩吉特病的外科治疗

乳房佩吉特(Paget)病(Paget's disease of the breast)即乳头乳晕湿疹样癌,是一种较罕见的、预后较好的皮肤恶性肿瘤,以表皮内具有透明胞质的 Paget 细胞为特征。Paget 病分为乳房 Paget 病和乳房外 Paget 病,前者常常伴有潜在的乳房浸润性癌或原位癌。其乳头乳晕皮肤的湿疹样改变是由 Velpean 于 1856 年首次描述的,但是直到 1874 年才由 James Paget 首次提出乳头乳晕区皮肤的改变与乳腺深部癌块的关系。

1. Paget 病的临床特点

乳腺 Paget 病的发病率很低,约占乳腺原发恶性肿瘤的 1%~3%。美国癌症协会监控流行病学结论(Surveillance, Epidemiology, and End Result, SEER)登记显示:在 1973~1987 年间,158 621 例浸润性乳腺癌中有 1 775 例组织学证实是 Paget 病,占全部病例的 1.1%。

Chen 等对 1 738 例乳腺 Paget 病患者进行回顾性分析发现,本病平均发病年龄为 62.6 岁,其中伴发浸润性导管癌的平均发病年龄为 60.8 岁;伴发原位导管癌的为 63.8 岁;单纯乳腺 Paget 病为 66.2 岁。而来自中国的数据,Zheng 等的研究显示,本病占纳入统计乳腺癌的 1.6%(68/4 211),平均发病年龄较国外数据年轻,为 48.1 岁。另外,本病在男性中也有报道。

乳房 Paget 病最早期的临床表现是乳头乳晕区持续刺痛、瘙痒,进而出现典型的表现,如乳头红斑、皮肤湿疹、结痂等。疾病进展后可出现皮肤破坏、乳头内陷、破坏等。约 50% 的患者临床可触及肿块,类似浸润性乳腺癌的表现。乳房肿块不是乳房 Paget 病的典型临床表现,但若触及肿块,常提示合并有乳腺癌。一项对 15 个研究的 965 例临床乳房 Paget 病患者的综合分析发现:454 例(47%)有乳房肿块,511 例(53%)无肿块;在有乳房肿块的患者中,93% 有浸润性乳腺癌,7% 有导管原位癌(ductal carcinoma in situ, DCIS),无肿块患者中,34% 有浸润性乳腺癌,65% 有 DCIS。

患者乳头出现典型的湿疹样改变,临床医师应怀疑到乳房 Paget 病,并进一步检查有无其他乳房 Paget 病的典型表现。本病的辅助检查主要有乳腺 X 线摄影、B 超、MRI 及病理学活检。

乳房 Paget 病 X 线摄影的主要表现为乳头回缩,乳晕区皮肤增厚,乳晕下弥漫的恶性微小钙化等,但是部分 Paget 病患者可能 X 线摄影无异常表现。B 超对乳房 Paget 病的诊断也有帮助,尤其在 X 线摄影阴性的患者,B 超可以发现额外的乳腺癌。MRI 也用于 Paget 病的诊断,有助于发现 X 线摄影阴性的 Paget 病患者,对于 Paget 病合并的浸润性乳腺癌或 DCIS 也有极高的敏感性,并且有助于术前病变范围的评估。对于合并乳房肿块的 Paget 病,应行常规乳房辅助检查评估肿块性质。Amano 等曾报道,应用 MRI 确诊 1 例伴发导管原位癌的乳房 Paget 病,该患者临床及 X 线摄影结果均为阴性,后经组织学证实为本病。

对于有典型临床表现的患者,建议行病理学检查,包括刮片细胞学检查、表皮刮取活检、楔形切除活检及乳头切除活检。诊断标准为镜下找到 Paget 细胞。活检取标本时应注意揭去乳头表面结痂，清除分泌物后涂片或切取活检，尽可能提高阳性率。

2. 外科治疗

目前对于乳房 Paget 病的手术方式选择尚未达成共识。历史上局部治疗 Paget 病的标准方式是乳房切除术，乳房切除术的倡导者的证据是术后标本证实了 Paget 病深面有极高的癌灶发生率。Kothari 的研究显示，70 例 Paget 病患者，41%有多灶性病灶，34%存在多中心病变。此外，在有记录的 55 例患者的影像学检查中，42%患者的术前乳腺检查低估了病变的范围。

然而，随着人们对浸润性和原位乳腺癌采用保乳手术的尝试得到令人欣慰的结果，Paget 病的保乳手术日益受到人们的关注。

（1）乳房切除术：乳房切除术一直以来是乳房 Paget 病的标准治疗方法。研究显示，Paget 病病灶可呈多灶性或多中心性分布，且 Paget 病合并的乳腺癌可以远离乳头乳晕区。Paone 与 Baker 的研究显示，12%的 Paget 病患者（6/50）在离乳头 2 cm 或2 cm 以上的组织中发现了肿瘤的存在。而 Ikeda 研究了 11 例不伴乳腺肿块、乳腺 X 线摄影检查无阳性发现的 Paget 病患者，均施以乳房切除术，6 例在乳头远处发现了 DCIS，5 例呈多中心分布。

因此，对于 Paget 病患者，若手术仅切除乳头乳晕复合体，则外周的乳腺癌不可能被发现，常推荐采用乳房切除术。

若病理证实 Paget 病合并乳腺癌，应按照乳腺癌治疗标准进行腋淋巴结清扫或前哨淋巴结活检，若仅为单纯的乳房 Paget 病，可以仅行单纯乳房切除术或行乳房切除＋前哨淋巴结活检术。

（2）保乳手术：保乳手术＋术后全乳放疗也是乳房 Paget 病的治疗方法之一。相关方面最早的一份前瞻性研究来自 EORTC。研究发现，乳房 Paget 病患者接受保乳手术＋全乳放疗（50 Gy，25 野）后 5 年的局部复发率为 5.2%，大部分患者

167

(97%)临床未发现肿块,84% X 线摄影阴性,93%合并 DCIS。

Marshal 等研究了 36 例接受保乳手术＋放疗的乳房 Paget 病患者,所有病例术前均未发现乳房肿块或乳腺 X 线摄影异常,83%患者合并乳腺癌。随访 10 年发现,患者的局部复发率为 11%,无病生存率为 97%,总生存率为 90%。Chen 等对 1 642 例乳房 Paget 病患者研究发现,对于合并 DCIS 或浸润性乳腺癌患者,保乳术后 15 年乳腺癌特异生存率为 92%及 87%,乳房切除术后为 94%及 60%,而且仅肿块大小与淋巴结状态是预后的独立预测指标。这里需要说明,该研究为回顾性研究,保乳组较乳房切除组较高的 15 年特异生存率也许来自于选择偏移,选择保乳手术更倾向于肿瘤较小的患者。以上研究结果提示,在有效的术前评估及选择性的个体化治疗前提下,保乳手术可以提供有效的局部控制。

研究发现,乳房 Paget 病患者单纯行保乳手术而不接受术后放疗的局部复发率较高。来自 Polgar 等的研究显示,33 例乳头 Paget 病患者,其中 30 例伴有 DCIS,3 例不伴 DCIS,行保乳手术未加放疗,中位随访 6 年,11 例(33%)局部复发,10 例为浸润性癌而 6 例有远处转移灶存在。而 Dixon 等则发现,10 例 Paget 病不伴乳腺肿块、乳腺 X 线摄影阴性患者,对乳头乳晕复合体行锥形切除术,10 例皆有 DCIS,1 例伴有浸润性乳腺癌。中位随访 56 个月后,40%的患者局部复发。综合上述研究结果,单纯保乳手术并不推荐。

(3) 前哨淋巴结活检(SLNB):近两年来前哨淋巴结活检技术(SLNB)已经应用到 Paget 病的诊治过程中。数据显示,Paget 病的前哨淋巴结检出率为 97%～100%。Sukumvanich 等对 39 例 Paget 病患者行 SLNB,成功率为 98%,阳性率为 28%(11/39),其中在无症状及影像学检查阴性的乳腺 Paget 病患者中阳性率为 11%;而在有症状及影像学检查阳性的乳腺 Paget 病患者中阳性率为 45%(9/20)。其中 19 例没有临床或放射学上的发现(单纯 Paget 病),20 例有临床或放射学上的发现(Paget 病影像学阳性),两组术后病理学均被证实伴有较高比例的深部浸润性癌(单纯 Paget 病组为 27%),伴临床或放射学上发现的 Paget 病组为 55%。

　　显然,若病理证实 Paget 病合并浸润性癌,应按照乳腺癌治疗标准进行前哨淋巴结活检或腋淋巴结清扫。对于这样的患者,如拟行保乳手术,则腋淋巴结评估可暂缓直到浸润性癌成分被确诊。但若准备实施乳房切除术,则建议同时行前哨淋巴结活检,因为乳房切除后的标本中存在浸润性癌可能,而此时已丧失了再进行前哨淋巴结活检的机会。但对于一个单纯 Paget 病并拟行保乳术的患者,是否手术时行腋淋巴结评估仍然有所争议。

　　(4) 全身性治疗:对于合并乳腺浸润癌或原位癌的乳房 Paget 病患者,应按照乳腺浸润癌或原位癌治疗标准给予合适的辅助治疗。对于单纯乳房 Paget 病患者,全身性治疗的证据较少,一般认为适当的局部治疗已经足够。

四、原位癌外科治疗的进展

　　乳腺原位癌(in situ carcinoma of the breast)是一类乳腺导管或小叶上皮细胞异常增生但不超过基底膜的病变。包括两大类:导管内癌(ductal carcinoma in situ,DCIS)和小叶原位癌(lobular carcinoma in situ,LCIS)。乳腺原位癌作为浸润性乳腺癌的前驱病变或者高危因素,人们对其自然病程知之甚少。更缺乏高级别循证医学证据的临床研究数据。导致在针对乳腺原位癌这特殊人群患者的治疗路径上,一直存在争议。故本节对争议最大的问题及外科治疗领域的相关进展作一介绍。

　　1. 多形性小叶原位癌的外科处理

　　多形性 LCIS(pleomorphic lobular carcinoma in situ,PLCIS)是一种相对特殊的 LCIS,这种组织病理学类型与 DCIS 相似,且临床特性也与普通型小叶原位癌有所不同。Bentz 等评估了 12 例多形性 ILC,其中 7 例伴有多形性 LCIS 存在,在有随访的 12 例患者中,中位生存时间为 2.1 年。而 Middleton 等分析了 38 例多形性 ILC,45%的病例伴有多形性 LCIS,在有随访的 19 例患者中,9 例因肿瘤死亡(2 个月至 9 年),6 例出现了对侧乳腺癌。这些研究结果显示,多形性 LCIS 发展成为 ILC 的危险性高,尤其是多形性 ILC,且伴有相应 LCIS 的多形性 ILC 预后较差。与典型 LCIS 相比,需要采取不同的治疗策略。

NCCN 指南建议,对于 PLCIS,外科处理策略不同于普通型 LCIS,医师应考虑完整切除并达到切缘阴性。迄今为止,唯一关于 PLCIS 的切缘情况及术后辅助治疗的数据来自于 M. D. Anderson 肿瘤中心的 Middleton,研究入组 26 例切除活检诊断为 PLCIS 的患者,并根据其切缘情况分组,分组情况如下:23%(6/26)切缘阳性;27%(7/26)切缘距离≤1 mm;15%(4/26)切缘距离为 1.1~2 mm;35%(9/26)切缘距离>2 mm。中位随访时间 46 个月(4~108 个月),其间 6 例患者接受他莫昔芬预防治疗,4 例进行了术后放疗,6 例既进行了放疗又接受了他莫昔芬预防治疗。结果显示,1 例来自切缘阳性组的患者在术后 18 个月复发,总复发率为 3.8%。研究者建议对于 PLCIS,活检切缘应该大于 2 mm。

对于多形性 LCIS,需要更多的结论性数据来指导其外科处理。但就目前的数据,可以推测 PLCIS 与普通型 LCIS 相比,临床特性更倾向于浸润性癌的癌前病变,因此其临床处理策略应尤为谨慎。

2. DCIS 治疗中保乳手术的选择

大量研究结果显示,DCIS 患者乳房切除术后,局部复发率在 0~2.1%。乳房切除术通过切除了几乎所有可能发生乳腺癌的组织而提供了良好的局部控制率。但在保乳手术盛行的时代,即便浸润性癌都进行保乳手术,很难判断乳房切除是否正当。尤其研究报道,与保乳手术相比,乳房切除术在总生存率上差异无统计学意义。

而单纯肿瘤切除手术是否有效，目前研究结果显示出高的局部复发率，特别是增加局部浸润性癌的复发风险。Wong 等设计了一项前瞻性研究，原本希望入组例数可达到 200 例，但由于局部复发率过高而被迫中止。最后入组 158 例，中位随访时间 40 个月，13 例局部复发，5 年局部复发率为 12%。

Silverstein 等建立的南加利福尼亚大学/van Nugys 预后指数(USC/VNPI)，试图依据四个因素：肿瘤大小、手术切缘宽度、组织学分类及年龄，简化 DCIS 患者制定治疗决策。它根据不同分值界定了三个风险级别：4~6 分为低危，适合单纯肿块切除；7~9 分为中危，需要附加放射治疗；10~12 分为高危，需要进行乳房切除术。但是，至今它未被前瞻性对照研究验证，因此 VNPI 至今仍不能被确定为对 DCIS 患者在接受乳腺局部治疗选择时的一个直接有效的评价与预测风险的工具。

3. DCIS 保乳手术术后放疗的作用及地位

面对针对 DCIS 的单纯局部肿块切除治疗带来的可能的高复发率，21 世纪初期的三个里程碑式的前瞻性随机临床研究：NSABP B-17、EORTC 10853 及 UK 试验，给出了肯定的答案：尽管联合放疗未显示出总生存的优势，DCIS 患者术后应用放射治疗比单纯肿块切除治疗患者减少复发风险 50%~60%。而最新的随访资料进一步加强了先前的结论，局部切除联合放疗组与单纯局部切除组 DCIS 患者同侧浸润癌或非浸润癌复发率降低分别为：45%（NSABP, $HR=0.56$, 95%CI 为 0.44~0.73）、47%（EORTC, $HR=0.53$, 95%$CI=0.40$~0.70），10 年无复发生存率显著提高（EORTC, 85% 比 74%, $P<0.0001$）。强有力的数据决定了，至今为止局部肿块切除联合放疗是 DCIS 患者最常选择的局部治疗方式。

DCIS 治疗过程中最重要的问题之一就是：什么样的患者保乳术后需要放疗？ NSABP B-17 及 EORTC 10853 中，亚组分析并未发现无法从术后放疗中获益的亚组人群,放疗对切缘阴性或阳性患者均有益处。

4. DCIS 保乳手术切缘状况的研究

大部分研究都认为切缘状态与局部复发相关,对于行保乳手术的 DCIS 患者,0 mm 的阴性切缘与大于 10 mm 切缘相比,其局部复发率明显增高。然而,迄今为止没有一个前瞻性随机对照研究来明确在何种切缘宽度(例如:2、4 或 10 mm)下,患者获益最大。

目前关于 DCIS 保乳手术加术后放疗的手术切缘研究证据级别最高的文章之一来自 Dunne 等的 Meta 分析,其研究了保乳手术加放疗的 4 660 例患者的手术切缘情况,结果显示:阴性切缘为 2 mm 时单侧的复发危险度明显低于切缘不足 2 mm 时($OR=0.53$;95%CI 为 $0.26\sim0.96$),2 mm 的手术切缘与 5 mm 以上的手术切缘在单侧复发率上差异无统计学意义($OR=1.51$;95%CI 为 $0.51\sim5.0$;$P>0.05$)。研究者据此认为,对于保乳手术加术后放疗的患者,2 mm 是一个适当的手术切缘。

5. DCIS 同侧腋淋巴结的处理策略

对于开放手术术后最终病理诊断为纯 DCIS 者,由于病灶中没有浸润成分,理论上不应出现腋淋巴结转移,然而进行前哨淋巴结活检,其前哨淋巴结活检的阳性率为 0.39%$\sim$12.5%,这也许是由于常规病理诊断的取样误差导致了肿瘤可能存在隐匿性,即常规病理无法发现的浸润成分。

更常见的则是在术前对病灶进行空芯针活检病理诊断为 DCIS 患者发生组织学低估,有 13%$\sim$35%患者在术后病理升级为浸润性导管癌或微浸润,使用真空辅助活检装置可以使这种"低估"降低约 15%。而前哨淋巴结活检阳性率在 4.8%$\sim$18.6%。

但是,实际手术操作过程中,由于快速病理组织学检查不能完全排除微浸润的存在,当有微浸润存在时,前哨淋巴结的阳性率明显增高。Ansari 等的 Meta 分析搜集了已发表的 22 篇报

道共 3 166 例患者的资料,结论为:术前诊断为 DCIS 的患者有
7.4%(95%CI 为 6.2～8.9)存在前哨淋巴结的转移,术后证实
为 DCIS 的患者有 3.7%(95%CI 为 1.15～2.93)存在前哨淋巴
结的转移。OR 值为 2.11(95%CI 为 1.15～2.93),差异有统计
学意义。而 Katz 等汇报了 109 例纯 DCIS 及 21 例 DCIS 伴微
浸润患者的前哨淋巴结活检情况,结果显示,两者前哨淋巴结阳
性率分别为 9.5% 和 7.2%。

　　根据上述观点,显然 DCIS 患者行 SLN 活检的主要原因是
空芯针活检在组织学上往往对浸润性癌成分估计不足,而另一
方面则取决于拟定的手术方式,如果拟行保乳手术,则 SLNB 不
是必须的,因为如果最终病理为浸润性癌,还可以再行 SLNB。
而乳房切除术后,则无法再行 SLN 活检。

　　因此,对于由空芯针穿刺诊断的 DCIS,或是拟行乳房切除
术的患者,推荐行 SLNB。另一方面,对于高度怀疑有浸润成分
的 DCIS 患者应该建议前哨淋巴结活检,其中考虑的因素应包
括年龄、钙化灶范围大小(>4 cm)、高级别或粉刺型病灶。而关
于前哨淋巴结活检对于 DCIS 患者的预后影响,尚需要大型随
机临床研究结果。

　　对前哨淋巴结阳性者是否应行 ALND,目前尚无定论。
Deurzen 等进行了一项小样本的回顾性研究,对 29 例前哨淋巴
结阳性的患者行 ALND,没有新发现的淋巴结转移。

(朱思吉　龙裔宁　陈伟国)

第四节　前哨淋巴结活检

　　腋淋巴结状态是乳腺癌患者重要的预后因素之一。腋淋巴
结清扫(axillary lymph node dissection,ALND)被视为评价腋
淋巴结状态的唯一标准而广泛开展,但可引起患侧上肢淋巴水

肿、肩关节活动障碍等诸多并发症,这对于无腋淋巴结转移的患者是不必要的。近年早期乳腺癌腋淋巴结阴性患者发现增多,所以采用损伤最小的方法来获取腋淋巴结状态的 SLNB 已成为乳腺癌治疗中的热点。

1977 年 Cabanas 在研究阴茎肿瘤时发现肿瘤引流到一组特殊的淋巴结群,这组淋巴结最早发生转移,将其命名为前哨淋巴结(sentinel lymph node,SLN)。定义为接受原发肿瘤淋巴引流及转移的第一个区域淋巴结或淋巴结群。SLNB 就是测检接受原发肿瘤淋巴结引流的第一个淋巴结,对腋淋巴结状态进行准确地评价。1992 年 Morron 等首先将 SLNB 运用于黑色素瘤患者。Alex 于 1993 年运用放射性核素进行淋巴示踪检测 SLN;第二年 Giuliano 等首次报道用活性染料作示踪剂测检 SLN;1996 年 Albertini 等联合应用生物染料和核素作示踪剂检测 SLN。

大量的单中心临床经验证实,乳腺癌 SLN 阴性的患者可以避免进一步的 ALND,在倡导循证医学的今天,NSABP B-32 临床试验结果更是为乳腺癌 SLNB 技术的临床应用提供了强有力的证据支持。这是一项前瞻性随机多中心临床试验,共入组 5 611 例可手术、腋淋巴结临床检查阴性的乳腺癌患者,随机分成两组: SLNB+ALND 组(2 807 例),先行 SLNB,不论 SLN 是否有转移随后行 ALND;SLNB 组(2 804 例),先行 SLNB,若术中细胞学病理检查和术后组织学病理检查示转移阴性,则不再行 ALND,若检查示转移阳性,则行 ALND。主要研究终点为 OS、DFS 和局部控制率。71.1% 的患者 SLN 阴性,其中 SLNB +ALND 组 1 975 例,SLNB 组 2 011 例,平均随访 95 个月,随访率 99.9%。两组 OS 和 DFS 均无显著差异,SLNB 组并发症发生率显著低于 SLNB+ALND 组。研究结果提示,对于可手术、临床检查腋淋巴结阴性的乳腺癌患者,若术中病理检查 SLN 无转移,则无需再行进一步的 ALND,对于这组患者,

SLNB 可以取得与 ALND 相同的总生存率、无病生存率和局部控制率。

一、前哨淋巴结活检术的适应证及禁忌证

（1）适应证：临床早期浸润性乳腺癌（T_1 和 T_2 期）、临床腋淋巴结阴性、单发肿瘤，以上条件同时具备。患者年龄、性别及肥胖不受限制。

（2）绝对禁忌证：组织学或细胞学已证实腋淋巴结阳性、对示踪剂（蓝染料和硫胶体）过敏和炎性乳腺癌。

（3）相对禁忌证：T3 期肿瘤、患侧乳腺或者腋已接受过手术或放疗、多中心或多灶性肿瘤、妊娠期乳腺癌。

二、前哨淋巴结活检方法的选择和优缺点

前哨淋巴结活检方式可根据示踪剂不同（表 7 - 2）分为三种：以放射性核素作为示踪剂、以蓝色染料作为示踪剂，以及同时运用上述两种方式的方法。如果用核素法，外科医师则以手提 γ 探测器定位前哨淋巴结的方式，成功率为 $91\%\sim98\%$，如果单用蓝染料法确定前哨淋巴结成功率为 $65\%\sim93\%$，两种方法联合使用的成功率可达 98.3%。Giuliano 等的最初研究中，前哨淋巴结成功率为 66%，而最近的一项报道其成功率高达 $99\%\sim100\%$。美国 H. L. Moffitt 肿瘤中心的 Cox 报道，其中心 6 位年资相近的外科医师进行前哨淋巴结活检，工作初期的假阳性率比较高，至 22 例活检术后平均假阳性率下降到 10%，54 例活检术后假阳性率降低到 5%。所以，无论哪种方式，成功率与操作者的经验有着密切的关系。由于乳腺癌前哨淋巴结活检是一项操作性很强的技术，其成功率与经验的积累密切相关，即存在所谓的"学习曲线"（learning curve），绝大部分的操作失败出现在研究者进行该项研究的早期。一项相关的研究显示：由高年资外科医师实行，活检的成功率明显高于低年资者（94%

比 86％)且随着经验的积累,假阴性率都有下降趋势。

表 7-2 不同示踪剂的比较

种类	染料示踪剂	核素示踪剂
优点	分子量小,弥散快,无需辅助设备,价格低廉	分子量大,可避免非 SLN,术前可明确定位
缺点	不能提示探测方向,对医师要求高	价格昂贵,存在放射污染,操作复杂
常用	1％异硫蓝、亚甲蓝,0.75％专利蓝	^{99m}Tc 标记的硫胶体

　　如果采用核素法,患者术前 2～24 h 接受核素注射在肿块四周,术前用 γ 计数器探测腋窝和内乳区域放射性核素热点的分布情况,活检切口通常近热点附近的合适部位,术中在 γ 计数器的导引下找到核素放射性浓聚的淋巴结,即前哨淋巴结,予以摘除。如果选用蓝染法,则术前 5～15 min 注射蓝色染料于肿块或乳晕周围,立刻加以按摩 5～10 min,这样可以增加乳房局部压力,促进淋巴引流,Giuliano 等证实使用该办法可提高前哨淋巴结活检的成功率。手术切口一般选在腋窝下方,作凹面向上的弧形切口,找到蓝染的淋巴结,即为前哨淋巴结。联合法则为上述两种方法叠加。

三、前哨淋巴结状态的术中评估

　　目前,术中快速冰冻切片(frozen section,FS)及印片细胞学(touch imprint cytology,TIC)单独或联合检查已被广泛应用于 SLN 术中诊断,但两者存在明显的不足,主要是对 SLN 微转移灶检测的灵敏度欠佳。Brogi 等报道,FS、TIC 总的灵敏度分别为 59％和 57％,其中对 SLN 大体转移灶检测的灵敏度分别为 96％和 93％,而对 SLN 微转移诊断的灵敏度均仅为 27％。Menes 等报道了 FS 和 TIC 对大体转移的灵敏度分别为 83％和

78%,对微转移的灵敏度分别为 78%和 57%。FS 和 TIC 这两种方法各有优缺点,就灵敏度、特异度、准确率等方面来说没有很大的差异,而且两种方法均对较大的转移灶更敏感,假阴性和微转移与小叶癌相关。杨耿侠等对 150 例患者的 400 枚 SLN进行术中 FS、TIC 及其联合检测,TIC 和 FS 术中诊断的灵敏度分别为 71.9%和 83.1%($P>0.05$);两者联合诊断的灵敏度为96.6%,显著高于 FS 和 TIC 单独诊断的灵敏度($P<0.001$)。其他研究结果亦显示,TIC 联合 FS 检测灵敏度较两者单独应用为高,有更低的假阴性率。

　　联合应用 FS 及 TIC 进行 SLN 术中诊断可以提高 SLN 术中诊断的灵敏度和特异度,能够在一定程度上满足临床需求,避免二次手术。但其均存在灵敏度较低、主观性强、非标准化、检测组织量少(远小于 5%)等缺点,需要寻求更为准确的术中快速分子诊断技术。鉴于 SLN 的术中分子检测尚未在中国获准临床应用,在目前的临床实践中大多采用传统的 FS 检测 SLN的转移。

　　近年来,灵敏度和准确率更高且更客观的分子诊断在 SLN诊断中显现出巨大的优势。通过检测在乳腺组织和癌组织中高表达而在正常淋巴结中不表达的基因蛋白,可以快速、准确、客观地检测 SLN 转移。随着乳腺癌 SLNB 技术的广泛应用,逆转录聚合酶链反应(RT-PCR)用于检测淋巴结转移灶的研究日益受到重视。Mitas 等研究显示乳腺球蛋白、乳腺组织特异度基因 PIP、细胞角蛋白 19(CK19)、乳腺球蛋白 B、黏蛋白 mucl 及癌胚抗原(CEA)可以用于检测乳腺癌 SLN 中的癌转移。Manzdtti 等利用 CK19、maspin、乳腺球蛋白、CEA 及 mucl 检测乳腺癌 SLN 转移,发现乳腺球蛋白的灵敏度最高(77.8%),mucl 的特异度最高(100%)。Gimbergues 等检测乳腺癌患者SLN 中乳腺球蛋白、CEA、CK19 的表达情况后发现,乳腺球蛋白的灵敏度、特异度均为 100%,可作为诊断 SLN 转移最准确的标志物。Nissan 等研究了 CK19、乳腺癌分化肿瘤抗原 NY-BR-1 和乳腺球蛋白 B 基因用于 SLN 检测,指出虽然 NY-BR-1 灵敏度高于乳腺球蛋白 B,但其在不同患者之间表达存在不一致性;联合 CK19 和乳腺球蛋白 B 可用于检测乳腺癌 SLN 转移状况。该研究同时用 DNA 印迹法证实了上述 RT-PCR 结果。目前,普遍认为乳腺球蛋白及 CK19 是检测 SLN 转移比较理想的分子标志物。GeneSearch™ breast lymph node assay(BLN 检测)和 SYSMEX GD-100 assay(OSNA 检测)两种分子诊断技术在全球范围内运用最为广泛。

四、前哨淋巴结活检的进展与展望

1. SLN 的微转移

对 25 项临床试验的荟萃分析资料显示,SLN 微转移(micro-metastases,MM)和孤立肿瘤细胞群(isolated tumor cells,ITC)患者腋窝其他淋巴结转移的概率约为 20% 和 9%。虽然已有资料表明,乳腺癌 SLN 微转移的预后价值有限,但 SLN 微转移者有如此高的腋淋巴结转移率值得重视。目前的问题是,术中冰冻切片病理检查尚不能用于检测 SLN 微转移。为解决此问题正在进行多种探索,寻求最佳方案。如采用多层切片免疫组化染色和 PCR 检测等方法,近来有探索通过专业化厂家检测解决乳腺癌 SLN 微小转移问题。这些研究仍处于探索阶段,尚难以用于大量临床患者的实际工作。因此,在没有有力的资料明确 SLN 微转移的临床意义之前,对术后发现存在 SLN 微转移的乳腺癌患者仍需再进行腋淋巴结清除术。

2. 新辅助化疗后的 SLNB

由于新辅助化疗可以提高局部晚期乳腺癌患者的保乳率,同时可以观察治疗效果,所以新辅助化疗在可手术乳腺癌患者中的应用日渐增多。然而,新辅助化疗患者行 SLNB 的时机仍存在争议,化疗有效时可能使原有癌转移的 SLN 转为阴性,但腋窝其他转移淋巴结中仍可能有癌残留,如在新辅助化疗后再进行 SLNB 可能出现假阴性,新辅助化疗后 SLNB 假阴性的发生率和临床及预后意义尚不清楚。一般主张对有 SLNB 指征的可手术乳腺癌患者,如拟施行新辅助化疗,应在新辅助化疗前行 SLNB,根据活检结果决定新辅助化疗后是否行腋窝清除术。但已有荟萃分析证实,18 项新辅助化疗后 SLNB 的结果显示,SLNB 的平均成功率为 89%,平均假阴性率为 10%(0~33%),接近常规 SLNB 的相关数据;新辅助化疗可使 20%~40%的腋淋巴结阳性患者转为阴性,化疗前行 SLNB 将使该部分患者接受 ALND,因而不能从新辅助化疗的腋窝降期中获益。对于仅有 SLN 转移的患者,化疗前行 SLNB,化疗后行 ALND 将不能评估患者的腋窝降期与获益;新辅助化疗的方案可以根据乳腺原发肿瘤大小、生物学特点及临床腋淋巴结状态确定。临床淋巴结阴性的可手术乳腺癌患者 SLNB 仍然有较好的符合率,可用于决定是否行腋窝手术。目前认为,对于临床腋淋巴结阴性患者,新辅助化疗后 SLNB 是指导腋窝处理的准确技术。新辅助化疗后 SLNB 最终的可行性需要前瞻性 SLNB 替代 ALND 试验的证实。

3. SLN 阳性患者的非 SLN 转移预测

尽管对 SLN 阳性患者进行腋窝清扫术是腋窝处理的标准模式,但该部分患者在接受腋窝清扫术后,超过一半的患者腋窝非 SLN 没有转移,并无治疗意义。因此,准确预测非 SLN 状况有助于确定治疗计划,以减少不必要的清扫带来的并发症。欧洲肿瘤所约 3 500 例 SLNB 的资料也显示,SLN 大体转移、微转移及 ITC 患者腋窝其他淋巴结转移的概率分别为 50.3%、21.4%和 14.7%。目前已有多个数学模型用于评估 SLN 阳性患者的非 SLN 转移,包括 MSKCC 列线图、Mayo 列线图、Tenon 评分、MDA 评分及 Saidi 评分。一项前瞻性多中心研究通过比较 516 例接受腋窝清扫术 SLN 阳性患者的非 SLN 转移列线图及评分模型,验证上述五个模型的准确性,包括假阴性率和辨别能力;同时对上述模型进行亚组分析,包括 246 例 SLN ITC 或 MM 患者及 165 例原发肿瘤直径大于 2 cm 患者。结果显示,无论是总体人群还是亚组分析,Tenon 评分模型均优于其他模型。另一项研究比较了 319 例接受腋窝清扫术 SLN 阳性患者的 Tenon 评分、MSKCC 列线图及剑桥大学和斯坦福大学列线图,结果显示,MSKCC 列线图预测能力最强,Tenon 评分及剑桥大学列线图次之。

4. SLN 阳性是否一定要清扫腋窝

NSABP B-32 试验巩固了 SLN 转移状态可准确预测腋淋巴结转移状态的理念;当 SLN 阴性就可以避免 ALND。而当 SLN 阳性时,目前的原则是应当行 ALND,美国国立综合癌症网络(NCCN)指南也是如此推荐。然而,是否所有的 SLN 阳性患者都须接受 ALND?

ACOSOG Z0011 试验入组了 891 例 $T_{1\sim2}N_0M_0$ 石蜡切片、HE 染色 SLN 转移阳性(≤2 枚)的患者,随机分为仅接受 SLNB 组(446 例)或进一步 ALND 组(445 例),所有患者都接受保乳术和放疗,遵医嘱行全身辅助治疗。中位随访 6.3 年,ALND 组和 SLNB 组患者的 5 年乳腺复发率分别为 3.7% 和 2.1%($P=0.16$),5 年淋巴结复发率为 0.6% 和 1.3%($P=0.44$)。多变量分析显示,患者年龄($P=0.026$)和肿瘤高分级(高 Bloom-Richardson 评分,$P=0.0258$)是复发的独立预测因子。ALND 组和 SLNB 组 5 年的 OS 分别为 91.9% 和 92.5%($P=0.24$),年龄、ER 状态和全身辅助治疗是 OS 的独立预测因子。ALND 组和 SLNB 组 5 年的 DFS 分别为 82.2% 和 83.8%($P=0.24$),ER 状态和全身辅助治疗是 DFS 的独立预测因子。以上结果可以看出,SLN 阳性的患者,无论在 DFS、OS 还是局部复发率上都不能从进一步的 ALND 中获益。

以上的结果去年发表后在学术界引起不小的震动,然而该研究入组患者限制在特定的早期乳腺癌患者,样本量较小,是否能指导临床工作尚待更大规模、更长期随访的临床试验来证实。

基于循证医学证据、临床指南和专家共识,SLNB 已经成为乳腺癌腋窝分期的标准治疗模式。SLNB 可以提供更为准确的腋淋巴结分期,SLN 阴性患者 SLNB 替代腋窝清扫术后腋窝复发率和并发症很低,SLNB 的适应证也在不断扩大,对 SLN 微转移预后意义更为明确,SLN 阳性患者的非 SLN 转移预测研究不断深入,SLN 术中诊断将会进入一个新的分子时代。

（朱　丽）

第五节　乳腺癌术后重建

乳房是女性身体上的重要组成部分,是女性第二性征的标志性器官之一,是女性的象征。它不仅有泌乳、哺育功能,还是体现女性形体曲线美感所必不可少的,也是绘画、诗歌等多种艺术形式表现和赞美的对象,具有泌乳和美体两方面的特性。乳房缺失不仅影响女性体态完美,而且对患者的身心造成严重的影响,甚至影响到周围的人际关系和家庭的稳定,给社交、工作和生活带来许多不便。随着乳腺癌治疗的进展,乳房再造技术日臻完善。对于因肿瘤切除后的变形、放射线照射后的萎缩,以及先天性畸形等,从解除患者的精神痛苦,提高生存质量出发,以整形为目的,需要进行乳房再造手术。

乳房再造术（breast reconstruction）是指利用自体组织移植或乳房假体重建因患乳房疾病行乳房切除术后的胸壁畸形和乳房缺损。最常见的乳房缺损见于乳腺癌切除术后。目前,乳房再造的手术方法有乳房假体植入和自体组织移植两大类。自1992 年美国食品和药品管理局（FDA）限制使用硅凝胶乳房假体以来,应用自体组织移植再造乳房成为主流,其中以下腹部横

181

形腹直肌肌皮瓣（transverse rectus abdominis myocutaneous flap，TRAM）和扩大背阔肌肌皮瓣应用最广。

一、乳房再造时机

临床实践证明，在乳腺癌根治手术的同时进行乳房再造（即时乳房再造），手术安全可行，乳腺癌复发率及死亡率等方面与单纯乳腺癌根治术相比并无明显差异，因此，近年来即时乳房再造成为一种趋势。即时乳房再造优点是：即时乳房再造患者无乳房缺损所造成的心理上的磨难；即时乳房再造乳房下皱襞比较自然，局部皮瓣比较柔顺；总手术费用和总的住院时间比后期乳房再造少。缺点是：潜在手术并发症的发生率较单纯乳腺癌切除术有增加。

后期再造的优点是：患者对乳房缺损有着切身的体验，对是否要求乳房再造能够作出理性的判断，术后满意度较高；有报道后期再造乳房可减少上肢淋巴水肿的发生。缺点是：需要两次手术，所需费用也较即时再造高。

传统上认为，乳腺癌手术后 1～2 年，无局部复发和远处转移者可进行乳房再造。现在一般认为化疗结束后 3 个月后即行后期乳房再造。

二、乳房再造方法的选择

乳房再造方法的选择应根据患侧和健侧乳房的情况决定。首先应检查患侧乳房切除后瘢痕的形态、方向与增生程度；皮肤的松紧度和质地；胸大肌是否保留、其质量如何；锁骨下区及腋窝部组织缺损情况；腋前襞形态是否完整等。同时应检查健侧乳房的丰满和下垂程度，以及患者的年龄、一般身体状况、腹部和背部以前的手术瘢痕等。同时考虑患者对健侧乳房是否有增大、缩小以及下垂矫正的要求。一般情况下大部分患者拒绝对健侧乳房进行任何的手术操作。

TRAM乳房再造手术可以满足几乎所有类型的乳房再造要求,其组织量大,再造乳房的形态自然,有一定的丰满和下垂程度,可以达到和健侧对称,特别是乳腺癌根治术后或扩大根治术后,组织需要量较大时。缺点是手术创伤较大。

扩大背阔肌肌皮瓣适合于乳房良性肿瘤或保乳治疗手术后乳房部分缺损,以及胸大肌保留的改良根治术后或保留皮肤根治术后,健侧乳房中等大小的患者。

应用乳房假体或先行皮肤扩张后再植入乳房假体乳房再造术适用于保留胸大肌的改良根治术后,乳房体积中等或较小,无明显下垂者,特别是不愿或不能接受较大手术创伤者。

三、TRAM乳房再造术

Hartrampf报道应用TRAM皮瓣再造乳房以来,已成为乳房再造最常用的一种手术方式,被称为乳房再造的"标准术式"。

腹直肌肌皮瓣的血液供应主要来自腹壁上、下动脉与伴行静脉。单蒂TRAM皮瓣按照血供的优劣分为四个区域:Ⅰ区位于腹直肌肌肉蒂表面,血供最好;Ⅱ区相当于蒂部对侧腹直肌肌肉表面,血供次之;Ⅲ区位于蒂部同侧腹直肌外方,血供又次之;Ⅳ区位于蒂部对侧腹直肌外方,血供最差。

一侧腹壁上血管为蒂的TRAM皮瓣的安全供血范围约为皮瓣的60%,即第Ⅰ、Ⅱ区和部分Ⅲ区,应根据组织量的需求选择应用。对于下腹部正中瘢痕的患者,蒂部对侧的血液供应受到影响,阑尾切口瘢痕不影响皮瓣血供,腹直肌横断切口瘢痕则不能行带蒂转移。因此,保留胸大肌的乳腺癌改良根治术后,无阑尾切口以外瘢痕的患者是带蒂TRAM皮瓣的良好适应证。

有下腹部正中瘢痕的病例,乳腺癌根治术后或扩大根治术后组织需要量大,单蒂TRAM皮瓣可利用组织量不足,需要选择双蒂TRAM、VRAM或附加血管吻合(super-charge),游离移植(free TRAM)等术式。

1. 单蒂 TRAM 再造

术前站立位作出标记线：① 前胸部组织缺损的范围,大范围的组织缺损需要从锁骨下开始充填;② 与健侧对称的乳房下皱襞;③ 剑突正中点;④ 阴毛上部正中点。由于脐部周围的血管穿支最为粗大和丰富,TRAM 皮瓣的上缘位于脐上 0.5～1 cm。下缘通过阴阜的稍上方,要考虑到供区能够直接缝合。皮瓣呈纺锤形,范围限制在两侧髂前上嵴内,即限制在腹壁下血管和腹壁浅血管供血的范围内,超出该范围,会将旋髂浅血管的供血区域带进皮瓣,成为皮瓣部分坏死的原因。为了皮瓣转移时,减少蒂部的扭曲,选择再造侧的对侧腹直肌作为肌肉蒂。

首先切除胸部瘢痕,分离前胸部皮瓣,上至锁骨下,外到腋中线,内为胸骨旁,向下分离至乳房下皱襞,于胸部正中向腹部作皮下隧道。

切开肚脐周围,将脐部从皮瓣分离。然后切开 TRAM 皮瓣上缘,于腹直肌鞘膜表面向头侧分离围裙样皮瓣,越过肋弓边缘,向胸部创面作皮下隧道。切开 TRAM 皮瓣下缘,于蒂部对侧自外侧开始在筋膜表面剥离至腹部正中,然后在蒂部同侧从外向内剥离至显露腹直肌外侧皮肤穿支血管为止。形成以腹直肌为蒂的 TRAM 肌皮瓣,经皮下隧道转移到胸部,加以塑形,腹部供区逐层缝合。

根据乳腺癌切除术式的不同,乳房的塑形方法有所差异。胸部的重建需要充填锁骨下和腋窝部的凹陷和塑造乳房球形体,重点突出腋前襞和乳房的弧线。胸部组织严重缺损的患者,需要将皮瓣固定于上臂内侧,模拟胸大肌的止点和形态。

术后 3 个月,皮瓣肿胀消退稳定后,应用局部星状皮瓣门诊手术进行乳头乳晕再造,以后文身着色,完成乳房再造的整个过程。

2. 双蒂 TRAM 皮瓣

双蒂 TRAM 对有腹部瘢痕和根治术后需要整个 TRAM

皮瓣再造的患者是一种切实可行的治疗方法。双蒂 TRAM 皮瓣血供更加可靠,但切取两侧腹直肌,对腹壁影响较大,容易形成腹壁软弱或腹壁疝。术中切取部分腹直肌鞘膜,采用肌肉内分离技术(intra-muscular dissection)显得格外重要。对腹直肌鞘膜和腹直肌切除过多者,应用筋膜、真皮组织或人工补片(涤纶网)等加强腹壁。

术前设计和手术操作基本上和单蒂 TRAM 相同。自皮瓣两侧向内分离,找到腹壁下动静脉,确认血管走行后,劈分外侧腹直肌和内侧腹直肌,剪开腹直肌内侧鞘膜,逐步向头侧分离,脐上部仅切取中间 2～3 cm 宽的腹直肌前鞘和内侧 2/3 腹直肌,保留外侧 1/3,脐下部仅切取中间部分腹直肌,保留内外两侧部分鞘膜和肌肉。

皮瓣转移到胸部后多为横形设计,去除多余表皮,充填锁骨下凹陷,塑造腋前襞形态和乳房外形。

3. 游离移植(free TRAM transfer,free-TRAM)

以腹壁下动静脉为蒂 TRAM 皮瓣游离移植,一方面保持了腹壁下血管为下腹部皮肤皮下组织的主要供血血管,TRAM 皮瓣血供良好,和带蒂移植相比较少发生脂肪变性硬结;另一方面皮瓣仅脐下切取部分腹直肌,减少了腹壁肌肉的损伤。掌握熟练显微外科技巧者,皮瓣坏死的发生率为 1%～3%。近年来,TRAM 皮瓣游离移植进行乳房再造有增加的趋势,不足之处是和带蒂移植相比,手术时间延长 1～2 h,要求有熟练的显微外科操作技术,皮瓣坏死是全或无的关系。

手术操作和带蒂移植基本相同。分离皮瓣是要求尽可能长地保留腹壁下血管。受区血管一般选用胸背血管、胸廓内血管和腋动静脉的分支血管等。

4. 腹壁下血管穿支皮瓣(deep inferior epigastric perforator,DIEP flap)

DIEP 皮瓣是以腹壁下血管为血管蒂,以其在脐周的主要血管分支为滋养血管的下腹部皮瓣。皮瓣形状与设计与TRAM皮瓣相同。手术中在腹直肌后面找到腹壁下血管,沿其走行分开腹直肌,追踪到穿出腹直肌前鞘为止。为了保护供血穿支血管,可以在血管周围保留少许肌肉组织。皮瓣形成后与胸部受区血管在显微镜下吻合。

该方法的优点是最大限度地保留了腹直肌的形态与功能,将腹壁的损伤程度降到最低水平。缺点是手术操作相对烦琐,手术时间延长,分离血管时易损伤穿支血管,特别是完全不带腹直肌时,增加了皮瓣失败的概率。

5. 并发症

TRAM乳房再造术后的最主要并发症是皮瓣坏死以及供区腹壁疝形成。与乳房假体再造手术不同,手术并发症取决于假体本身的组织生物学特性,TRAM乳房再造术后的并发症主要取决于适当的病例选择,以及手术者的操作方法和经验。绝大多数TRAM术后并发症是可以避免的。

(1)皮瓣坏死:处理皮瓣坏死的最佳方法是避免发生。临床实践证明,单蒂TRAM所能安全携带的面积约占整个皮瓣的60%,选用单蒂TRAM时,应将皮瓣的Ⅳ区和部分Ⅲ区切除。术中预计会发生皮瓣坏死时应将腹壁下血管与腋部血管吻合。皮瓣坏死发生后,如果坏死界限明显,应彻底清创,去除坏死组织,重新塑形。

(2)腹壁软弱和腹壁疝:腹壁软弱表现为腹壁整体膨隆,腹壁疝则因腹壁局部张力过低,腹内组织经此部位疝出。TRAM皮瓣应用早期,强调注意皮瓣的血供,过多将肌肉和鞘膜组织带入皮瓣,腹壁疝的发生率较高,随着皮瓣血供的研究和操作技术的改进,发生率已显著降低。腹壁软弱或腹壁疝发生后,患者应佩带加强型弹力绷裤,直到二期手术矫正。

(3)脂肪硬结液化:TRAM皮瓣携带大量的脂肪组织,而脂肪组织脆弱,血供较差,因血供不良或组织液化,易于发生缺血变性或坏死液化。

四、扩大背阔肌肌皮瓣乳房再造

传统的背阔肌肌皮瓣不携带周围脂肪组织,组织量小,需要联合应用乳房假体进行乳房再造,达到与健侧乳房对称。乳房假体作为异物,有假体渗漏破裂、包膜挛缩等并发症,成为人们最近关注议论的焦点之一。为了避免使用乳房假体,Bohme(1982年)和 Hockin(1983年)提出单纯应用背阔肌肌皮瓣,不使用乳房假体进行乳房再造,经过不断改进,被越来越多的人采用。扩大背阔肌肌皮瓣是将背阔肌周围的脂肪组织连同背阔肌一并形成皮瓣转移到胸部,加以塑形,进行乳房再造。尤其适用于中小体积乳房的再造。

1. 术前检查

术前除了常规进行有关肿瘤全身复发的检查外,重点检查健侧乳房和供区的情况:① 背部可以利用的组织。将示指和拇指置于背阔肌前缘,将皮肤捏起,估侧可以利用的脂肪厚度。注意观察髂嵴上方脂肪厚度与范围。背部瘦削者仅能再造体积较小的乳房,体态中等者可以用来再造中等大小的乳房,脂肪肥厚者可以再造较大的乳房。② 测量背阔肌的功能。患肢外展,检查者用手托起患肢,嘱其内收,观察背阔肌肌腹收缩情况,背阔肌收缩功能丧失表明胸背神经受损,同时也意味着胸背血管遭到损伤。乳腺癌根治手术时,损伤胸背神经,背阔肌失神经萎缩,背阔肌肌皮瓣的组织量缩小,应采用 TRAM 皮瓣等其他方法进行乳房再造。背阔肌功能良好者意味着胸背血管神经保持完整,未被损伤。

2. 皮瓣设计

皮瓣部分的设计有三种方法:横形、外上内下的斜形,以及内上外下的斜形。由于横形的瘢痕为胸罩所遮盖,瘢痕不明显,较为常用。外上内下的斜形皮瓣造成背部纵形瘢痕,有碍美观,但方便手术操作,特别是易于五区脂肪的切取。内上外下的皮瓣设计符合背部的皮纹方向,既便于皮瓣的切取又有助于术后瘢痕的美观。

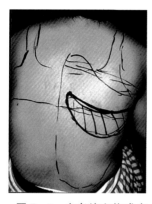

图 7-1 患者站立位或坐位,标画出胸部分离范围腔隙和背部脂肪皮瓣的切取范围

患者站立位或坐位标画出胸部分离范围腔隙和背部脂肪皮瓣的切取范围(图 7-1)。皮瓣部分呈新月形,向头侧弯曲,新月形皮瓣内侧离背部正中线 3 cm,外侧到腋前线皮瓣宽度 7 cm 余,以能直接拉拢缝合为度。皮瓣过宽增加的脂肪组织量有限,反而会造成供区严重并发症。

患者取坐位或站立位,作手术前标志线:① 与健侧对称的乳房下皱襞;② 手术侧的背阔肌轮廓;③ 肌皮瓣设计:首先在背部大致标出胸罩轮廓,在胸罩下缘设计椭圆形皮瓣。皮瓣位于背阔肌上缘肌质部位,呈横形或斜形。皮瓣大小要求既满足乳房

再造要求,供区又能直接拉拢缝合。如果采用保留皮肤的乳腺癌根治术,则只需要很少的皮肤。

3. 手术操作

取患侧在上的侧卧位。胸部瘢痕切除和皮瓣游离均可在此体位下进行。术区消毒铺巾后,患侧上肢用无菌单包扎,便于术中移动。

切除胸部瘢痕,在皮瓣下胸大肌表面分离腔隙至术前的表划范围,止血后盐水纱布填塞备用。

沿背部标志线作皮瓣切口,切开皮肤后,保留皮下 0.5 cm 厚的脂肪,其余脂肪保留在肌肉表面,潜行剥离肌肉、脂肪瓣的切取范围。潜行剥离时,应保持一定的皮下脂肪厚度,保护真皮下血管网,防止供区皮肤部分坏死。于皮瓣前缘在肌筋膜表面

分离,显露背阔肌前缘。在背阔肌前缘底面确认血管走行。按所需肌肉的多少切断背阔肌的起点,采用由远及近的皮瓣切取方法,在肌肉深层分离包括胸背血管,将肌皮瓣掀起,向腋窝方向分离。胸背血管在进入背阔肌以前,发出分支进入前锯肌。特殊情况下,肩胛下血管遭到破坏时,背阔肌肌皮瓣依靠该分支可以维持血供。因此,应尽可能保留前锯肌的血管分支,一般情况下保留该分支不影响影响背阔肌肌皮瓣的转移,必要时可以适度游离血管分支的周围组织,增加该分支的长度;另一方面,即便肩胛下血管良好,保留前锯肌的分支也有助于背阔肌的血供。背阔肌的止点可以保持完整、部分切断或切断后重建腋前襞,一般情况下背阔肌的止点全部切断,这样可以防止再造乳房由于肌肉收缩引起的变形。

在胸前、后两切口间,靠近腋窝作皮下隧道,将背阔肌肌皮瓣经此皮下隧道转移到胸前,暂时固定。供区创缘两侧游离后,放置负压引流,直接拉拢依次缝合皮下、皮内及皮肤。

调整患者于仰卧半坐位,进行皮瓣塑形。将背阔肌置于分离的胸前腔隙,皮瓣折叠,将脂肪瓣置于皮瓣下。首先将肌皮瓣尽量靠下,与胸部肌肉、肋软骨膜和乳房下皱襞皮瓣固定,然后将背阔肌止点分别与锁骨内侧、胸骨旁线缝合固定。在腋前线处肌瓣与侧胸壁固定,缝合在前锯肌筋膜上。胸大肌部分缺如时,将肌瓣与胸大肌缝合固定。调整与健侧对称,去除多余的表皮,沿乳房下皱襞放置引流管,缝合皮肤切口。术后当时再造乳房体积应稍大于健侧,术中保护胸背神经,减少以后肌肉失神经萎缩。伤口包扎时防止蒂部受压,术后上肢局部制动 72～96 h。

五、应用乳房假体的乳房再造

乳房再造术(breast reconstruction)是指利用自体组织移植或乳房假体重建因患乳房疾病行乳房切除术后的胸壁畸形和乳房缺损。最常见的乳房缺损见于乳腺癌切除术后。目前,乳房

189

再造的手术方法有乳房假体植入和自体组织移植两大类。乳房假体可以用于即时乳房再造或后期乳房再造，可以直接置入，也可以组织扩张后置入。应用乳房假体的乳房再造，其创伤小，手术操作简便，特别适用于全身状况不适合复杂手术的患者。缺点是再造乳房缺乏一定的乳房下垂，特别对中老年妇女，健侧乳房下垂明显者不作必要的调整，很难两侧完全对称。

应用乳房假体再造乳房适用于胸大肌保留的改良根治术后，胸部覆盖组织良好，健侧乳房轻中度下垂的患者。否则，需要与背阔肌肌皮瓣联合应用，提供额外的覆盖组织。一般情况下，由于乳房再造患者的胸部皮肤较隆乳患者贫乏，使用的假体以泪滴形毛面硅凝胶乳房假体为首选，也可以使用圆形毛面假体。假体的大小一般为 $300 \sim 450$ ml，较隆胸的乳房假体要大。

应用乳房假体再造时根据患者胸部组织的状况有三种手术方式加以选择：① 由于乳腺癌手术后局部皮肤缺损，一般需要先行扩张器皮肤扩张后植入乳房假体；② 对于保留皮肤的改良根治术后或皮下乳腺切除后，由于胸部皮肤完全或大部分保留，可以直接植入乳房假体；③ 对于锁骨下组织缺损或不愿意接受组织扩张的患者，可以联合背阔肌肌皮瓣转移假体植入乳房再造。

应用假体乳房再造时，需要明确手术后可能出现的并发症及其处理方法。应用假体最难预料和处理的是假体周围的包膜挛缩。对于严重的包膜挛缩患者，经过多次手术切除或切开，假体置换后有时仍不能避免挛缩的发生，最后不得不再次实行自体组织移植乳房再造手术。术前应告知患者这种可能性，防止不必要的纠纷。

对于胸部接受过放疗，以及再造术后需要放疗的患者，是假体乳房再造的相对禁忌证。虽然有文献报道使用假体成功进行乳房再造，仍应慎重选择。采用自体组织乳房再造对这类患者更为恰当。

　　任何人工组织代用品植入体内都需要一定的健康组织覆盖,植入的层次越深越安全,越不容易发生并发症,相反,植入的层次过浅,覆盖的组织菲薄则容易出现假体外露等并发症。为了增加假体覆盖的组织,新近有学者将脱落细胞人工真皮覆盖在假体表面,弥补肌肉组织不能完全覆盖的缺点,提高手术的安全性和再造的效果,成为假体乳房再造的主要进展之一。

　　应用假体乳房再造常见的并发症有血肿形成、假体周围包膜挛缩率高,以及皮瓣部分坏死导致假体外露等。为了减少并发症,假体应争取完全植入肌肉组织,至少切口部位应有肌肉组织覆盖。

六、其他乳房再造方法

　　1. 臀大肌肌皮瓣乳房再造

　　臀大肌肌皮瓣乳房再造有两种方法:一是以臀上血管为蒂,携带部分上部臀大肌肌肉和脂肪皮肤组织游离移植进行乳房再造;二是以臀下血管为蒂,携带下部臀大肌部分肌肉和脂肪皮肤组织游离移植进行乳房再造。该复合组织瓣组织量大,不需要乳房假体,供区瘢痕较腹直肌肌皮瓣和背阔肌肌皮瓣隐蔽,是一种切实可行的乳房再造方法。但可能是由于术中变换体位等原因,不如 TRAM 和背阔肌肌皮瓣应用广泛。

　　2. 股薄肌肌皮瓣乳房再造

　　股薄肌肌皮瓣乳房再造是近年来报道的一种新的方法。股薄肌位于大腿内侧皮下,是一条扁长带状肌,主要营养血管是股深动脉的分支,约在耻骨结节下 8 cm,肌肉的中上 1/3 交界处,由深面入肌。股深血管变异较少,恒定出现,便于切取。股薄肌肌皮瓣乳房再造多采用大腿内侧上方的横形设计,位置隐蔽,切取后瘢痕不明显,对功能影响小。股薄肌的切取可以和胸部手术同一个体位分组同时进行,不需要变换体位,缩短手术时间。

　　该方法适用于大腿内侧上方脂肪组织较多的患者,特别是年长者,或体重增加后减肥者。术前患者站立位,用捏提法估测可以使用的组织量及皮瓣可以切取的宽度,皮瓣的宽度以供区直接缝合为度。

(亓发芝)

第八章

乳腺癌的辅助化疗

Fisher 提出乳腺癌是一种全身性疾病,全身治疗可消灭亚临床的乳腺癌微小转移灶,提高乳腺癌的治疗效果。一系列临床试验证实,乳腺癌辅助化疗可以显著提高患者的无病生存率和总生存率。来自 EBCTCG 荟萃分析显示:经典的 CMF(环磷酰胺＋甲氨蝶呤＋氟尿嘧啶)化疗方案较不化疗可降低乳腺癌患者 4.3％的 10 年绝对死亡率;同样,含蒽环类药物的方案[CAF(环磷酰胺＋多柔比星＋氟尿嘧啶)、CEF(环磷酰胺＋表柔比星＋氟尿嘧啶)等],可在 CMF 治疗的基础上,进一步降低乳腺癌患者 4.3％的 10 年绝对死亡率;随着紫杉类药物的出现,蒽环类药物联合或者序贯紫杉类药物,可比含蒽环类药物的化疗方案继续降低 5.1％的 10 年绝对死亡率,从而确立了辅助化疗在乳腺癌综合治疗中的地位与作用。

第一节　乳腺癌辅助化疗的适宜人群

对于 0 期的乳腺癌,如乳腺导管或小叶原位癌、Paget 病患者,无需进行术后辅助化疗。而对于浸润性乳腺癌患者,术后是否需要辅助化疗除了根据患者身体情况、月经状况、血常规、重要器官功能、有无伴发其他疾病等因素外，还需要了解乳腺癌的生物学行为。随着乳腺癌分子生物学相关领域研究的不断开展，我们对乳腺癌术后辅助化疗的适宜人群的认识也发生了很大的变化。在 2005 年的 St. Gallen 专家共识中，根据乳腺癌患者的淋巴结状态、肿瘤大小、HER2 状态、组织学分级、脉管癌栓以及年龄这六大因素，将乳腺癌患者划分为低、中、高复发风险三组（表 8-1），对于中、高复发风险的患者，术后需考虑辅助化疗。之后的 2007 年 St. Gallen 专家共识，在原先复发风险分组的基础上，加上 ER/PR 这个复发风险因素（表 8-2），同样，对于中、高复发风险的患者，术后推荐行辅助化疗。

表 8-1　2005 St. Gallen 专家共识：乳腺癌术后复发风险的分组

危险度	转移淋巴结	判　别　要　点　其　他
低度	阴性	同时具备以下 5 条： 标本中病灶大小(pT)≤2 cm　且 分级 1 级　且 瘤周脉管未见肿瘤侵犯　且 HER2/neu 基因没有过度表达或扩增　且 年龄≥35 岁
中度		以下 5 条至少具备 1 条： 标本中病灶大小(pT)>2 cm　或 分级 2~3 级　或 有瘤周脉管肿瘤侵犯　或 HER2 基因过度表达或扩增　或 年龄<35 岁
高度	1~3 个阳性	未见 HER2 过度表达和扩增 HER2 过度表达或扩增
	≥4 个阳性	

194

表 8-2 2007 St. Gallen 专家共识：乳腺癌术后复发风险的分组

危险度	判 别 要 点		
	转移淋巴结	其 他	
低度	阴性	同时具备以下 6 条： 标本中病灶大小(pT)≤2 cm 分级 1 级 瘤周脉管未见肿瘤侵犯 HER2/neu 基因没有过度表达或扩增 年龄≥35 岁 ER/PR 阳性	且 且 且 且 且
中度		以下 6 条至少具备 1 条： 标本中病灶大小(pT)>2 cm 分级 2~3 级 有瘤周脉管肿瘤侵犯 HER2 基因过度表达或扩增 年龄<35 岁 ER 阴性、PR 阴性	或 或 或 或 或
高度	1~3 个阳性	未见 HER2 过度表达和扩增 ER/PR 阳性	且
		HER2 过度表达或扩增 ER 阴性、PR 阴性	或
	≥4 个阳性		

195

2009 年的 St. Gallen 专家共识开始提出乳腺癌辅助化疗需考虑肿瘤对化疗的反应性，要综合考虑乳腺癌的复发风险和化疗的获益情况，提出绝大多数三阴型乳腺癌以及 HER2阳性乳腺癌患者，需接受术后辅助化疗。而对于激素受体（ER/PR）阳性且 HER2 阴性的患者，是否需要辅助化疗，专家共识提到需参考临床病理因素、患者的意愿，以及多基因阵列的检测结果（表 8-3）：对于 ER/PR 强阳性、淋巴结阴性、肿瘤小于 2 cm、增殖指数低、脉管癌栓阴性以及多基因阵列为低复发风险的患者，可考虑单用辅助内分泌治疗；对于肿瘤大于 5 cm、淋巴结转移≥4 个、组织学 3 级、增殖指数高以及 ER/PR 低表达的患者，需考虑术后辅助化疗；而对于淋巴结转移 1~3 个、肿瘤大小为 2~5 cm，以及组织学分级为 2 级等的患者，这些临床病理指标并不能帮助我们很好地选择辅助化疗的适宜人群（表 8-3）。

表 8-3 2009 年 St. Gallen 专家共识：HR+/HER2− 患者辅助化疗的选择

	化疗联合内分泌治疗的相对适应证	不影响治疗手段选择的因素	单独应用内分泌治疗的相对适应证
临床病理因素			
ER 和 PR	ER 和 PR 低表达		ER 和 PR 高表达
组织学分级	3 级	2 级	1 级
增殖指数	高*	中*	低*
淋巴结	≥4 个淋巴结转移	1~3 个淋巴结转移	淋巴结阴性
脉管癌栓	脉管癌栓阳性		脉管癌栓阴性
肿瘤大小	>5 cm	2.1~5 cm	≤2 cm
患者意愿	积极应用各种治疗手段		避免化疗相关的不良反应
多基因检测			
基因阵列**	高分	中分	低分

注：* 传统的检测增殖的指标为 Ki-67（例如，低表达：≤15%；中度表达：16%~30%；高表达：>30%）以及病理有关有丝分裂频率的描述。

** 如多基因检测是可行的，可用于帮助传统指标无法确定是否加用化疗时作决定。

2011 年 St. Gallen 专家共识首次引入乳腺癌分子分型这个概念,并用于指导术后辅助治疗,该共识根据乳腺癌激素受体状态、HER2 状态以及增殖指数,将乳腺癌分为下述四型:Luminal A 型(HR+/HER2-,Ki-67 低表达)、Luminal B 型(HR+/HER2-,Ki-67 高表达或 HR+/HER2+)、三阴型(HR-/HER2-),以及 HER2 阳性型(HR-/HER2+)。对于不同分子分型乳腺癌的辅助治疗共识推荐方案如下(表 8-4):Luminal A 型乳腺癌患者从辅助化疗中的获益较少,除淋巴结转移较多等相关高危因素外,可考虑单独使用内分泌治疗;

表 8-4 2011 年 St. Gallen 专家共识:不同分子分型
乳腺癌患者的辅助全身治疗

分子分型	治疗方案	备注
Luminal A	ET	很少需要 CT(如淋巴结转移较多或其他高危因素提示需要化疗等)
Luminal B(HER2-)	ET±CT	化疗及其方案的选择需根据患者的意愿、激素受体表达量以及复发风险
Luminal B(HER2+)	CT+抗 HER2+ET	暂无不需化疗的数据
HER2 阳性(非 Luminal)	CT+抗 HER2	极低危患者($pT_{1a}N_0$)可能只需随访而无需全身治疗
三阴型(导管)	CT	
特殊组织学类型 *		
A. 内分泌反应型	ET	
B. 内分泌不反应型	CT	髓样癌和腺样囊腺癌可能不需任何辅助化疗(如果淋巴结阴性)

注:ET:内分泌治疗;CT:化疗。
* 内分泌反应型(筛状癌、小管癌和黏液癌);内分泌不反应型(大汗腺癌、髓样癌、腺样囊腺癌和化生性癌)。

对于 HER2 阴性的 Luminal B 型乳腺癌患者,需考虑患者的具体复发风险、患者的意愿及激素受体的表达量,可考虑在内分泌治疗基础上联合辅助化疗,方案一般可选含蒽环类和紫杉类药物的方案;HER2 阳性的 Luminal B 型乳腺癌和 HER2 阳性型乳腺癌,可参考含曲妥珠单抗的辅助治疗方案;三阴型乳腺癌缺乏内分泌及靶向治疗等辅助治疗方式,绝大多数浸润性非特殊类型乳腺癌患者需要化疗,方案可考虑采用含蒽环类和紫杉类的化疗方案。同时,在 2011 年 St. Gallen 专家共识里也提到,对于部分三阴性、淋巴结阴性的特殊类型乳腺癌(髓样癌、腺样囊腺癌)患者,可考虑不使用辅助化疗。

另外,美国国立综合癌症网络(NCCN)治疗指南也对早期乳腺癌术后辅助化疗的适宜人群作了相应的说明,具体如下:

(1) 在 ER 阳性、HER2 阳性的普通组织学类型(导管癌、小叶癌、混合型癌和化生性癌)的浸润性乳腺癌患者中,肿瘤>1 cm 或者淋巴结转移的患者,推荐使用辅助化疗;而对于淋巴结阴性、肿瘤≤5 mm 的患者,不推荐辅助化疗;在 $T_{1b}N_0$ 患者中,可考虑使用辅助化疗。

(2) 在 ER 阳性、HER2 阴性的浸润性乳腺癌患者中,如淋巴结阳性,需行术后辅助化疗。对于淋巴结阴性、T≤5 mm 的患者,推荐使用单独内分泌治疗。在 T>5 mm 且淋巴结阴性的患者中,首先推荐行 21 基因复发分数(RS)检测: 如 RS>30 分,则推荐辅助化疗;RS<18 分,则可单独使用内分泌治疗;而对于 RS 在 18~30 分之间或未行 21 基因 RS 检测的患者,可考虑使用辅助化疗。

(3) 在 ER 阴性、HER2 阳性的浸润性乳腺癌患者中,除了淋巴结阴性且 T≤5 mm 外,都推荐行术后辅助化疗。

(4) 在 ER 阴性、HER2 阴性的浸润性乳腺癌患者中,除了淋巴结阴性且 T≤5 mm 外,都推荐行术后辅助化疗。

(5) 对于小管癌、黏液癌等组织学类型良好的乳腺癌患者,如 ER 和 PR 均阴性,则参考上述普通组织学类型患者的治疗。
而对于 ER/PR 阳性的患者,淋巴结阳性的患者可考虑使用辅
助化疗;而在淋巴结阴性患者中,不推荐辅助化疗(T<1 cm 可
不进行辅助治疗)。

第二节 乳腺癌辅助化疗方案的选择

乳腺癌术后辅助化疗疗程多为 4～8 个疗程,选用多药联合
的方案,常用的辅助化疗方案有如下几种。

一、可选择的辅助化疗方案

(1) TA(E)C,q3w,d1,共 6 个疗程:
　　多西他赛 75 mg/m²;
　　多柔比星 50 mg/m² 或表柔比星 60～75 mg/m²;
　　环磷酰胺 500 mg/m²。
(2) 剂量密集型:A(E)C→紫杉醇,共 8 个疗程:
　　多柔比星 60 mg/m² 或表柔比星 90～100 mg/m²;
　　环磷酰胺 600 mg/m²,q2w×4。
　　序贯
　　紫杉醇 175 mg/m²,q2w×4。
(3) A(E)C→紫杉醇:
　　多柔比星 60 mg/m² 或表柔比星 90～100 mg/m²;
　　环磷酰胺 600 mg/m²,q3w×4。
　　序贯
　　紫杉醇 80 mg/m²,qw×12。
(4) TC,q3w,d1,共 4 个疗程:
　　多西他赛 75 mg/m²;
　　环磷酰胺 600 mg/m²。

(5) A(E)C,q3w,d1,共 4 个疗程：

多柔比星 60 mg/m² 或表柔比星 90～100 mg/m²；

环磷酰胺 600 mg/m²。

二、其他辅助化疗方案

(1) CA(E)F,q3w,d1,共 6 个疗程：

多柔比星 50 mg/m² 或表柔比星 60～100 mg/m²；

氟尿嘧啶 500 mg/m²；

环磷酰胺 500 mg/m²。

(2) A(E)C→多西他赛,共 8 个疗程：

多柔比星 60 mg/m² 或表柔比星 90～100 mg/m²；

环磷酰胺 600 mg/m²,q3w×4。

序贯

多西他赛 75～100 mg/m²,q3w×4。

(3) CE₁₂₀F,q4w,共 6 个疗程：

环磷酰胺 75 mg/m²,口服,d1～14；

表柔比星 60 mg/m²,d1、d8；

氟尿嘧啶 500 mg/m²,d1、d8。

(4) FEC→多西他赛,共 6 个疗程：

氟尿嘧啶 500 mg/m²；

表柔比星 100 mg/m²；

环磷酰胺 500 mg/m²,q3w×3。

序贯

多西他赛 75～100 mg/m²,q3w×3。

(5) FEC→紫杉醇周疗：

氟尿嘧啶 600 mg/m²；

表柔比星 90 mg/m²；

环磷酰胺 600 mg/m²,q3w×4。

序贯

紫杉醇 100 mg/m^2,qw×8。

(6) 剂量密集型:A(E)→紫杉醇→ C,共 12 个疗程:

多柔比星 60 mg/m^2 或表柔比星 90~100 mg/m^2,q2w×4。

序贯

紫杉醇 175 mg/m^2,q2w×4。

序贯

环磷酰胺 600 mg/m^2,q2w×4。

(7) CMF 方案,q4w, d1、d8,共 6 个疗程:

环磷酰胺 500 mg/m^2;

甲氨蝶呤 40 mg/m^2;

氟尿嘧啶 500 mg/m^2。

根据 NCCN 乳腺癌治疗指南 2011 中文版的中国专家意见,其根据危险度推荐化疗方案的原则如下:建议根据患者情况和每个研究的背景合理选择乳腺癌术后化疗方案,如淋巴结阴性的激素依赖性患者化疗,可以选择 AC/CE[多柔比星(表柔比星)/环磷酰胺]或 TC(多西他赛/环磷酰胺);淋巴结阴性的三阴性患者,可以选择 FAC(FEC)或 AC→T;HER2 阳性患者可以选择 AC → TH 或 TCH;HER2 阴性腋淋巴结阳性(St. Gallen中、高危)患者,可以选择 AC→T(多西他赛 3 周疗)或 FEC×3→T×3 或 TAC(多西他赛/多柔比星/环磷酰胺),或者剂量密集化疗,密集 AC(多柔比星/环磷酰胺)→密集紫杉醇 2 周疗。

第三节 乳腺癌辅助化疗的进展

一、紫杉类药物在淋巴结阴性患者中的应用

紫杉类药物包括紫杉醇和多西他赛,EBCTCG 荟萃分析显

示,含紫杉类药物的方案疗效显著优于含蒽环类药物的方案。CALGB 9344 及 BCIRG 001 临床试验的结果奠定了紫杉醇和多西他赛在淋巴结阳性乳腺癌辅助治疗中的地位,紫杉类药物可以显著提高淋巴结阳性乳腺癌患者的无病生存率和总生存率;并且来自 BCIRG 001 的 10 年随访数据提示,其辅助化疗的获益可一直持续到术后 10 年。

对于淋巴结阴性的患者,紫杉类药物的疗效如何呢? 来自 GEICAM 9805 的临床试验显示:在高危淋巴结阴性乳腺癌患者中,辅助化疗 TAC 方案显著优于 FAC 方案,6 个疗程 TAC 治疗可以显著提高无病生存率,其 7 年无病生存率(DFS)分别为 89%(TAC 组)和 84%(FAC 组),$HR=0.67, P=0.018\ 1$,从而直接证明了淋巴结阴性患者亦可从含紫杉类药物辅助化疗中获益。同样,来自 USO 9735 临床研究也提示,对于高危淋巴结阴性或者 1~3 个淋巴结转移的乳腺癌患者,含多西他赛的 4 个疗程 TC 方案优于经典的 4 个疗程 AC 方案,也提示淋巴结阴性患者可从含紫杉类药物的辅助化疗中获益。最新报道的 CALGB 40101 临床研究显示,在淋巴结 0~3 个转移的乳腺癌患者中,4 个疗程或 6 个疗程的每周紫杉醇方案与相同疗程的 AC 方案具有相似的疗效,并且 4 个疗程与 6 个疗程的 AC/紫杉醇辅助化疗的疗效相当,提示对于部分淋巴结阴性的患者,可考虑使用单药紫杉醇作为辅助化疗。目前对于淋巴结阴性的高危患者,特别是三阴型或 HER2 阳性型乳腺癌,推荐使用含紫杉类药物的辅助化疗方案。

二、蒽环类与紫杉类药物的给药时序

蒽环类与紫杉类药物的给药方案包括联合(TAC)与序贯(AC→T)。在辅助化疗临床试验中,TAC 方案显著优于 FAC 方案;而 AC→T 也显著优于 4 个疗程 AC 或 6 个疗程 FAC 治疗。

那么,蒽环类与紫杉类药物以哪种给药时序更好呢? BCIRG 005 临床试验比较了在 HER2 阴性乳腺癌患者 6 个疗程 TAC 与 AC→T 方案,5 年的中位随访结果显示:联合组(TAC)与序贯组(AC→T)具有相同的无病生存率与总生存率,从而提示这两种给药方式是有效的,可用于临床实践中。

NSABP B-30 临床试验比较了 4 个疗程 TAC 与经典 AC→T 方案之间的疗效,结果显示:AC→T 疗效显著优于 4 个疗程 TAC,提示 4 个疗程的 TAC 不能作为联合方案的标准,如果考虑蒽环类与紫杉类药物联合,需考虑进行 6 个疗程的 TAC 治疗。

三、紫杉醇或多西他赛的给药时间频度

紫杉类药物包括紫杉醇和多西他赛,两者在乳腺癌辅助化疗中都显示出非常好的效果,但哪种紫杉类药物效果更好呢?

ECOG 1199 临床试验比较了紫杉醇和多西他赛在乳腺癌辅助化疗中的疗效,将入组的患者在完成 4 个疗程 AC 方案后,随机分为四组:每周紫杉醇、每 3 周紫杉醇、每周多西他赛和每 3 周多西他赛。中位随访 60 个月的数据显示:紫杉醇治疗组与多西他赛治疗组具有相似的无病生存率与总生存率。但是,每周紫杉醇治疗组和每 3 周多西他赛治疗组的疗效显著优于每 3 周紫杉醇治疗组;而每周紫杉醇和每 3 周多西他赛治疗组间的疗效并没有显著差异(图 8-1),从而直接回答了哪种紫杉类药物效果更好的问题:两种紫杉类药物都是有效的乳腺癌辅助化疗药物,在使用紫杉醇时,应选择每周的给药方式;而使用多西他赛时,每 3 周方案是较为合理的给药方案。

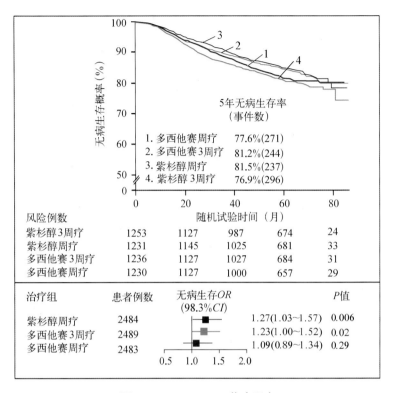

图 8-1 ECOG 1199 临床研究

四、经典方案与剂量密集型方案的比较

CALGB 9741 临床研究首次证实了基于剂量密度和强度的密集型方案(密集型 AC→P)优于传统的 AC→P 每 3 周方案,但是与经典的 TAC 方案比较,哪个方案效果更佳呢?

2012 年 ASCO 大会公布了 NSABP B-38 临床研究的结果,该临床试验入组了近 5 000 例淋巴结阳性的乳腺癌患者,将其随机分为三组:TAC 治疗组、密集型 AC→P 治疗组,以及密集型 AC→P+吉西他滨治疗组。中位 5 年的随访结果显示:TAC 治疗组与剂量密集型 AC→P 治疗组的疗效相似,发生的事件数分别为 327/1610（TAC 组）和 294/1618（剂量密集型AC→P 治疗组），两者比较无显著统计学差异（图 8 - 2）。从而提示这两个方案都是非常有效的乳腺癌辅助化疗方案，需根据医师的用药经验及患者的具体情况，选用合适的化疗方案。

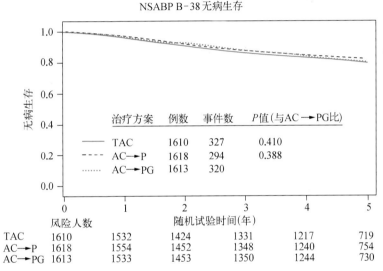

图 8 - 2　NSABP B-38 的 5 年随访结果

五、基因组学在乳腺癌辅助化疗中的应用

2011 年 St. Gallen 专家共识首次将乳腺癌的分子分型作为辅助治疗的依据，利用 ER、PR、HER2 以及 Ki-67 等指标进行乳腺癌的分子分型，并根据不同乳腺癌分型选择不同的辅助治疗方案。而在 2009 年的 St. Gallen 专家共识中就提到，当常规的临床病理指标不能明确乳腺癌患者是否需要辅助化疗的时候，可以考虑选用多基因阵列来进一步明确该患者是否需要辅助化疗。目前较为成熟的多基因阵列包括 21 基因复发分数以及 70 基因预后分型。

基于 21 基因复发分数开发应用的 Oncotype DX 已被 FDA 批准用于乳腺癌术后辅助化疗的选择，尤其对于 ER 阳性、HER2 阴性的淋巴结阴性患者，NCCN 指南已推荐对于该类患者，如果 $RS<18$，可不考虑使用辅助化疗；而对于 $RS>30$ 的患者，强烈推荐使用辅助化疗，目前正在进行前瞻性的Ⅲ期临床研究（TAILORx），科学性评估 RS 在辅助化疗中的应用价值。另外，来自 SWOG 8814 临床研究也显示，对于 ER 阳性、淋巴结阳性的乳腺癌患者，RS 也可预测辅助化疗的疗效，低 RS 组的患者从辅助 CAF 化疗中获益较少。而在欧洲进行的 MINDACT 临床研究，需要使用新鲜的临床组织标本，以评估 70 基因预后分型对于确定术后辅助化疗方案的价值，如 70 基因预后分型为预后好的患者，是否可考虑不使用辅助化疗；而对于 70 基因预后分型与 Adjuvantonline 预测有不一致时，进一步评估哪个模型的预测价值更高。

乳腺癌辅助化疗从最初的塞替派、CMF，到之后的蒽环类药物及紫杉类药物；治疗人群从最初的淋巴结阳性患者，到目前的淋巴结阴性的高危人群；给药时序包括联合给药和序贯给药；给药时间频度包括常规的 3 周方案、每 2 周的剂量密集型方案，以及目前正在进行研究的节拍化疗，都显著提高了乳腺癌患者的预后。随着对乳腺癌生物学行为以及基因组学的发展，我们需要针对不同分子分型的乳腺癌患者，选择合适的化疗方案，从而提高乳腺癌辅助化疗的疗效，降低其毒副作用，实现乳腺癌的个体化辅助化疗。

（陈小松　沈坤炜）

第九章

乳腺癌的辅助内分泌治疗

第一节　乳腺癌内分泌治疗的适宜人群

激素受体阳性的乳腺癌患者推荐辅助内分泌治疗，激素受体阴性的乳腺癌患者，在辅助治疗中不应考虑内分泌治疗。

2010 年 ASCO/CAP 指南定义 ER、PR 阳性为：大于 1%的肿瘤细胞细胞核染色。ER/PR 阳性的乳腺癌患者均应考虑辅助内分泌治疗，即便 ER−、PR+的患者也可从辅助内分泌治疗中获益。

牛津大学 EBCTCG 荟萃分析显示：对于激素受体阳性乳腺癌患者，5 年的辅助他莫昔芬(tamoxifen，TAM)治疗可以显著降低乳腺癌的复发风险以及死亡风险，15 年的绝对获益分别为 13.2%与 9.2%。同时，亚组分析提示：无论是否接受化疗、化疗与内分泌治疗的给药方式(联合或序贯)、淋巴结状态、肿瘤分级、肿瘤大小、激素受体表达量，激素受体阳性患者均可从辅助 TAM 治疗中获益。另外，最新的荟萃分析也显示：**在绝经后激素受体阳性乳腺癌患者中，第三代芳香化酶抑制剂**(aromatase inhibitors，AI)疗效优于他莫昔芬治疗。

目前国际乳腺癌治疗指南，如 NCCN、ASCO、St. Gallen、ESMO 等推荐激素受体阳性的患者应接受辅助内分泌治疗。

第二节　绝经的判断标准

目前临床常用的辅助内分泌治疗药物有选择性雌激素受体调节剂 TAM 以及第三代 AI，卵巢功能抑制剂（LHRHa）。绝经前女性由于卵巢功能尚存，第三代 AI 对雌激素合成的阻断将引起垂体性腺轴的负反馈从而刺激卵巢分泌雌激素。所以，在讨论如何为患者选择合适的内分泌治疗方案之前，需明确患者的绝经状态。

对于绝经的定义，NCCN 乳腺癌指南给出了详尽的说明：

（1）如曾接受双侧卵巢全切除或年龄大于 60 岁则可直接判定为绝经。

（2）对于未接受化疗或选择性雌激素受体调节剂（SERM）治疗的患者，若年龄小于 60 岁，则需同时满足停经不少于 12 个月并且卵泡刺激激素（FSH）与雌二醇水平符合绝经后标准，才可判定为绝经。

（3）对于接受选择性雌激素受体调节剂（SERM）治疗的患者，如年龄小于 60 岁，则需明确 FSH 与雌二醇水平符合绝经后范围可判定为绝经。

（4）对于接受化疗的患者，如化疗前处于绝经前状态，化疗引起的闭经并不能作为判定绝经的可靠依据，因为部分患者仍能在化疗后恢复月经。如需考虑 AI 治疗，双侧卵巢全切除或连续监测 FSH 与雌二醇水平符合绝经状态是必须的。

（5）对于正接受 LHRHa 治疗的患者，无法评估其是否处于绝经状态。

由于中国女性月经状态与欧美女性有所差异，对于化疗或内分泌治疗引起闭经的患者,《中国绝经前女性乳腺癌患者辅助治疗后绝经判断标准及芳香化酶抑制剂临床应用共识》(中国癌症杂志,2011 年第 21 卷第 5 期)可以指导我们判定其是否处于绝经状态。

(1) 对于年龄大于 50 岁的患者,须同时满足治疗引起闭经不小于 12 个月并且连续 3 次检测 FSH 与雌二醇水平处于绝经后状态。

(2) 对于年龄在 45～50 岁的患者,须同时满足治疗引起闭经不小于 24 个月并且连续 3 次检测 FSH 与雌二醇水平处于绝经后状态。

(3) 对于小于 45 岁的患者,由于其恢复月经的可能性较大,原则上不适宜本标准。

第三节　绝经前乳腺癌患者内分泌治疗方案的选择

一、有关 TAM 治疗时间

2004 年,EBCTCG 荟萃分析入组了 194 项研究,其中 44 项研究比较了 1 年或 2 年使用 TAM 与未用内分泌治疗的疗效、12 项比较 5 年使用 TAM 与未用 TAM,以及 15 项比较 5 年 TAM 与 1～2 年 TAM 或 10 年 TAM 治疗,共入组了 80 000 多例激素受体阳性或状态未知的患者。与不用 TAM 相比,5 年 TAM 辅助治疗可降低近 41% 的复发风险以及近 1/3 的乳腺癌死亡风险。同时,对于不同年龄组及淋巴结状态、肿瘤大小的患者,均显示 5 年 TAM 治疗较优。5 年 TAM 是标准方案。在 1989 年及 1992 年 Lancet 发表的两篇荟萃分析显示,对于年龄小于 50 岁的患者,辅助 1～2 年 TAM 治疗并不显著优于对照组患者,故不推荐 1~2 年 TAM 作为绝经前女性的辅助内分泌治疗方案。

激素受体阳性的乳腺癌患者,在接受 5 年 TAM 治疗后,TAM 仍有后续效应,在术后 6~10 年的随访期间,初始 5 年的 TAM 治疗可降低 31% 左右的复发风险和 35% 的死亡风险,从而提示更长时间的 TAM 有可能获得更好的效果。同时,在 2004 年以及 2011 年 EBCTCG 的荟萃分析中也显示,第三个 5 年内,5 年 TAM 组与安慰剂组患者的复发风险无显著差异,从而提示延长 TAM 治疗疗程可能会进一步降低乳腺癌患者,特别是 10 年以后的疾病复发风险。

在 NSABP B-14 中,将完成 5 年 TAM 治疗后仍未复发的患者,随机分至继续 5 年 TAM 治疗或对照安慰剂组。中位随访 7 年的结果显示,两组患者在无复发生存率以及总生存率方面无显著差异,这可能与患者复发风险较低,延长 5 年 TAM 治疗获益程度较小相关,可能需入组复发风险更高的患者来比较 5 年与 10 年 TAM 治疗的效果,这尚需要进一步临床研究证实。另外,两项大型研究,ATLAS 和 aTTOm,比较 5 年 TAM 治疗后,继续 TAM 治疗与空白对照组的疗效,分别入组了 11 500 与 6 934 例患者,经过中位随访 4.2 年显示,两组患者的复发与死亡风险相似。故在临床治疗上,对于激素受体阳性绝经前患者,在完成 5 年 TAM 治疗后,不推荐继续使用 5 年 TAM 治疗。10 年 TAM 治疗仍有待更强数据支持。

二、Luminal A 型患者是否可考虑单用 TAM 内分泌治疗

NCCN 指南推荐,对于淋巴结阴性,肿瘤小于 5 mm 的 Luminal A 型(ER+、HER2−、Ki-67 低表达)乳腺癌患者,可考虑仅用内分泌治疗;对于淋巴结阴性,肿瘤大于 5 mm 的 Luminal A 型患者,推荐先行 Oncotype DX 复发风险检测,若 RS 评分小于 18 分,可考虑只行内分泌治疗,而 RS 大于 31 的

患者,需考虑在内分泌治疗的基础上联合辅助化疗。如患者未进行 RS 检测或者 RS 介于 18～30 之间,则可考虑在辅助内分泌治疗的基础上,加用辅助化疗。

但是 NCCN 指南并不适用我国目前情况,绝大多数地区患者不能接受 RS 检测。对于 Luminal A 型患者,在接受内分泌治疗的基础上,常规的临床病理指标能否帮助我们判断是否需要辅助化疗? 例如,对于 Luminal A 型,伴有年轻、肿瘤分级高、淋巴结转移较多等不良预后的患者,是否已足够帮助我们选择辅助化疗? IBCSG Ⅷ与Ⅸ、PACS 01、BCIRG 001 及 CALGB 9344 等回顾性研究显示,对于 ER＋、HER2－的患者,在内分泌治疗的基础上,部分患者,如 Ki-67 高表达、高 RS,仍能从辅助化疗中获益;而对于低 RS 患者、ER 高表达或者 Ki-67 低表达的患者,从辅助化疗中的获益程度较低。然而,这些临床试验入组患者包括绝经前与绝经后的女性,主要结果均来自回顾性分析,循证医学证据等级并不高。2011 年 St. Gallen 指南也提出,对于部分 Luminal A 型患者,需要考虑其具体的复发风险,从而决定是否需要在内分泌治疗的基础上,联合辅助化疗。期待目前三项正在进行的前瞻性临床试验——TailoRx、SWOGS1007、MinDACT 为我们提供更有力的证据。

三、绝经前激素受体阳性患者接受单独 LHRHa 内分泌治疗的疗效

2004 年的 EBCTCG 荟萃分析显示,未行 TAM 和辅助化疗的患者中,相比不进行卵巢去势的患者,行手术或 LHRHa 卵巢去势的患者能显著地降低激素受体阳性绝经前患者的复发风险和死亡风险,分别为 30％与 31％（＜40 岁）、33％与 32％（40～49 岁）。在 ZIPP 临床试验中,2 710 例绝经前乳腺癌患者随机分为接受 2 年戈舍瑞林、2 年他莫昔芬、双药联合,以及未接受内分泌治疗组,5.5 年的中位随访结果显示,戈舍瑞林较未

接受辅助内分泌治疗,可显著降低 20％的复发风险($HR=$ 0.80,95％CI 为 0.69~0.92,$P＝$0.002)以及 19％的死亡风险 ($HR＝$0.81,95％CI 为 0.67~0.99,$P＝$0.038)。对于接受辅助化疗的亚组中,戈舍瑞林较未接受内分泌治疗,仍能降低 17％的复发风险和 23％的死亡风险。同样,在 IBCSG Ⅷ临床研究中也得到了类似的结果。2007 年一项 LHRHa 的荟萃分析比较了辅助化疗＋/－LHRHa 效果的差异,中位随访 6.7 年,结果显示:LHRHa 可以降低 15％的复发风险($HR＝$0.88, 95％CI 为 0.77~0.99,$P＝$0.04)和 15％的死亡风险($HR＝$ 0.85,95％CI 为 0.73~0.99,$P＝$0.04),特别在小于 40 岁的患者中,LHRHa 带来的获益更为显著。但 Intergroup 0101 等临床试验显示,CAF 化疗结束后辅助 LHRHa 治疗并未较对照组提高治疗效果,提示需要寻找合适的患者接受 LHRHa 辅助治疗。另外,由于 5 年 TAM 是绝经前女性辅助内分泌治疗的标准方案,比较 LHRHa 辅助治疗疗效的临床研究,尚缺乏直接比较 5 年 TAM＋/－LHRHa 的效果,特别是接受辅助化疗后的患者。故选用单独 LHRHa 治疗需慎重,对于有严重并发症,如肝功能严重损害的患者,无法耐受 TAM 治疗,可考虑 LHRHa 进行辅助内分泌治疗。

四、LHRHa 尚不能代替辅助化疗

2007 年 TABLE 临床试验 4.8 年的随访结果显示,对于淋巴结阳性、激素受体阳性的绝经前患者,LHRHa 的效果并不比 CMF 方案差。另一项针对淋巴结阴性患者的研究中,762 例患者被随机入组 9 个周期的 CMF 与放射卵巢去势,中位随访 8.5 年显示,两组预后相似。2007 年的荟萃分析也提示同样的结果,故卵巢功能去势可以达到与 CMF 化疗相似的治疗效果。

虽然上述临床试验发现 LHRHa 可以达到与 CMF 方案相当的治疗效果,但目前临床已少见 CMF 方案,大都使用含蒽环

类或紫杉类药物的化疗方案。同时,这些临床研究较少使用TAM进行内分泌治疗,与目前临床实践不符,故目前仍不推荐在绝经前激素受体阳性乳腺癌患者中用 LHRHa 取代辅助化疗。

五、不推荐 LHRHa＋TAM 代替辅助化疗

两项比较 LHRHa 联合 TAM 与 6 疗程 CMF 方案疗效的临床试验(ABCSG 05、GROCTA 02)分别入组了 1 099 例与 244 例绝经前激素受体阳性乳腺癌患者,随机为接受化疗或 2 年(GROCTA 02) LHRHa ＋ 5 年 TAM/3 年(ABCSG 05) LHRHa＋5 年 TAM;ABCSG 05 临床试验的 5 年随访结果显示:5 年 TAM 联合 LHRHa 与 6 个疗程 CMF 方案相比,可以降低 40％的疾病复发风险;在样本量较小的 GROCTA 02 研究中,TAM 联合 LHRHa 并比 6 个疗程 CMF 方案的疗效差。另外一项比较 TAM 联合 LHRHa 与蒽环类联合化疗方案之间疗效的临床研究(FASG 06),共入组了 333 例患者,中位随访 83 个月后,两组患者在无病生存率和总生存率上无显著差异。但是该临床试验 TAM 中位治疗时间仅为 36 个月,最长也不到 5 年(53 个月)。另外,对照辅助化疗组患者并未接受辅助 TAM 治疗,所以 LHRHa 联合 TAM 与化疗＋TAM 的疗效差别不明确。最后,尚缺乏 5 年 TAM+LHRHa 与蒽环类或紫杉类联合化疗方案疗效的比较,故目前尚不推荐以 LHRHa+TAM 替代辅助化疗＋内分泌治疗。

六、LHRHa＋TAM 并不优于标准 TAM 内分泌治疗

2007 年的荟萃分析入组了 5 项比较 TAM 与 TAM＋ LHRHa 的临床试验,其中 4 项来自 ZIPP 临床实验,TAM 治疗时间为 2 年,6.8 年的中位随访结果显示,联合 LHRHa 并没有较单用 TAM 治疗显著降低疾病复发风险($HR=0.85,95\%CI$

为 0.67~1.09，$P=0.20$）和死亡风险（$HR=0.84,95\%CI$ 为 0.59~1.19，$P=0.33$）。2009 年及 2011 年两次更新的 ZIPP 临床试验，也得到了与 2007 年荟萃分析同样的结果，但亚组分析显示，对于 ER＋＋＋的患者，可能从 TAM 联合 LHRHa 治疗组获益较多，但需要前瞻性研究证实。故目前对于绝经前、雌激素受体阳性患者，5 年 TAM 还是其标准治疗方案。

第四节 绝经后乳腺癌患者内分泌治疗方案的选择

一、推荐使用含 AI 的辅助内分泌治疗方案：5 年 AI、TAM 与 AI 序贯/转化治疗均合适

1. 起始 5 年 AI 治疗优于 5 年 TAM

两项多中心、Ⅲ期随机对照临床试验比较了 5 年 AI 与 5 年 TAM 治疗之间的疗效。在 ATAC 临床试验中，入组患者随机接受 5 年 TAM 或 5 年阿那曲唑治疗，中位随访 33 个月、100 个月和 10 年结果都显示，阿那曲唑较 TAM 显著改善患者的无病生存率（$HR=0.85,P=0.003$），并且两组患者之间的 TTR（time to recurrence，至复发时间）的绝对差异随着随访时间的延长而显著增加。

BIG1-98 临床试验同样比较了 5 年 AI 与 TAM 的疗效，2005 年中位随访 25.8 个月的结果显示与 5 年 TAM 相比，5 年来曲唑显著提高了患者的无病生存率（DFS）（$HR=0.81,P=0.003$）以及无远处疾病生存率（DDFS）（$HR=0.73,P=0.001$）。随后 76 个月、8.1 年及 12 年中位随访结果同样提示，5 年来曲唑治疗优于 5 年 TAM。

最近的一项荟萃分析显示，在绝经后激素受体阳性乳腺癌

患者中,5 年 AI 治疗在无病生存率和 DDFS 方面显著优于 5 年 TAM 治疗,故 NCCN、St. Gallen 及 ESMO 等指南均推荐 5 年 AI 作为辅助内分泌治疗的方案。

2. TAM 序贯/转化 AI 治疗优于 5 年 TAM 治疗

4 项临床试验(IES031、ARNO 9519、ITA20 及 ABCSG 8)与一项荟萃分析显示,在绝经后激素受体阳性乳腺癌患者中,TAM 序贯/转化 AI 优于 5 年 TAM 治疗。在 IES 031 临床试验中,入组患者随机接受 TAM→依西美坦或 TAM 治疗,中位随访 56 个月结果显示,TAM→依西美坦较 TAM 显著降低疾病复发风险($HR=0.68,P=0.001$);并且在 2007 年更新的数据中,依西美坦治疗组显示出总生存的获益($HR=0.86,P=0.04$),从而提示可将 TAM 序贯/转化 AI 作为绝经后乳腺癌患者的辅助内分泌治疗方案。

3. TAM→AI 与 5 年 AI 哪个更优

TEAM 临床试验 5 年随访结果显示,对于绝经后激素受体阳性乳腺癌患者,TAM→依西美坦与 5 年依西美坦方案的疗效无显著差异;BIG1-98 也比较了 TAM→来曲唑与 5 年来曲唑治疗的效果,两者之间无显著疗效差别。但对于腋淋巴结转移的亚组分析中发现,5 年来曲唑具有优于 TAM→LET 疗效的趋势。另外,BIG1-98 临床试验 8 年的随访结果显示也显示,LET→TAM 与 5 年 LET 疗效无显著差异,故对于部分不能耐受 AI 治疗的患者,可考虑在 2~3 年 AI 治疗后,序贯 TAM 治疗。

综上所述,NCCN、St. Gallen 以及 ESMO 等指南均推荐,对于绝经后激素受体阳性的乳腺癌患者,内分泌治疗方案需包括 AI 治疗,5 年 AI、TAM 序贯 AI 都是合适的、可选择的治疗方案。

二、哪些患者从 5 年 AI 或 AI→TAM 治疗获益更多

BIG 1-98 临床研究显示,5 年来曲唑与 TAM→来曲唑无显著的疗效差异,目前也缺乏理想的预测因子帮助我们挑选更需

要接受起始 AI 治疗的患者。在 BIG1-98 临床研究中,对于淋巴结阳性的患者,与 TAM→来曲唑相比,5 年初始来曲唑治疗的复发风险相对较低,但是未进行统计学差异比较。故目前对于绝经后激素受体阳性患者,5 年 AI、TAM→AI 以及 AI→TAM 都可以选择,并未发现哪组患者从初始 AI 治疗中获益较多,需要进一步开展新的临床研究来得到结论。

三、接受 5 年 TAM 治疗中或治疗后的绝经患者,可以考虑换用或加用 5 年 AI 治疗

MA-17 是一项Ⅲ期、随机、双盲的前瞻性临床试验,5 000 例已完成 5 年 TAM 治疗的绝经后患者,随机接受继续 5 年来曲唑治疗或安慰剂治疗,随访结果显示,后续来曲唑治疗可以显著提高该类患者的无病生存率。另外,其他两项入组较少患者的临床研究也得到了与 MA-17 同样的结果。故我们推荐对于接受完 5 年 TAM 治疗的患者,其在治疗中或后处于绝经状态,后续可考虑换用或加用 5 年 AI 治疗。

四、三种 AI 疗效相当,均可作为绝经后激素受体阳性乳腺癌的辅助内分泌治疗

MA-27 临床试验结果显示,5 年依西美坦与 5 年阿那曲唑在绝经后激素受体阳性乳腺癌辅助内分泌治疗中具有相同的疗效。另外,在新辅助内分泌治疗中,ACOSOG Z1031 临床试验显示,局部晚期乳腺癌患者接受 4～5 个月的来曲唑、阿那曲唑或依西美坦治疗具有相似的总反应率、保乳比例,提示三种 AI 药物具有相似的抗肿瘤活性。最后,FACE 临床研究在绝经后激素受体阳性乳腺癌中,直接比较两种非甾体类 AI 的疗效,目前已完成入组,期待其研究结果的发表,从而可以直接回答来曲唑和阿那曲唑哪个疗效更优。目前,对于绝经后激素受体阳性乳腺癌的辅助内分泌治疗,三种 AI 均可考虑使用。

第五节 内分泌治疗的疗程与随访

一、内分泌治疗的疗程

（1）对于绝经前激素受体阳性乳腺癌患者，TAM 标准的疗程仍为 5 年，10 年 TAM 的疗效需待进一步的随访结果。

（2）对于绝经前激素受体阳性乳腺癌患者，特别是年轻（年龄 40 岁以下）的患者，可考虑在接受 5 年 TAM 治疗的同时联合应用 LHRHa，但由于各项临床试验中 LHRHa 的疗程不统一，所以目前对于 LHRHa 的疗程尚没有定论，推荐使用的疗程为2～5 年。

（3）对于绝经后激素受体阳性乳腺癌患者，首选含 AI 的辅助内分泌治疗方案，无论是初始 AI 治疗还是续贯治疗，AI 总疗程不应超过 5 年。

（4）对于围绝经期激素受体阳性乳腺癌患者，在使用 TAM 过程中若达到绝经标准，可以考虑换为 AI 治疗，但 AI 总疗程不应超过 5 年；若达到绝经标准时，已完成 5 年 TAM 治疗，可以考虑再使用 5 年 AI。

217

二、随访与检测

（1）每4～6 个月进行一次病情随访和体格检查，持续 5 年，此后每年 1 次。

（2）每年进行一次乳房 X 线摄影检查。

（3）接受 TAM 治疗者，若子宫仍保留，每 6～12 个月进行一次妇科检查*。

（4）接受 AI 治疗或卵巢功能抑制类药物治疗的患者，应在

---

* 出现异常阴道出血，如病理证实为子宫内膜癌，可以考虑在接受子宫切除术后，继续服用 TAM；如无子宫内膜癌证据，可恢复 TAM 治疗，并重新评估症状是否持续或反复。

基线状态及之后每6～12个月监测骨密度。

(5) 在每次随访过程中,都应评估辅助内分泌治疗的依从性,并鼓励患者坚持治疗;应建议患者维持积极的生活方式,控制体质指数(BMI)。

如在接受 TAM 过程中,患者需要接受其他部位的手术,须停用 TAM 直至可以下床行走;如出现深静脉血栓、肺栓塞、脑血管意外或须长期制动的患者,则停用 TAM 治疗。

第六节 乳腺癌内分泌治疗的进展与展望

一、10 年 TAM 并不更优于 5 年 TAM 治疗

激素受体阳性乳腺癌复发风险持续时间较长,5 年内分泌治疗完成后,仍有较多患者出现复发与转移。目前有两项临床试验(ATLAS、aTTom)比较 5 年 TAM 与 10 年 TAM 治疗的疗效。ATLAS 中位随访 4.2 年结果显示,10 年 TAM 治疗可较 5 年 TAM 治疗显著降低复发风险,但无总生存的获益。但是该研究入组较多患者激素状态不明,完成 10 年 TAM 治疗的患者比例较少,随访时间较短,尚不足以改变临床试验。另外,在 aTTom 临床试验中,10 年 TAM 没有显著改善患者的无病生存与总生存。故目前对于绝经前激素阳性乳腺癌患者,仍推荐 5 年 TAM 治疗为其标准治疗方案。

二、绝经前乳腺癌患者是否可用 LHRHa

1. 辅助化疗与 LHRHa

ZIPP 临床试验及荟萃分析的结果提示,对于年龄小于 40 岁的乳腺癌患者,能从辅助化疗后的 LHRHa 治疗中获益,可能

与化疗引起永久性闭经的概率较低有关；但是来自 Intergroup
0101 的临床试验结果却显示，在 CAF 辅助治疗的基础上，
LHRHa 并未显著改善患者的预后，并且与患者年龄无关。另
外，对于接受蒽环类或紫杉类联合化疗方案治疗的患者，其疗效
尚不确切。故对于那些年轻的，特别年轻女性在完成化疗后仍
未绝经的患者，可考虑在辅助化疗后加用 LHRHa 治疗。

2. LHRHa 联合 AI 效果是否更佳

根据 ZIPP 临床试验的结果，TAM 联合 LHRHa 并不显著
优于 TAM 单药或 LHRHa 单药的疗效。LHRHa 联合 AI 是
否更优于 TAM 单药？目前尚缺乏临床试验数据。

SOFT 临床试验（IBCSG 24-02、BIG 2-02）已完成入组了
3 000 多例绝经前激素受体阳性的乳腺癌患者，随机接受 5 年
TAM、卵巢功能抑制＋5 年 TAM，以及卵巢功能抑制＋5 年依
西美坦治疗。TEXT 临床试验（IBCSG 25-02、BIG 3-02）已完成
入组 2 600 多例绝经前激素受体阳性乳腺癌患者，随机接受曲
谱瑞林＋5 年 TAM 与曲谱瑞林＋5 年依西美坦的治疗疗效。
两项临床试验均在 2011 年完成入组，但由于发生的事件数较
少，研究者近期对方案进行了修正，计划在 2013 年进行分析报
道。故目前仍然推荐 LHRHa＋TAM 作为含 LHRHa 的辅助
内分泌治疗方案，期待上述两项Ⅲ期临床试验来回答该问题。

三、绝经后乳腺癌患者 5 年 AI 治疗仍是标准

绝经后激素受体阳性乳腺癌患者对 5 年 AI 治疗疗效确切，
是否可通过延长 AI 治疗疗程，提高内分泌的治疗效果。
NSABP B-42 与 MA-17R 临床试验将会回答该类问题。在
NSABP B-24 中，计划入组已完成 5 年 AI 或 TAM→AI 方案治
疗的患者，之后随机接受安慰剂或 5 年来曲唑治疗。MA-17R
入组了 MA-17 临床试验中已完成 5 年 TAM＋5 年 AI 治疗的
患者，之后再随机至安慰剂组与 5 年来曲唑治疗组。另外，在这

2 项临床研究发布之前，尚不推荐 AI 的治疗疗程超过 5 年，而大于 5 年的 AI 治疗，其疗效及不良反应情况需待进一步临床试验的结果。

四、AI 辅助治疗的适宜人群

ER 或 PR 高表达的绝经后乳腺癌患者较 ER 和（或）PR 弱表达者对 TAM 治疗的敏感度更高，那么辅助 AI 治疗效果如何呢？ER 的表达情况是否也会影响其治疗的效果。回顾性研究显示：相比 $Ki\text{-}67$ 低水平的患者，高表达 $Ki\text{-}67$ 的患者，能从辅助 AI 治疗的获益更多[HR（AI 比 TAM）＝0.53,95％CI 为 0.39～0.72]，但其在其他指标方面存在较大的偏倚，待进一步研究验证。另外，利用 Oncotype 进行 RS 检测，发现高 RS 的患者是其一个独立的预测标准，不同 RS 三组患者均可从辅助 AI 治疗中获益。故对于绝经后激素受体阳性的患者，并未发现哪组患者从 AI 辅助治疗中获益较多，都可考虑使用含 AI 的辅助内分泌治疗药物。

五、是否存在仅需内分泌治疗就已足够的患者亚组

NCCN、St. Gallen、ASCO 等临床治疗指南均推荐对于 Luminal A 型、肿瘤小于 5 mm、淋巴结阴性的患者，无其他不良预后指标的患者，推荐单用内分泌治疗。是否还有其他指标帮助我们选择仅需内分泌治疗的亚组？回顾性研究显示，$Ki\text{-}67$ 表达的高低以及多基因阵列可作为参考依据，但目前仍缺少前瞻性的临床数据。目前共有三项针对激素受体阳性、$T_{1\sim3}$、淋巴结阳性或阴性、HER2 阴性的大型前瞻性临床试验：TailoRx，MinDACT，SWOGS1007（Oncotype DX 复发风险评分、Mammoprint 70 基因评分），回答哪部分患者在内分泌治疗的基础上，无需行辅助化疗。

六、结论

对于绝经前激素受体阳性的乳腺癌患者，5 年 TAM 仍是

其标准的治疗方案,是否需要联合使用 LHRHa,需考虑患者的年龄、化疗方案及 ER 的表达情况;不推荐超过 5 年的 TAM 治疗。

对于绝经后激素受体阳性的乳腺癌患者,含 AI 的辅助内分泌治疗方案是首先需要考虑的,AI 的治疗疗程不应超过 5 年,延长 AI 治疗,其疗效尚不明确。

对于围绝经期激素受体阳性的乳腺癌患者,如在使用 TAM 治疗过程中或完成 TAM 治疗后,已达到绝经标准,可以换用或加用 AI 治疗,但其总疗程仍不应超过 5 年。

激素受体阳性乳腺癌复发风险持续时间较长,内分泌治疗结束后 2～3 年有一个疾病复发高峰,为提高该类患者的预后,需寻找高复发风险的患者,给予较长时间的内分泌治疗,从而降低疾病的复发风险。另外,一些新的疗效预测因子,如 21 基因复发风险评分、70 基因预后分型等,可以帮助我们选择哪些患者需要在内分泌治疗的基础上联合化疗,从而更好地制订适合患者的个体化治疗方案。

（殷正昕　李亚芬）

第十章

乳腺癌辅助抗 HER2 治疗

第一节　曲妥珠单抗治疗的
适宜人群

　　曲妥珠单抗治疗的靶向人群是 HER2 阳性浸润性乳腺癌患者(肿块≥1 cm 或者淋巴结阳性)。2007 年美国临床病理协会以及美国临床肿瘤学会(ASCP/ASCO)推荐 HER2 阳性的定义标准是 HER2 免疫组化(IHC)检测 3＋(30％肿瘤细胞细胞膜完全染色)或者原位荧光免疫杂交(FISH)检测阳性(HER2 基因拷贝数＞6 或者 HER2/CEP17＞2.2)。但是来自曲妥珠单抗的辅助治疗临床试验显示,基于不同 HER2 阳性判定标准进行的亚组分析发现,曲妥珠单抗均可显著改善患者的预后。故 2011 年 St. Gallen 乳腺癌专家共识中,提到基于辅助治疗临床试验的入组标准(IHC 检测 10％肿瘤细胞细胞膜完全染色或者 FISH 检测 HER2/CEP17≥2.0)也作为 HER2 阳性的定义。

　　随着乳腺癌早期诊断的开展,T_1 期患者所占的比例也越来越高。对于 T＜1 cm、N_0 的 HER2 阳性的乳腺癌患者,由于早期曲妥珠单抗的临床试验并未入组该类人群,故其在该组人群中的疗效尚不明确。2009 年的 St. Gallen 专家共识不推荐曲妥珠单抗成为 T$<$1 cm、N_0、HER2 阳性乳腺癌的标准治疗方案。
考虑到 T$<$1 cm、N_0、HER2 阳性乳腺癌患者比例较低,需要入
组较多的患者并随访较长的时间,开展相应的辅助治疗临床试
验存在一定的困难,故需要我们平衡该组患者的预后和治疗获
益情况,选择合适的患者接受曲妥珠单抗治疗。回顾性研究显
示,在 T$<$1 cm、N_0 的乳腺癌患者中,有 6%～12% 的患者为
HER2 阳性乳腺癌;同时这些研究提示,对于 T_1N_0 的患者,
HER2 阳性患者的预后显著较 HER2 阴性患者差(表 10-1)。
HERA 临床试验的亚组分析显示,对于 T$\leqslant$2 cm 的患者,曲妥
珠单抗可显著改善其预后($HR=0.53$);同时,来自 BCIRG 006
的亚组分析显示,对于 T$<$1 cm、N_0 的 HER2 阳性乳腺癌患者,
也可从辅助曲妥珠单抗治疗中获益($HR=0.36$)。另外,两个
小样本的非随机回顾性研究显示,在 $T_{1a\sim1b}N_0$ HER2 阳性乳腺
癌患者中,使用曲妥珠单抗的患者,没有一例患者复发,而未使
用曲妥珠单抗患者的 25 个月和 36 个月的远处转移率分别为
9% 和 10%。2012 版的 NCCN 指南推荐,肿瘤大小为 6～
10 mm、淋巴结阴性的 HER2 阳性乳腺癌患者可考虑接受曲妥
珠单抗治疗。2011 年 St. Gallen 大会最后专家组也对这个问题
进行了投票讨论,78.7% 的专家同意在肿瘤大小为 6～10 mm、
N_0 的患者中使用曲妥珠单抗,23.9% 的专家推荐在 T$\leqslant$5 mm、
N_0 的患者中使用曲妥珠单抗治疗。

表 10-1 T_1N_0 乳腺癌患者 HER2 状态与预后的关系

研 究 名 称	预 后	P 值
Finland 研究(852 例 T_1)	9 年 $DDFS$(%)	$<$0.000 1
HER2 阳性(134 例)	72	
HER2 阴性(718 例)	88	
MD Anderson 研究(965 例 T$\leqslant$1 cm)	5 年 RFS(%)	$<$0.000 1
HER2 阳性(98 例)	77.1	

研 究 名 称	预 后	P 值
HER2 阴性(867 例)	93.7	
Columbia 研究(326 例 T≤1 cm)	10 年 *RFS*(%)	10 年 *OS*(%)
ER 阳性		
HER2 阳性	77.5	75.0
HER2 阴性	78.8	77.4
ER 阴性		
HER2 阳性	68.3	68.8
HER2 阴性	78.2	76.5

第二节　含曲妥珠单抗治疗方案的选择

目前共有五个大型临床试验,入组了超过 10 000 例 HER2 阳性乳腺癌患者,比较曲妥珠单抗 1 年治疗和不用曲妥珠单抗在辅助治疗中的疗效。荟萃分析显示,曲妥珠单抗 1 年治疗可以显著改善患者的预后。目前,对于 HER2 阳性早期乳腺癌患者,曲妥珠单抗 1 年辅助治疗仍是最合适且具有最多循证医学证据的方案。St. Gallen 专家共识推荐曲妥珠单抗 1 年的辅助治疗方案是 HER2 阳性早期乳腺癌标准治疗方式。目前可供选择的含曲妥珠单抗辅助治疗方案有以下几种。

一、化疗联合曲妥珠单抗方案

1. A(E)C→PH 方案(NSABP B-31、NCCTG 9831)

多柔比星 60 mg/m² i. v. d1 或表柔比星 90~100 mg/m² i. v. d1;

环磷酰胺 600 mg/m² i. v. d1,q3w×4。

序贯

紫杉醇 80 mg/m² i. v. d1;

曲妥珠单抗 2 mg/kg,首剂 4 mg/kg,qw×12。

后续曲妥珠单抗 2 mg/kg,qw;或 6 mg/kg,q3w,共 1 年。

2. A(E)C→TH 方案(BCIRG006)

多柔比星 60 mg/m² 或表柔比星 90~100 mg/m²;

环磷酰胺 600 mg/m²,q3w×4。

序贯

多西他赛 75~100 mg/m²,q3w×4;

曲妥珠单抗 2 mg/kg,首剂 4 mg/kg,qw×12。

后续曲妥珠单抗 6 mg/kg,q3w,共 1 年。

3. TCbH 方案(BCIRG006)

多西他赛 75 mg/m²,q3w×4;

卡铂 AUC=6,q3w×4;

曲妥珠单抗 2 mg/kg,首剂 4 mg/kg,qw×12。

后续曲妥珠单抗 6 mg/kg,q3w,共 1 年。

二、化疗序贯曲妥珠单抗方案

1. A(E)C→P→H 方案(NCCTG 9831)

多柔比星 60 mg/m² i. v. d1 或表柔比星 90~100 mg/m² i. v. d1;

环磷酰胺 600 mg/m² i. v. d1,q3w×4。

序贯

紫杉醇 80 mg/m² i. v. d1,qw×12。

序贯

曲妥珠单抗 2 mg/kg,首剂 4 mg/kg,qw×52;

或曲妥珠单抗 6 mg/kg,首剂 8 mg/kg,q3w,共 1 年。

2. 化疗→H 方案（HERA 试验模式）

任何化疗方案至少 4 个疗程*。

（*多柔比星累积剂量<360 mg/m²；表柔比星累积剂量<720 mg/m²。）

序贯

曲妥珠单抗 6 mg/kg,首剂 8 mg/kg,共 1 年。

三、曲妥珠单抗9周治疗方案

TH→FEC 方案（FinHer 试验模式）

多西他赛 75～100 mg/m² i. v. d1,q3w×3；

曲妥珠单抗 2 mg/kg,首剂 4 mg/kg,qw×9。

序贯

氟尿嘧啶 600 mg/m² i. v. d1；

表柔比星 60 mg/m² i. v. d1；

环磷酰胺 600 mg/m² i. v. d1,q3w×3。

对于曲妥珠单抗辅助治疗的疗程,2007 年 St. Gallen 专家共识认为,1 年的辅助治疗方案是其标准治疗方式,而对于较短的 9 周方案,没有被广泛认可。FinHer 临床试验 5 年随访结果显示,化疗联合 9 周曲妥珠单抗治疗方案并没有较化疗显著改善患者的预后。另外,由于该临床试验入组的 HER2 阳性亚组乳腺癌患者例数较少,在统计学设计方面,检测两组疗效真实差别的能力较小,从而限制了 9 周方案在临床的应用,目前正在进行的 SOLD 大型Ⅲ期临床试验,直接比较曲妥珠单抗 9 周方案和 1 年方案在乳腺癌辅助治疗中的疗效,从而可以回答曲妥珠单抗较短疗程治疗是否有效。

另外,HERA 临床试验的最新随访结果证实,HER2 阳性乳腺癌的复发风险在术后 4 年内一直持续存在,从而可以提示,延长曲妥珠单抗的治疗时间（如曲妥珠单抗治疗 2 年）有可能会改善 HER2 阳性乳腺癌患者的预后。目前,正在进行 HERA

临床试验比较曲妥珠单抗 1 年治疗与 2 年治疗的疗效差别。该试验预先假设 2 年治疗组较 1 年治疗组能提高 4.9％的 5 年 DFS(74.9％比 70.0％),同时规定两组发生事件数大于 750 例且 P<0.014,则可在 2008 年提前公布这两组比较的结果。但是在 2008 年 6 月,独立数据监测委员会(IDMC)的中期分析显示,两组共有 500 例患者发生疾病复发,未达到提前公布结果的要求,故 IDMC 决定继续该试验,计划在达到事件数后公布临床试验数据,目前我们尚不知道曲妥珠单抗 2 年与 1 年治疗的疗效及心脏毒性等方面的差别。

对于 HER2 阳性乳腺癌患者,大多数患者需要进行术后辅助化疗,可考虑使用含蒽环类及紫杉类药物的方案。那么曲妥珠单抗与化疗的顺序如何呢? 是联合给药还是序贯给药? St. Gallen 专家共识推荐这两种给药方式都是合适的。目前共有 6 个临床试验报道评价曲妥珠单抗在 HER2 阳性早期乳腺癌辅助治疗中的疗效。4 个临床试验是曲妥珠单抗联合化疗的给药方式: NCCTG N9831/NSABP B-31 方案,BCIRG 006 的 AC→TH、TCH 方案和 FinHer 的 TH→FEC 或 NH→FEC 的方案,均显示曲妥珠单抗联合化疗组患者,其预后显著优于单用化疗的患者。另外有 2 个临床试验比较化疗→曲妥珠单抗与单用化疗的疗效(HERA 试验和 PACS 004 试验),其中 PACS 004 试验显示化疗→曲妥珠单抗较对照组,没有显著改善患者的预后。另外,2009 年 SABCS 公布的 NCCTG N9831 临床试验显示,曲妥珠单抗联合化疗组(AC→PH→H)5 年无病生存率为 84.2％,高于化疗序贯曲妥珠单抗组(AC→P→H)的 79.8％,但是由于该试验入组的患者预后好于预期,复发的事件数较少,P 值没有达到显著统计学意义。故曲妥珠单抗与化疗无论是联合还是序贯都是可以选择的,期待 NCCTG N9831 临床试验的进一步随访来回答该问题。

第三节　抗 HER2 辅助治疗的
进展与展望

一、HER2 靶点双重抑制是否可提高辅助治疗效果

2010 年 SABCS 大会公布三个有关 HER2 阳性乳腺癌新辅助治疗临床试验的结果,分别是 NEOSPHERE、Neo-ALTTO 和 Geparquinto。NEOSPHERE 和 Neo-ALLTO 试验显示,对于 HER2 阳性乳腺癌患者,在曲妥珠单抗新辅助治疗的基础上,再联合其他抗 HER2 药物,如帕妥珠单抗(NEOSPHERE)或 lapatinib(Neo-ALTTO),可以显著提高 pCR 率。目前在 HER2 阳性乳腺癌辅助治疗中,正在进行的 ALTTO 临床研究,比较曲妥珠单抗、lapatinib 以及两者联合的效果。另外,头对头比较曲妥珠单抗和 lapatinib 的 Geparquinto 临床试验显示,在 HER2 阳性乳腺癌新辅助治疗中,曲妥珠单抗联合化疗的 pCR 率(31.3%)显著高于 lapatinib 联合化疗(21.7%),并具有较好的耐受性。在新辅助治疗中以及晚期乳腺癌解救治疗中,我们已观察到双重抑制 HER2 靶点可以提高治疗,那么在辅助治疗中,我们可以预见双靶点治疗 HER2 阳性乳腺癌也可以获得很好的疗效,可通过观察 ALTTO 临床试验的数据来回答该问题。

二、HER2 阳性乳腺癌是否可避免使用化疗

在 HER2 阳性、HR 阳性的晚期乳腺癌中,TANDEM 和 EGF2008 临床试验证实 HER2 阳性靶向药物(曲妥珠单抗、lapatinib)联合内分泌治疗具有较好的疗效。同时,新辅助治疗研究也证实,在曲妥珠单抗治疗的基础上,联合帕妥珠单抗或 lapatinib 可以显著提高 HER2 阳性乳腺癌患者的 pCR 率。并且,令人振奋的是,在不使用化疗药物的情况下,曲妥珠单抗与

帕妥珠单抗联合使用,有 16.8% 的患者可以达到 pCR,提示有部分 HER2 阳性乳腺癌患者可以避免使用化疗,尤其是预后相对较好的患者,如 HR 阳性、$T_{1a\sim1b} N_0$ 的乳腺癌患者。虽然 2011 年 St. Gallen 大会专家组投票中,较多专家认为,对于部分 HER2 阳性患者,单独使用曲妥珠单抗(±内分泌治疗药物)也是合适的,但是由于缺乏足够的临床试验证据,在临床上如何区分选择合适的治疗人群较为困难,故在临床应用时需谨慎使用。临床工作中需综合考虑患者的意愿、疾病的分期及患者的全身情况等因素,并向患者充分说明其中的利弊。

三、后续曲妥珠单抗辅助治疗是否有效

对于 HER2 阳性早期乳腺癌患者,初始未能接受辅助曲妥珠单抗治疗,其后续辅助治疗是否仍有效? 2009 年公布的 HERA 临床试验 4 年随访数据显示,通过界标分析显示,观察组中初始未能接受曲妥珠单抗治疗的患者,也有可能从后续延迟的曲妥珠单抗辅助治疗中获益。但是,HERA 试验的观察组中,患者接受和不接受后续曲妥珠单抗的治疗不是进行随机分组的,两组患者的例数和临床病理指标具有较大的异质性,故目前对于 HER2 阳性乳腺癌的辅助治疗,仍然推荐曲妥珠单抗与化疗同时或序贯或完成所有化疗后使用;对于原先因各种原因未接受辅助曲妥珠单抗治疗的患者,在与患者取得很好的沟通之后,可考虑使用曲妥珠单抗的后续治疗,期待进一步的 III 期临床试验来验证。

四、HER2 阳性乳腺癌患者是否必须用蒽环类药物

蒽环类药物和曲妥珠单抗都存在一定的心脏毒性,但是相比蒽环类药物引起的永久性心脏损害,曲妥珠单抗造成的心脏损害大多是可逆的。在晚期乳腺癌治疗中,临床研究显示,曲妥珠单抗与蒽环类药物联合使用,会极大地增加心脏不良事件的

发生率。之后的辅助治疗临床试验设计时,将曲妥珠单抗与蒽环类药物分开使用,其严重心脏不良事件的发生率为 0.6%~4%。那么,是否可以选用不含蒽环类药物的辅助曲妥珠单抗治疗方案呢?

BCIRG 006 临床研究比较了 AC→TH、不含蒽环类药物的 TCbH 以及 AC→T 在 HER2 阳性乳腺癌辅助治疗中的疗效。65 个月随访结果显示,其 5 年的 *DFS* 分别为 84%、81% 和 75%;5 年的总生存率分别为 92%、91% 和 87%。两两比较发现,含曲妥珠单抗的方案(AC→TH 与 TCbH)均优于 AC→T,而 AC→TH 和 TCbH 两组之间无显著的生存差别。另外,TCbH 治疗组患者,其心脏不良事件以及白血病的发生率较低,故对于有发生心脏不良事件高危的乳腺癌患者(既往高血压、老年以及低 LVEF 等患者),可考虑选择不含蒽环类药物的 TCbH 方案。

五、曲妥珠单抗治疗的疗效预测指标

曲妥珠单抗的作用机制包括阻断 HER2 同源二聚体的形成、促进肿瘤细胞凋亡、抗肿瘤血管生成,以及抗体依赖的细胞毒作用(ADCC)等。但在临床治疗中,仍存在部分患者对曲妥珠单抗的原发或继发耐药。目前发现的可能与曲妥珠单抗耐药相关的因素包括:HER2 胞外段缺失、生长因子受体旁路激活、PI3K/Akt/mTOR 及 Ras/MAPK 信号传导通路持续活化,以及胰岛素样生长因子 I 型受体(IGF-IR)通路过度活化等。需要进一步寻找曲妥珠单抗确切的耐药机制,并开发相应的新型靶向药物,例如 mTOR 抑制剂、帕妥珠单抗等,逆转曲妥珠单抗的耐药,从而提高 HER2 阳性乳腺癌患者的治疗效果。

曲妥珠单抗已成为 HER2 阳性高危乳腺癌患者辅助治疗的标准治疗方案,目前已在临床上广泛应用。曲妥珠单抗与其他靶向药物如 lapatinib、帕妥珠单抗或贝伐单抗(BETH 试验)

联合,有可能会进一步改善 HER2 阳性乳腺癌患者的预后。我们期待开展进一步的临床试验及转化型研究,解决目前尚存的争议问题,并可以预测曲妥珠单抗以及其他药物对 HER2 阳性乳腺癌治疗的疗效,提高 HER2 阳性乳腺癌的治疗效果,减少治疗的毒副作用,从而实现 HER2 阳性乳腺癌患者的个体化治疗。

（陈小松　沈坤炜）

第十一章

乳腺癌的新辅助治疗

乳腺癌新辅助治疗(neoadjuvant therapy),又称初始全身性治疗(primary systemic therapy),指对于未发生远处转移的乳腺癌在手术之前应用的系统性全身性治疗。根据治疗药物的不同,新辅助治疗可以分为新辅助化疗、新辅助内分泌治疗以及新辅助靶向治疗。

第一节　新辅助治疗的适宜人群

一、新辅助化疗

新辅助化疗是局部晚期乳腺癌患者标准的治疗方式,可以使肿瘤降期、增加手术方式选择、检验治疗反应,同时也可以作为一项重要的研究手段,以筛选疗效预测分子、验证药物疗效等。由于在局部晚期乳腺癌治疗中的成功,新辅助化疗目前已逐渐应用于可手术的早期乳腺癌患者。2010 年,德国 Biedenkopf 乳腺癌会议专家共识提出,任何适合接受辅助化疗的患者都可以接受新辅助化疗。

病理完全缓解(pCR)指新辅助化疗后原发灶及腋窝均无肿

瘤残留,这部分患者预后较没有达到 pCR 的患者将有显著改善。文献报道,乳腺癌新辅助化疗后的 pCR 率在 4%～29%之间,然而不同亚型乳腺癌新辅助化疗后 pCR 率存在显著差异,提示不同类型乳腺癌对新辅助化疗的治疗反应性不尽相同,部分临床或病理指标可能可以作为 pCR 的预测因子。2009 年的一项综合 7 项德国新辅助化疗临床研究的荟萃分析发现,患者年轻、肿瘤较小、病理类型为导管癌、高分级、激素受体阴性,以及 HER2 阳性均是获得较高 pCR 的预测指标。对于这部分对新辅助化疗有较好反应性的乳腺癌患者,新辅助化疗是可以首先考虑的治疗方案。

对于部分肿瘤较小、低组织学级别、ER 阳性或单纯小叶癌的患者,由于疾病复发转移风险较小,可能无需术后辅助化疗,因此不推荐接受新辅助化疗。

二、新辅助内分泌治疗

新辅助内分泌治疗主要应用于绝经后的内分泌治疗高度敏感的乳腺癌患者,对于年轻、肿瘤增殖指数较高、激素受体低表达及 HER2 阳性的乳腺癌患者,一般不推荐新辅助内分泌治疗。

三、新辅助靶向治疗

新辅助靶向治疗主要应用于 HER2 阳性的乳腺癌患者。德国的 7 项新辅助化疗临床研究的荟萃分析报道:6 402 例患者接受蒽环联合紫杉类新辅助化疗±曲妥珠单抗靶向治疗,HER2 阴性乳腺癌患者 pCR 率为 18.4%,HER2 阳性但未接受曲妥珠单抗治疗者为 22.6%,HER2 阳性且接受曲妥珠单抗治疗患者 pCR 率为 39.9%,组间均存在显著性差异。2011 年一项纳入 5 个大型新辅助临床试验的荟萃分析亦证实,在 HER2 阳性乳腺癌患者中新辅助化疗加用曲妥珠单抗,其 pCR 率为

38%,显著高于单纯化疗组(21%)。因此,对于所有 HER2 阳性的乳腺癌患者,如既往无心脏基础疾病,新辅助化疗均应联合曲妥珠单抗靶向治疗。

第二节　新辅助治疗方案的选择

一、新辅助化疗

新辅助化疗的方案原则上与辅助化疗相同,标准的辅助化疗方案均可用于新辅助化疗,一般可选择同时或序贯使用蒽环类及紫杉类药物。新辅助化疗至少为 6 个疗程,低于此疗程新辅助化疗可能未达最佳疗效,在此基础上延长化疗周期则并不显著增加疗效获益。

2011 年德国一项新辅助化疗临床研究的荟萃分析发现,每增加 2 个疗程新辅助化疗,获得 pCR 的可能性提高 18%。ABCSG-14 临床试验结果证实,表柔比星联合多西他赛新辅助化疗 6 个疗程,其 pCR 率、腋淋巴结阴性率显著高于 3 个疗程组;而在 GeparTrio 临床试验的 TAC 新辅助化疗患者中,8 个疗程的 TAC 较 6 个疗程并未显著提高 pCR 率,同时严重的粒细胞缺乏、水肿和其他不良反应发生率却显著升高。因此,2011年的 Biedenkopf 专家共识和 Cremona 指南均推荐新辅助化疗至少应 6 个疗程,且如无特殊情况,所有新辅助化疗均应在术前完成,而不应分为术前、术后化疗两部分。

二、新辅助内分泌治疗

新辅助内分泌治疗目前推荐在绝经后激素受体阳性的乳腺癌患者中使用第三代芳香化酶抑制剂 4~6 个月。不同芳香化酶抑制剂之间是否存在疗效差异尚无定论,ACOSOG Z1031 临床试验比较阿那曲唑、来曲唑和依西美坦三种芳香化酶抑制剂的新辅助内分泌治疗疗效,结果三组在临床反应率、保乳率、Ki-67变化等方面均无明显差异,因此目前三种药物均可用于乳腺癌新辅助内分泌治疗。

三、新辅助靶向治疗

对于所有 HER2 阳性的乳腺癌患者,新辅助化疗均应联合曲妥珠单抗靶向治疗。一般可以序贯使用蒽环类及紫杉类药物,并在使用紫杉类药物同时联用曲妥珠单抗靶向治疗。BCIRG 006 临床试验中的 TCbH 方案也是可以选择的新辅助治疗方案。我们既往报道的每周方案紫杉醇联合卡铂+曲妥珠单抗,其 pCR 率约为 50%,也可考虑作为新辅助治疗的方案。

第三节 乳腺癌新辅助化疗的进展

一、pCR 的定义

235

pCR 的定义存在各种分类标准,Biedenkopf 共识推荐新辅助治疗后手术病理应同时包括乳房及腋窝的情况,并将原发灶是否有原位癌残留单独报告。MD Anderson 肿瘤中心一项临床研究入组共 2 302 例接受新辅助化疗的乳腺癌患者,发现新辅助化疗后达到 true-pCR(原发灶和腋窝无原位癌及浸润性癌残留)或 DCIS-pCR(原发灶和腋窝无浸润性癌残留,可以有原位癌残留)的患者,5 年、10 年的 *DFS*、*OS* 间均无显著性差异。法国一项研究显示,在新辅助化疗后原发灶 pCR 的患者,腋淋巴结残留癌转移显著影响无病生存和总生存。2012 年德国一项荟萃分析显示,true-pCR 患者 *DFS* 显著优于 DCIS-pCR 患者,提示 true-pCR 及 DCIS-pCR 患者预后仍存在差异,术后病理报告应将两者单独汇报。

二、前哨淋巴结活检在乳腺癌新辅助治疗患者中的应用

新辅助治疗后患者腋淋巴结阴性率为 50%～80%,2011 年 Cremona 专家共识提出,这部分患者可以避免腋淋巴结清扫及其带来的一系列并发症。2006 年 Kim 等进行荟萃分析报道,早期乳腺癌无新辅助治疗患者中前哨淋巴结活检(SLNB)的操作成功率为 96%,假阴性率为 7.3%。新辅助化疗后 SLNB 共有四项荟萃分析报道,发现 SLNB 操作的成功率为 90%～94%,假阴性率为 7%～12%,与 Kim 等的报道相似,提示了新辅助化疗后行 SLNB 仍是一种可靠的腋窝手术方式,尤其在新辅助化疗后临床腋淋巴结阴性的患者,SLNB 的成功率为 94%,假阴性率为 7%。

目前新辅助化疗后 SLNB 的争议热点主要集中在 SLNB 的应用指征及手术时机。Biedenkopf 指南推荐,对于新辅助化疗前临床腋窝阴性的患者可以考虑使用 SLNB,手术时机为完成新辅助化疗后。2012 年 EBCC 乳腺癌大会公布了德国 SENTINa 临床研究的初步结果,发现初始临床腋窝阴性的患者新辅助化疗前 SLNB 的成功率为 99.1%,初始临床腋窝阳性的患者新辅助化疗后 SLNB 的成功率为 81.9%,而对于新辅助化疗前已经接受过 SLNB 的患者,新辅助化疗后再次 SLNB 的成功率仅为 62.3%,三者具有显著差异。以上结果提示,对于临床腋窝阳性的患者,新辅助化疗后 SLNB 可能并不适宜。

三、新辅助靶向治疗

以往认为,曲妥珠单抗因存在心脏毒性风险,故不推荐与蒽环类化疗同时使用。近期 GeparQuattro 和 GeparQuinto 两项 Ⅲ期新辅助治疗临床试验的研究结果却提出了不同的观点。GeparQuattro 临床试验中,HER2 阳性患者接受 4 个疗程表柔

比星联合环磷酰胺,序贯 4 个疗程多西他赛±卡培他滨,所有疗程化疗均联合使用曲妥珠单抗。GeparQuinto 则选择 4 个疗程表柔比星联合环磷酰胺,序贯 4 个疗程多西他赛,全程联合曲妥珠单抗或拉帕替尼。以上两项临床试验均同时使用蒽环类药物及曲妥珠单抗,两者的 pCR 率分别高达 40% 及 44.6%。安全性分析显示:GeparQuattro 联合用药患者中仅 1 例出现 3～4 级充血性心力衰竭,2 例出现 LVEF 明显下降(>10%);而 GeparQuinto 临床试验无 3～4 级充血性心力衰竭事件报道,严重 LVEF 下降发生率为 1.4%。以往的 MD Anderson 肿瘤中心以及 NOAH 临床研究也同时使用了蒽环类＋曲妥珠单抗的新辅助治疗方案,pCR 率分别达到了 65.2% 及 43%,显著高于单用化疗组。因此,Biedenkopf 指南认为,联合使用蒽环类药物及曲妥珠单抗安全性可以接受,对既往无心脏基础疾病、具有高复发风险的年轻 HER2 阳性患者来说,不失为一种疗效可靠的治疗选择。

除曲妥珠单抗外,其他抗 HER2 靶向药物如拉帕替尼、帕妥珠单抗等在乳腺癌新辅助治疗中也显示出一定的疗效。NeoALTTO 临床试验发现,6 周拉帕替尼＋曲妥珠单抗的双重抗 HER2 靶向治疗后,再接受 12 周每周紫杉醇新辅助化疗＋靶向治疗,其 pCR 率可达 51.3%,显著高于单药曲妥珠单抗组,且不增加严重不良事件的发生。NeoSphere 临床试验亦证明,经过 4 个疗程多西他赛新辅助化疗联合曲妥珠单抗＋帕妥珠单抗双重抗 HER2 靶向治疗,其 pCR 率达 45.8%,显著高于多西他赛＋曲妥珠单抗组和多西他赛＋帕妥珠单抗组。因此三药联合新辅助治疗,通过联合两种不同机制的抗 HER2 靶向治疗药物,可以产生更为全面的纵向 HER2 信号通路阻断效应,疗效更佳,且安全性可以接受。另外,NeoSphere 临床试验的另一重要意义在于,单用曲妥珠单抗和帕妥珠单抗而不使用化疗,亦可使 16.8% 的患者获得 pCR。这可能为部分不适宜行化疗的

HER2 阳性患者提供了一种新的治疗思路。但双靶向药物联合在新辅助治疗中的 pCR 优势能否转化为进一步的无病生存或总生存优势,仍有待进一步的随访验证。

目前,HER2 阴性乳腺癌的新辅助靶向治疗主要围绕贝伐单抗。NSABP B-40 临床试验在新辅助化疗(多西他赛/多西他赛+卡培他滨/多西他赛+吉西他滨序贯多柔比星联合环磷酰胺)基础上,加用贝伐单抗可使 pCR 率由 28.2% 上升至 34.5%,差异具有显著性。GeparQuinto 临床试验中的 HER2 阴性患者,接受表柔比星联合环磷酰胺序贯多西他赛的新辅助化疗后 14.9% 患者达到 pCR,而当新辅助化疗与贝伐单抗联用时,pCR 率可显著上升至 18.4%。以上研究结果均证明,在 HER2 阴性乳腺癌中,新辅助化疗联合贝伐单抗可显著提高 pCR 率。

综上所述,新辅助治疗作为一种日趋成熟的治疗手段,正越来越多地应用于局部晚期及早期可手术乳腺癌患者,以增加手术方式选择、检验治疗反应等。新辅助治疗的合适人群、治疗策略等主流问题在临床实践中已日趋规范化,并已达成共识。新辅助治疗疗效的预测、新辅助靶向治疗的应用以及新辅助治疗前后手术方式的选择是未来个体化新辅助治疗的研究方向。

(吴佳毅　陈伟国)

第十二章

乳腺癌术后的辅助放疗

乳腺癌术后的辅助放疗包括乳腺癌保乳术后的放射治疗以及浸润性乳腺癌根治术或改良根治术后的辅助放疗。

第一节　乳腺癌保乳术后的放射治疗

对于早期乳腺癌患者,多项随机试验证明,无论在局部控制率、远处转移率还是总生存率方面,保乳术后加用放疗能够达到与乳腺癌改良根治术相同的疗效,同时患者完整的乳腺也得以保留,具有很好的美观效果。

一、适宜人群

原则上所有保乳手术后的患者包括浸润性癌、原位癌早期浸润和原位癌的患者均需要行术后放疗,可选择常规放射治疗或适形调强放射治疗。但对于年龄≥70 岁、$T_1N_0M_0$、且 ER 阳性并接受辅助内分泌治疗的浸润性癌患者可不接受保乳术后放疗。

二、与全身治疗的时序配合

无辅助化疗指征的患者术后放疗建议在术后 4～6 周开始。

接受辅助化疗的患者应在末次化疗后 2～4 周内开始。内分泌治疗与放疗的时序配合目前没有一致意见,可以同期或放疗后开展。曲妥珠单抗治疗患者只要放疗前心功能正常(左心室射血分数>50%)可以与放疗同时使用,同时慎重考虑内乳野照射,尽可能降低心脏的照射剂量(心脏照射平均剂量应低于 8Gy),尤其是患侧为左侧。

三、照射靶区

（1）导管原位癌保乳术后照射靶区为患侧乳腺。

（2）浸润性乳腺癌腋淋巴结清扫或前哨淋巴结活检阴性的患者,照射靶区为患侧乳腺。

（3）浸润性乳腺癌腋淋巴结转移≥4 个的患者,照射靶区需包括患侧乳腺、锁骨上/下淋巴引流区。

（4）浸润性乳腺癌腋淋巴结清扫,腋淋巴结转移 1～3 个的患者,照射靶区除患侧乳腺外,应考虑照射患侧锁骨上/下淋巴引流区。特别对有高危复发因素的患者,如年龄≤40 岁、激素受体阴性、腋淋巴结检出数<10 个或腋淋巴结转移比例>20%、HER2/neu 过表达等,照射靶区需包括患侧乳腺和锁骨上/下淋巴引流区。

（5）浸润性乳腺癌腋窝未作解剖或前哨淋巴结阳性而未作腋淋巴结清扫的患者,照射靶区需包括患侧乳房,腋窝和锁骨上/下区域。

（6）腋淋巴结清扫彻底的患者,即使腋淋巴结有包膜外侵犯,其术后腋窝复发率也仅为 0～7%。腋淋巴结清扫术后再行腋窝放疗会导致上肢水肿的概率增加,故不建议术后行腋窝放疗。

（7）是否应行内乳淋巴结照射至今争议仍很大,尽管内乳淋巴结受侵率很高,但临床上内乳淋巴结复发较为少见,且内乳淋巴区照射会增加心血管疾病风险。对于化疗前影像学诊断内乳淋巴结转移可能的患者,原发肿瘤位于内侧象限同时腋淋巴结有转移的患者,需考虑内乳淋巴结区放疗,但仅照射同侧第1~3肋间。

四、照射技术及剂量

1. 常规放疗技术

(1)全乳腺:采用内切野和外切野照射全乳腺。

上界:锁骨头下缘,即第1肋骨下缘;或者与锁骨上野衔接。

下界:乳腺皱襞下1~2 cm。

内界:体中线。

外界:腋中线或腋后线。

前界:皮肤开放,留出1.5~2 cm的空隙。

后界:包括不超过2.5 cm的肺组织。

(2)锁骨上/下野

上界:环甲膜水平。

下界:与乳腺野上界相接,即第1肋骨下缘水平。

内界:体中线至胸骨切迹水平沿胸锁乳突肌的内缘,机架向健侧15°以避开气管、食管和脊髓。

外界:肱骨头内缘。

2. 射线和剂量分割

一般采用直线加速器6 MV的X线,不加填充物或组织补偿物,加15°~30°楔形板改善剂量分布。全乳照射剂量D_T45~50 Gy,1.8~2 Gy/次,5次/周。

原发灶瘤床补量:对有局部复发风险的高危患者(50岁以下,腋淋巴结阳性,淋巴管血管浸润或手术切缘接近肿瘤),推荐在全乳照射基础上通过瘤床补量进一步提高局部控制率。在模拟机下根据术中银夹标记定位或手术瘢痕周围外放2~3 cm,用合适能量的电子线或X线小切线野照射。补量总剂量

D_T10~16 Gy/1~1.5 周,共 5~8 次。也可采用高剂量率近距离治疗技术进行瘤床补量。导管内癌患者无需瘤床补量。

锁骨上/下淋巴引流区预防照射 D_T 50 Gy,2 Gy/次,5 次/周。

3. 调强适形放射治疗

调强适形放射治疗可减少乳腺内照射剂量梯度,提高剂量均匀性,改善美观效果;降低正常组织如肺、心血管和对侧乳腺的照射剂量,降低近期和远期毒副作用。可以采用正向或逆向调强放射治疗计划设计(仍以内切野和外切野为主);年轻、乳房大的患者可能受益更大。CT 扫描前要用铅丝标记全乳腺和手术瘢痕。全乳靶区勾画要求如下:上界为触诊乳腺组织上界以上 5 mm;下界为皱襞以下 10 mm;内界一般位于同侧胸骨旁;外界位于触诊乳腺组织外界以外 5 mm;前界为皮肤下方5 mm,包括脂肪组织;后界为肋骨前方。

第二节 浸润性乳腺癌根治术或改良根治术后的辅助放疗

EBCTCG 1995 年对 36 组随机试验的荟萃分析表明,乳腺癌根治术或改良根治术后放疗和未放疗组局部和区域淋巴结复发率分别为 6.7% 和 19.6%($P=0.001$),术后放疗使局部和区域淋巴结复发率降低 2/3。EBCTCG 在 2000 年发表,2005 年更新的荟萃分析证实,在腋淋巴结阳性的患者中,术后放疗将 5 年局部区域复发率从 23% 降低到 6%,将 15 年的乳腺癌特异性死亡率降低了 5.4%,尽管放疗与对侧乳腺癌、肺癌、心脏疾病发病的增加有关,但仍使 15 年总生存率提高了 4.4%。

一、适应证及照射靶区

乳腺癌根治术或改良根治术后具有下列高危因素之一者,

具有术后放射治疗指征：

（1）腋淋巴结清扫，腋淋巴结转移≥4 个的患者，照射靶区需包括：患侧胸壁、锁骨上/下淋巴引流区，可以考虑内乳淋巴结放疗。

（2）腋淋巴结清扫，腋淋巴结转移 1～3 个的 T_1/T_2 患者，特别对有高危复发因素的患者（如年龄≤40 岁、激素受体阴性、腋淋巴结检出数<10 个或腋淋巴结转移比例>20%、HER2/neu 过表达等），可以考虑术后放射治疗，照射靶区包括：患侧胸壁、锁骨上/下淋巴引流区，并考虑内乳淋巴结区放疗。

（3）腋淋巴结阴性，但原发肿瘤最大直径≥5 cm 的患者，或腋淋巴结阴性但肿瘤侵及乳腺皮肤、胸壁的患者，照射靶区为患侧胸壁。

（4）腋淋巴结阴性、肿瘤<5 cm，但病理提示具有脉管癌栓的患者，可以考虑术后放射治疗，照射靶区为患侧胸壁。

（5）腋淋巴结清扫术后再行腋窝放疗会导致上肢水肿的概率增加，故不建议术后行腋窝放疗，但对腋淋巴结未清扫或清扫不彻底的患者，应行腋窝放疗。

（6）内乳淋巴结区不做常规放疗，但对于化疗前影像学诊断内乳淋巴结转移可能的患者，原发肿瘤位于内侧象限同时腋淋巴结有转移的患者，需考虑内乳淋巴结区放疗，仅照射同侧第 1～3 肋间。

二、与全身治疗的时序配合

未接受术后辅助化疗的患者可以在术后伤口愈合，上肢功能恢复后开始术后放疗。接受辅助化疗的患者应在末次化疗后 2～4 周内开始。内分泌治疗与放疗的时序配合目前没有一致意见，可以同期或放疗后开展。曲妥珠单抗治疗患者只要放疗前心功能正常（左心室射血分数>50%）可以与放疗同时使用，同时慎重考虑内乳野照射，尽可能降低心脏的照射剂量（心脏照射平均剂量应低于 8 Gy),尤其是患侧为左侧。

三、照射技术及剂量

所有术后放疗靶区原则上给予 D_T 50 Gy/5 周,共 25 次,对于影像学上高度怀疑有残留病灶的区域可局部加量至 60 Gy 或以上。

1. 常规放疗技术

(1) 锁骨上/下野

上界:环甲膜水平。

下界:与胸壁野上界相接,即第 1 肋骨下缘水平。

内界:体中线至胸骨切迹水平沿胸锁乳突肌的内缘。

外界:肱骨头内缘。

可应用电子线和 X 线混合线照射,以减少肺尖的照射剂量。治疗时头部偏向健侧以减少喉照射,X 线照射时机架向健侧偏斜 $10°\sim15°$ 角,以保护气管、食管和脊髓。

(2) 胸壁野

上界:上界与锁骨上野衔接,即锁骨头下缘。

下界:对侧乳腺皱襞下 $1\sim2$ cm。

内界:体中线。

外界:腋中线或腋后线。

各边界也需要根据原发肿瘤的部位进行微调,保证原肿瘤部位处于剂量充分的区域,同时需要包括手术瘢痕。

胸壁野可采用 X 线或电子线照射。无论采用 X 线或电子线照射,都需要考虑给予厚度为 $0.5\sim1$ cm 的胸壁补偿物以提高皮肤剂量。电子线照射前常规应用 B 超测定胸壁厚度,并确定所选用电子线的能量,减少对肺组织和心脏大血管的照射剂量,尽量避免放射性肺损伤。

(3) 腋窝照射野:对未作腋淋巴结清扫,或腋淋巴结清扫不彻底者,需作腋窝照射。

（4）锁骨上和腋窝联合野：照射野范围包括锁骨上和腋窝区，上界和内界都同锁骨野，下界在第2肋间，与胸壁野衔接，外界包括肱骨颈（挡铅保护肱骨头），射野的外下角开放。

首先采用6 MV X线，锁骨上区深度以皮下3 cm计算。腋窝深度根据实际测量结果计算，欠缺的剂量采用腋后野补量至D_T 50 Gy，同时锁骨上区缩野至常规锁骨上野范围，并采用9～10 MeV电子线追加剂量至50 Gy。

（5）腋后野

上界：锁骨下缘。

下界：同腋-锁骨联合野的下界。

内界：沿胸廓内侧缘。

外界：肱骨头内缘。

采用6 MV X线，补量至D_T 50 Gy。

（6）内乳野

常规定位的内乳野需包括第1～3肋间。

上界：与锁骨上野衔接。

下界：第3肋间下缘。

内界：过体中线1 cm。

外界：患侧4 cm。

可应用电子线和X线混合线照射，原则上2/3及以上剂量需采用电子线以减少心脏的照射剂量。

2. 三维适形照射技术

与二维治疗相比，基于CT定位的三维治疗计划可以显著提高靶区剂量均匀性，减少正常组织不必要的照射，对于射野衔接具有优势。采用常规定位时，也建议在三维治疗计划系统上优化剂量参考点，选择楔形滤片角度，评估正常组织体积剂量，以更好地达到靶区剂量的完整覆盖，降低放射损伤。

四、乳腺癌新辅助化疗或改良根治术后放射治疗

放射治疗指征与未接受新辅助化疗相同，参考新辅助化疗

前的初始分期。放射治疗技术和剂量同未接受新辅助化疗的改良根治术后放射治疗。

第三节　乳腺癌放疗的进展与展望

一、部分乳腺短程照射

　　鉴于绝大多数乳腺癌保乳术后同侧乳腺内复发发生在瘤床及其附近,对于部分低复发风险的早期乳腺癌患者,保乳术后部分乳腺短程照射(accelerated partial breast irradiation,APBI)可能获得与标准的全乳放疗相当的局部控制率,同时具有缩短疗程、减少正常组织照射的优势,但目前 APBI 的前瞻性研究尚在进行中,尚不推荐将 APBI 作为临床试验以外的常规治疗。APBI 技术上可采用三维适形外照射、插植和水囊导管(mammosite)的近距离治疗、术中放疗等,而术中放疗具有快速、方便、直视、肺保护的特点。在目前正在进行的对比全乳放疗与 APBI 的随机试验 NSABP B39/RTOG 0413 中,入选 APBI 组的患者 75%采用外照射。

二、乳腺癌根治术或改良根治术后 $T_{1\sim2}$、1～3 枚阳性淋巴结患者的放疗

　　在彻底清扫淋巴结并采用化疗和靶向治疗的基础上,1～3枚阳性淋巴结患者的局部复发率仍为 10%～15%,对该部分患者术后放疗可降低局部复发率,但是否可改善生存尚无一致结论。据统计,北美、欧洲及我国该部分患者接受放疗的比例分别为 40.7%、36.1%和 68.3%。更新的 Danish 82b 研究分析了腋淋巴结检出数≥8 枚而阳性数为 1～3 枚组,发现放疗能显著降低 15 年局部复发率,并提高 15 年总生存率,但该实验不做放

疗者复发率(27%)明显高于其他大中心的报告,其结论仍受到质疑,耶鲁大学医学院报道,对该部分患者放疗并不能改善长期生存。对这部分复发风险中等者,将来的趋势是寻找预测局部复发的预后指标,选择高危者进行放疗。

三、乳腺癌术后的大分割照射

乳腺癌术后的大分割放疗能够降低放射治疗的次数和缩短疗程,减轻患者的经济负担并提高放疗设备的使用效率。2010年 Whelan 等发表了一项被称为"近期标志性研究"的随机对照研究,患者入选标准为接受乳腺癌保乳术并行淋巴结清扫、淋巴结阴性的浸润性癌。对照组 612 例,全乳照射总量 50 Gy,分 25次照射,35 日内完成,每次剂量 2 Gy。实验组 622 例,全乳照射总量 42.5 Gy,分 16 次照射,22 日内完成,每次剂量 2.66 Gy。两组患者的 10 年局部复发率、生存率、皮肤和皮下组织后期反应及美观效果均无差别。2011 年 ASTRO 提出乳腺癌患者符合下述条件时,全乳照射大分割与常规分割的疗效相同:年龄≥50岁,$T_{P1\sim2}N_0$ 保乳术后,未作全身化疗,乳腺内中央轴上最低剂量不少于 93%、最大剂量不大于 107%。

247

四、乳腺癌适形调强放疗

由于具有靶区内剂量均一的优势,适形调强放疗(IMRT)有可能成为未来乳腺癌放疗的"金标准"。IMRT 用于乳腺癌术后放疗的主要目的是降低患者的毒性和不良反应,相对于二维放疗,IMRT 能使乳腺内剂量分布更均匀,肺、心脏及大血管剂量更少,乳腺及正常组织的后期放疗反应更轻,全乳照射和瘤床加量照射可同期进行,缩短疗程,而不增加对侧乳腺癌和第二原发肿瘤的发生。乳腺癌的 IMRT 也存在一定的问题,主要表现为对摆位精度的要求较高,受低剂量照射的正常组织体积明显增加,其潜在的危害目前还不清楚。

　　随着乳腺癌诊断、治疗水平的不断进步及对放射治疗后期毒性和不良反应的关注，人们对放射治疗在乳腺癌中的应用提出了更高的要求，许多新的临床试验目前正在进行中，如：前哨淋巴结活检阳性后腋窝放疗是否可以替代腋窝清扫、分子指标在乳腺癌放射治疗决策选择方面的意义等，这些试验的结果将不断更新、完善乳腺癌的放疗选择。

（许　赪　许福熙）

第 十 三 章

晚期乳腺癌的诊断与治疗原则

　　随着现代医学技术的进步,乳腺癌的治疗效果得到不断提高,但仍有 30％～70％的患者在初次治疗后出现复发和转移。据统计:初诊时腋淋巴结(axilary lymphonode,ALN)阴性的患者发生远处转移的概率为 10％～30％,ALN≥4 枚的患者远处转移率高达 71％。75％的复发和转移发生在初诊后的 3～5 年内,此外,还有 6％的患者初诊即为转移性乳腺癌(metastasis breast cancer,MBC)。因此,MBC 是临床医师经常要面对的问题。

　　MBC 患者中位生存时间仅为 2～3 年,原发肿瘤的生物学特征将直接影响 MBC 患者的治疗效果和生存。如有可能应对首次复发病灶进行活检,并确定激素受体情况和重新检测HER2 情况。由于不同分子亚型的 MBC 预后及治疗结果完全不同,因此在 MBC 诊断后应进行全面的评估。

第一节　晚期乳腺癌的诊断

一、转移性乳腺癌患者的评估

　　包括原发灶的病理类型、既往治疗方案和疗效、复发转移的时间、转移的部位和数目、月经状态和基础疾病(表 13-1)。

表 13-1　MBC 预后相关因素

预后因素	好	差
无病间期	>2 年	<2 年
ECOG 评分	0~1	2~4
转移部位	骨、软组织	内脏
转移数目	单发	多发
激素受体状态	阳性	阴性
HER2 状态	阴性	阳性

二、骨转移的诊断

70％的 MBC 患者会发生骨转移,其中 20％为单纯性骨转移,椎体是骨转移最常见的部位,约占 50％。骨转移主要表现为溶骨性病变,可导致骨痛、压缩性骨折、神经压迫症状和高钙血症等骨相关事件(skeletal related events,SREs),严重影响患者生活质量。早期诊断骨转移并给予治疗将提高患者的生存质量甚至延长患者的生存期。

骨转移的诊断包括影像学和实验室诊断。影像学诊断有:骨扫描、X 线/CT 检查、MRI 和 PET/CT。实验室诊断包括骨代谢相关的一些生化指标。

1. 骨扫描

该检查具有高灵敏度并可一次性成像显示全身骨骼,被认为在骨转移的筛查中价值最高。它比 X 线提前 3~6 个月发现转移病灶,但是特异性相对较低,任何引起骨代谢异常的病变如炎症、外伤、退行性病变都有可能导致骨扫描异常,因此,对于骨扫描阳性的病灶需要进一步检查明确诊断。

2. X 线片

该检查有较高的特异性,但只有在骨皮质破坏达 30％~

50％时方可显示转移病灶,因此早期诊断意义不大。但可以作为骨扫描异常或有临床症状患者的进一步评估手段。

3. CT

具有良好的空间分辨率和软组织对比度。CT 对骨皮质破坏显示较清晰,但对骨髓腔的病灶显示较差,且当病灶伴骨质疏松或退行性变时,确定骨皮质破坏更加困难,因此,早期诊断较困难。但 CT 可显示关节突、棘突、横突、椎板和椎弓根等破坏较清楚,必要时还可做冠状重建,因此,可对骨转移治疗后的疗效进行评估。

4. MRI

是目前诊断恶性肿瘤早期骨髓转移的最佳方法之一,恶性肿瘤通过血行转移至骨时首先侵犯骨髓,MRI 对髓腔内软组织的分辨率较高,并可显示脊髓和神经根受压的情况,因此,对早期骨转移灶的显示率较高。MRI 对骨皮质病变检出率不如 CT敏感,因此,对于骨皮质转移的病灶存在假阴性。MRI 波谱技术可以观察骨肿瘤治疗前后的化学和代谢变化,目前在很多发达国家已将 MRI 波谱技术广泛应用于骨肿瘤与非骨肿瘤病变的诊断与治疗中。Schmidt 等对 30 例怀疑骨骼转移的肿瘤患者行 WB-MRI 及 PET/CT 检查,两者探测骨转移瘤的灵敏度、特异性及准确性分别为 94％、78％、76％和 80％、91％、78％,WB-MRI 能探测到直径≥2 mm 的骨转移灶,而 PET/CT 能探测到直径≥5 mm 的骨转移灶。

5. PET/CT

其机制是可探测到肿瘤细胞的代谢活性。该检查对成骨性骨转移瘤的探测不如骨扫描灵敏,对溶骨性骨转移瘤的探测较骨扫描好。因此,PET/CT 对于转移性骨肿瘤的诊断价值目前还不能确定,但对现有检查方法仍然不能明确诊断,尤其是对于单发转移病灶的明确诊断可以提供一定的诊断价值。

总之,在临床实际应用中,骨扫描对骨转移瘤的早期诊断起到了很好的筛查作用,MRI 是早期诊断骨髓转移的最佳影像学技术之一,可提高中轴骨局部疼痛明显而骨扫描阴性患者骨转移病灶的检出率。随着 WB-MRI 及 MRI 波谱技术的发展,MRI 的应用价值及前景会更好。PET/CT 由于费用较高,主要是在探测骨外组织、脏器病灶的同时观察骨组织。目前 PET/MRI 临床应用不多,其结合了 PET 及 MRI 两种功能显像的优点,是值得期待的又一影像学技术。

有关骨转移瘤的生化指标主要包括:Ⅰ型胶原交联氨基末端肽(urinary pyridinoline cross-linked N-telopetide of type Ⅰ,NTx)、Ⅰ型胶原羧基末端肽(serm pyridinoline cross-linked C-telopetide of type Ⅰ,ICTP)、骨碱性磷酸酶(bone-specific alkaline phosphatase,BAP)及骨唾液酸蛋白(bone sialoprotein,BSP)。NTx 和 ICTP 是反映溶骨性破坏较为敏感性的指标。有研究表明,骨转移瘤患者的 NTx 水平与其生存率、疾病进展及首次发生 SREs 的时间相关,NTx 水平显著升高提示该患者发生 SREs 危险性增高,发生死亡的风险是 NTx 低水平患者的 2~4 倍,而血 BAP 水平显示与临床预后呈负相关。这些生化指标虽不能取代影像学检查,但其简单易行、能快速反应及可定量检测的优点弥补了影像诊断的不足,并在治疗后的随访及观察疗效中起到一定的作用。

三、转移病灶的再次活检

MBC 的治疗和预后与分子分型密切相关,明确转移灶的分子分型对于选择合适的治疗手段、判断预后有重要的意义。近年来,许多回顾性研究表明,转移灶与原发灶在组织分型上存在不一致,其中最大的一组病例来自瑞典的报道,该研究分析了 456 例转移性乳腺癌患者的 486 个转移病灶与原发病灶 ER、PR、HER2 状态的一致性。结果表明:与原发灶相比,转移灶 ER 阳性转为阴性的比例是 27%;ER 阴性转为阳性的比例是

8%;PR阴性转为阳性的比例是38%;PR阳性转为阴性的比例是5%;转移灶与原发灶亚型一致的MBC患者,其预后和总生存要明显高于不一致的MBC患者。在对转移病灶的穿刺中也可以发现一些第二原发肿瘤的患者。另一组来自MDACC的回顾性分析表明:ER、PR和HER2在转移灶与原发灶不一致的比例分别是:18.4%、40.3%和13.6%。

最近有两项前瞻性的研究对这一现象进行了探讨,其中一项对258例的转移性乳腺癌的研究结果表明:有30%的ER在转移灶中发生了改变;28%的PR发生了改变;5%的HER2发生了改变;ER和HER2阴阳转化的概率相等,而PR阳转阴的概率是76%,而阴转阳的概率只有8%;三阴性乳腺癌转移灶与原发灶基本上没有变化。转移灶的再活检改变了15.9%MBC患者的治疗方案。另一项前瞻性研究对40例MBC患者进行了再活检,结果表明:40%患者的激素受体状况发生了改变,同时只有8%患者的HER2发生了改变;有20%的患者因再次活检改变了治疗方案。既往对这一现象的解释是:由肿瘤的异质性所导致。但目前的研究显示:转移灶的亚型改变可能是由于实验室技术、试剂和病理学家判断的不一致导致。但无论怎样,再次活检明确转移灶的分子亚型对于选择合适的治疗策略,提高疗效,改善患者的生存十分必要。而且在对转移灶的活检中也有部分病例为第二原发肿瘤。例如,在对肺内病灶活检时发现,8%~20%的转移灶为原发性肺癌,明显改变了这类患者的治疗和预后。综合上述,转移灶的再次活检对于MBC患者的诊断以及明确其受体状态,指导后续的治疗非常重要。

仅在以下情况可以考虑不做该项检查:① 转移灶太小或所在部位靠近大血管、重要脏器,活检的风险较大;② 转移病灶在辅助治疗后的短期时间内出现;③ 活检的结果可能不会改变治疗的方法(例如,存在化疗或HER2治疗的反指征)。

第二节　转移性乳腺癌的治疗

由于 MBC 的不可治愈性,其治疗的主要目的是减轻患者痛苦,改善生活质量,并在此基础上尽可能延长患者的生存期。因此,应优先选择毒性小、耐受性好的治疗方案。

MBC 的治疗需要多学科的共同讨论,在选择治疗方案时也要考虑患者的意愿及其社会经济背景。整个治疗环节应该有一个专职护士以保证患者得到及时的治疗和心理关爱。

一、Luminal 型乳腺癌的治疗

与激素受体阴性的转移性乳腺癌相比,受体阳性的转移性乳腺癌进展较慢,预后较好。内分泌治疗是这类患者的首选。

绝经前 MBC:既往未接受过 TAM 治疗或治疗没有超过12 个月的 MBC,应首选卵巢去势＋TAM 联合治疗;对于已接受过 TAM 的患者,可选择卵巢去势联合第三代 AI 治疗。

绝经后 MBC:既往未接受过第三代 AI 治疗或治疗没有超过 12 个月的 MBC,应首选第三代 AI 治疗;如果患者不能耐受 AI 带来的骨相关不良事件,又没有接受过 TAM 治疗,TAM 也是一个可以选择的药物,在应用 TAM 同时应避免使用增强 CYP2D6 酶的抗抑郁药物;对于 AI 和 TAM 治疗后仍然进展的绝经后患者,三线内分泌治疗可以选择氟维司群、甲孕酮、雌激素。目前三线内分泌治疗没有最佳方案可以推荐。对于多线内分泌耐药的患者可以选择化疗或参加临床试验。

在下列情况下可以不考虑首选内分泌治疗:① 患者的疾病进展迅速,需要短期内控制症状;② 内分泌治疗反复耐药。

具体选择方案如下:

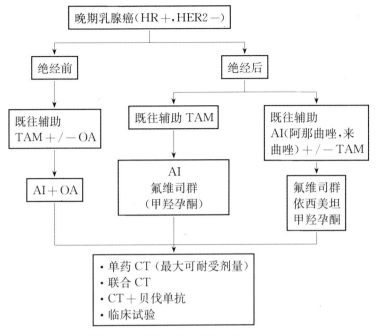

TAM：他莫昔芬；OA：卵巢功能抑制；AI：芳香化酶抑制剂；CT：化疗
（摘自：Saghir NSE, et al. Critical reviews in oncology[J]. Hematology. 2011，80：433-449.）

二、三阴性乳腺癌的治疗

　　三阴性乳腺癌(tripple negative breast cancer，TNBC)因为其本身具有较高的侵袭性，术后容易出现复发转移尤其是内脏转移，预后差，复发后生存期较短。目前针对转移性 TNBC 的多数临床试验仅能观察到治疗有效率的提高和疾病进展时间的延长，但生存获益有限。

　　TNBC 转移后只能进行化疗，总的来说，与单药序贯化疗相比，联合化疗可以提高有效率(response rate，RR)和延长 PFS，但对 OS 影响不大。两个或两个以上联合用药通常会增加不良反应,也可能增加治疗相关的不利因素。因此,选择治疗方案时要考虑到患者的意愿和化疗对生活质量的影响,除非疾病进展迅速或出现内脏危象,一般不考虑联合化疗。口服化疗与静脉化疗疗效相当且易耐受,从改善生活质量的角度来说,口服化疗是一个较好的选择。

1. 单药方案

(1) 蒽环类药物
- 多柔比星 60 mg/m^2 i. v. d1,21 天为 1 个周期。

  或
- 多柔比星 20 mg/m^2 i. v. ,每周 1 次。
- 表柔比星 60~90 mg/m^2 i. v. d1,21 天为 1 个周期。
- 脂质体多柔比星 35~45 mg/m^2 i. v. d1,28 天为 1 个周期。

(2) 紫杉类药物
- 紫杉醇 80 mg/m^2 i. v. 1 h,每周 1 次。
- 多西他赛 60~100 mg/m^2 i. v. 1 h,21 天为 1 个周期。

  或
- 多西他赛 40 mg/m^2 i. v. 1 h,每周 1 次,共 6 周,休 2 周,再重复。
- 白蛋白结合的紫杉醇 100 mg/m^2 或 150 mg/m^2 i. v. d1、8、15,28 天为 1 个周期。
- 白蛋白结合的紫杉醇 260 mg/m^2 i. v. ,21 天为 1 个周期。

(3) 抗代谢类药物
- 卡培他滨 1 000 mg/m^2 p. o. ,bid,d1~14,21 天为 1 个周期。
- 吉西他滨 800~1 200 mg/m^2 i. v. d1、8、15,28 天为 1 个周期。

(4) 其他微管抑制类药物
- 长春瑞滨 25 mg/m^2 i. v. ,每周 1 次。

2. 联合化疗方案

(1) AT 方案

多柔比星 50 mg/m^2 或表柔比星 75 mg/m^2；

紫杉醇 175 mg/m^2 或多西他赛 75 mg/m^2。

(2) XT 方案(多西他赛/卡培他滨),21 天为 1 个周期：

多西他赛 75 mg/m^2 i. v. d1；

卡培他滨 950 mg/m^2,p. o. ,每日 2 次,d1～14。

(3) GT 方案,21 天为 1 个周期：

紫杉醇 175 mg/m^2 i. v. 3 h,d1；

吉西他滨 1 000～1 250 mg/m^2 i. v. d1、d8(第一天在紫杉醇之后)。

(4) EC 方案,21 天为 1 个周期：

表柔比星 75 mg/m^2 i. v. d1；

环磷酰胺 600 mg/m^2 i. v. d1。

三、HER2 阳性乳腺癌转移后的治疗方案与原则

对于 HER2 阳性的 MBC 都应该尽早应用曲妥珠单抗治疗。曲妥珠单抗可以单独应用或联合化疗/内分泌治疗。在应用曲妥珠单抗之前和应用的过程中应定期检测心功能。对于一线含曲妥珠单抗方案后发生疾病进展的 HER2 阳性 MBC,改变化疗方案后继续使用曲妥珠单抗治疗仍有获益。此外,HER2 阳性乳腺癌脑转移发生率为 25%～40%,明显高于乳腺癌的平均脑转移发生率 13%～16%,故应定期复查头颅 MRI 以尽早发现脑转移并积极治疗。

1. HER2 阳性型 MBC 可供选择的方案

化疗方案

(1) 联合用药方案

● PCH 方案,21 天为 1 个周期：

曲妥珠单抗[*]；

卡铂 AUC=6 i. v. d1；

紫杉醇 175 mg/m² i. v. 3 h,d1。

- TCH 周疗方案,28 天为 1 个周期：

曲妥珠单抗；

紫杉醇 80 mg/m² i. v. 1 h,d1、d8、d15；

卡铂 AUC=2 i. v. d1、d8、d15。

(2) 单药方案

- 紫杉醇 175 mg/m² i. v. 3 h,d1,21 天为 1 个周期；

或

- 紫杉醇 80～90 mg/m² i. v. 1 h,每周 1 次。

- 多西他赛 80～100 mg/m² i. v. 30 min,d1,21 天为 1 个周期；

或

- 多西他赛 35 mg/m² i. v. 30 min,每周 1 次。

- 长春瑞滨 25 mg/m² i. v. ,每周 1 次。

- 卡培他滨 1 000～1 250 mg/m² p. o. ,bid,d1～d14, 21 天为 1 个周期。

* **曲妥珠单抗方案**

- 曲妥珠单抗 4 mg/kg i. v. 90 min,d1；

随后 2 mg/kg i. v. 30 min,每周 1 次。

或

- 曲妥珠单抗 8 mg/kg i. v. 90 min,d1；

随后 6 mg/kg i. v. 90 min,每 3 周 1 次。

2. 使用过曲妥珠单抗的 HER2 阳性的乳腺癌可供选择的方案

(1) 卡培他滨＋拉帕替尼,21 天为 1 个周期：

卡培他滨 1 000 mg/m² p. o. d1～d14,bid；

拉帕替尼 1 250 mg p. o. d1～d21,qd。

(2) 曲妥珠单抗*＋卡培他滨

　　或

　　　曲妥珠单抗*＋其他一线药物。

（3）曲妥珠单抗*＋拉帕替尼

　　　拉帕替尼 1 000 mg p. o. ,qd。

＊曲妥珠单抗方案

● 曲妥珠单抗 4 mg/kg i. v. 90 min,d1；

　　随后 2 mg/kg i. v. 30 min,每周 1 次。

　　或

● 曲妥珠单抗 8 mg/kg i. v. 90 min,d1；

　　随后 6 mg/kg i. v. 90 min,每 3 周 1 次。

第三节　转移性乳腺癌的治疗进展

　　依维莫司(everolimus)是新型的口服哺乳动物雷帕霉素靶蛋白(mammalian target of rapamycin，mTOR)抑制剂,其在促进肿瘤形成的 PI3K 和 Akt 蛋白通路中起到重要作用,最终可导致内分泌治疗的失败和抵抗。来自 BOLERO-2 临床试验结果表明：对于激素受体阳性的绝经后 MBC 患者一线或二线内分泌治疗失败后,与单用依西美坦相比,依维莫司联合依西美坦仍可有 10% 的绝对缓解率和 25% 的临床获益率,且副作用可以耐受。

　　曲妥珠单抗是目前在临床实践中使用的最重要的针对 HER2 的靶向药物之一。众多的临床研究数据显示曲妥珠的使用可以显著改善患者的预后。然而,曲妥珠单抗单药的有效率仅为 12%～34%,与化疗联合后的有效率为 30%～60%,且不少患者使用曲妥珠单抗 1 年内出现疾病的进展。因此曲妥珠单抗的耐药是临床经常要面临的问题,开发针对曲妥珠单抗耐药的新型靶向药物是临床研究的重点。

　　T-DM1(trastuzumab-derivative of maytansine)是在曲妥

珠单抗的基础上偶联了细胞毒药物的一种新型 HER2 靶向治疗药物,其体外的抗癌活性是临床抗肿瘤药物的 1 000 倍。T-DM1 可以通过曲妥珠单抗与肿瘤细胞表面的 HER2 受体结合,导致受体的内化,从而使得生物毒素 DM1 进入肿瘤细胞,增强对肿瘤细胞的杀伤。大型临床研究 BO22589 及 EMILIA trial 临床研究均表明,曲妥珠单抗进展后,T-DM1 联合化疗均可获得 PFS 显著获益,甚至 OS 也有延长的趋势。

三阴性乳腺癌缺乏有效的治疗靶点,近年的研究重点主要集中在新药的研发和抗血管生成的靶向治疗。虽然 2010 年 FDA 撤销了贝伐珠单抗治疗乳腺癌适应证,其原因是有关该药的四个临床试验并没有延长乳腺癌患者的 OS,也没有为患者带来能够抵消用药风险的足够临床获益。但近期公布的 RIBBON-2 试验,三阴性亚组的分析结果显示:治疗组能显著延长 TNBC 的中位 PFS(6.0 个月比 2.7 个月,$P=0.000\ 6$);中位 OS 有延长的趋势(17.9 个月比 12.6 个月,$P=0.0534$)。但该研究的三阴性亚组样本量较小,更大规模的贝伐珠单抗治疗三阴性乳腺癌的随机前瞻试验正在进行中。

另外,有研究显示,三阴性乳腺癌存在 DNA 修复缺陷,这让 DNA 修复酶多聚腺苷二磷酸核糖聚合酶(PARP)抑制剂成为一种潜在的靶向治疗药物。2009 年 ASCO 年会上公布的 olaparib 和两种 PARP 抑制剂治疗三阴性乳腺癌II期临床研究结果令人振奋,iniparib 联合吉西他滨/卡铂可显著延长三阴性转移性乳腺癌患者 PFS 和 OS。2011 年 1 月《新英格兰医学杂志》上发表的一项开放II期临床研究结果显示,对于晚期三阴性乳腺癌患者,吉西他滨/卡铂化疗联合 iniparib 较单用化疗可提高临床获益和 OS,且未增加化疗毒性。但近期公布的III期随机临床研究结果显示:iniparib 治疗组的 OS 及 PFS 均未达到预期的显著差异。

在其他针对肿瘤血管的靶向药物中,索拉非尼是针对肿瘤细胞和肿瘤血管的多靶点酪氨酸激酶抑制剂。已有四项临床试验证实,在既往未使用过贝伐珠单抗的 HER2 阴性转移性乳腺癌中,索拉非尼联合化疗有较好的疗效。对酪氨酸激酶受体的抑制可能克服贝伐珠单抗的耐药,因此,目前开展了研究索拉非尼治疗贝伐珠单抗治疗进展的 HER2 阴性局部晚期和转移性乳腺癌的 Ⅱb 期随机临床试验。患者随机分为化疗联合索拉非尼组(81 例)和化疗联合安慰剂组(79 例)。化疗方案为吉西他滨或卡培他滨。结果显示,索拉非尼联合化疗可显著延长患者的 PFS(3.4 个月比 2.7 个月,$P=0.001$)和 TTP(3.6 个月比 2.7 个月,$P=0.0009$)。化疗联合索拉非尼组最常见的 3～4 级毒性和不良反应是手足综合征。但该研究结果尚需 Ⅲ 期临床试验进一步证实。

总的来说,目前针对 TNBC 远处转移后的治疗无论是化疗还是靶向治疗,均缺乏能够改变临床治疗策略的循证医学证据。

对于乳腺癌骨转移的患者来说,二膦酸盐虽然不能改变其 OS,但可以减少 SREs 的发生,改善生活质量,现已成为骨转移的标准治疗。NF-κB 活化受体因子(receptor activator of NF-κB,RANK)及其配体 RANKL 被证实在溶骨过程中发挥重要作用。denusomab 是一种抗 RANKL 的单克隆 IgG$_2$ 抗体。Stopeck 在 2010 年报道了一项随机临床研究,该研究对 2 046 例晚期乳腺癌患者分别使用 denusomab 和唑来膦酸。结果表明:denusomab 在延迟 SRE 首发时间以及 SRE 二次发生时间作用中优于唑来膦酸;但两组的 PFS 和 OS 均无显著差异。denosumab 治疗组用药方式简便,肾脏毒性及急性不良事件发生率更低,两组下颌骨坏死发生率相似,因此成为乳腺癌骨转移的药物选择之一。

对转移性乳腺癌来说,治疗后的耐药是导致治疗失败的主要原因,寻找复发转移相关的靶点以明确复发转移机制、提高疗效是目前临床研究的重点。

(蔡　嵘　王红霞)

261

第十四章

特殊类型乳腺癌的诊治

第一节　乳房佩吉特病

乳房佩吉特(Paget)病(Paget's disease of the breast) 又称湿疹样癌,是一种较罕见的、预后较好的皮肤恶性肿瘤,以表皮内具有透明胞质的 Paget 细胞为特征,并常常伴有潜在的乳腺浸润性癌或原位癌。其乳头乳晕皮肤的湿疹样改变是由 Velpean 于 1856 年首次描述的,但是直到 1874 年才由 James Paget 首次提出乳头乳晕区皮肤的改变与乳腺深部癌块的关系。

一、流行病学

乳房 Paget 病的发病率很低,占乳腺原发恶性肿瘤的 1%～3%。美国癌症协会监控流行病学结论 (Surveillance, Epidemiology, and End Result, SEER)登记显示:在 1973～1987 年间,158 621 例浸润性乳腺癌中有 1 775 例组织学证实是 Paget 病,占全部病例的 1.1%。

而病理上,Paget 病较临床常见。研究显示,在乳腺癌标本中,有 0.5%～4.7%的乳头可发现 Paget 细胞。Lagios 等统计

3 000 例乳腺癌患者,其中 21 例具有 Paget 病的临床特征,而
147 例具有 Paget 细胞的组织学证据,相差 7 倍。

Chen 等对 1 738 例乳房 Paget 病患者进行回顾性分析发
现,本病平均发病年龄为 62.6 岁,其中伴发浸润性导管癌的平
均发病年龄为 60.8 岁;伴发原位导管癌的为 63.8 岁;单纯乳房
Paget 病为 66.2 岁。来自中国的数据,Zheng 等的研究显示,本
病占纳入统计乳腺癌的 1.6%(68/4211),平均发病年龄较国外
数据年轻,为 48.1 岁。另外,本病在男性中也有报道。

二、临床特点

乳房 Paget 病最早期的临床表现是乳头乳晕区持续刺痛、
瘙痒,进而出现典型的表现如乳头红斑、皮肤湿疹、结痂等。疾
病进展后可出现皮肤破坏,乳头内陷、破坏等。约 50% 的患者
临床可触及肿块,类似浸润性乳腺癌的表现。乳房肿块不是乳
房 Paget 病的典型临床表现,但若触及肿块,常提示合并有乳腺
癌。一项对 15 个研究的 965 例临床乳房 Paget 病患者的综合
分析发现,454 例(47%)有乳房肿块,511 例(53%)无肿块;在有
乳房肿块的患者中,93% 有浸润性乳腺癌,7% 有导管原位癌
(ductal carcinoma in situ,DCIS),无肿块患者中,34% 有浸润性
乳腺癌,65% 有 DCIS。

三、诊断与鉴别诊断

1. 辅助检查

患者乳头出现典型的湿疹样改变,临床医师应怀疑到乳房
Paget 病,并进一步检查有无其他乳房 Paget 病的典型表现。本
病的辅助检查主要有乳腺 X 线摄影、B 超、MRI 及病理学活检。

(1) 乳腺 X 线摄影:乳房 Paget 病乳腺 X 线摄影的主要表
现为乳头回缩、乳晕区皮肤增厚、乳晕下弥漫的恶性微小钙化
等,但是部分 Paget 病患者可能乳腺 X 线摄影无异常表现。

263

(2) B超：B超对乳房 Paget 病的诊断也有帮助，尤其对乳腺 X 线摄影阴性的患者，B超可以发现额外的乳腺癌。

(3) 乳腺 MRI：乳腺 MRI 也用于 Paget 病的诊断，有助于发现乳腺 X 线摄影阴性的 Paget 病患者，对于 Paget 病合并的浸润性乳腺癌或 DCIS 也有极高的敏感性，并且有助于术前病变范围的评估。对于合并乳房肿块的 Paget 病，应行常规乳房辅助检查评估肿块性质。Amano 等曾报道，应用 MRI 确诊 1 例伴发导管原位癌的乳房 Paget 病，该患者临床及乳腺 X 线摄影结果均为阴性，后经组织学证实为本病。

(4) 细胞及病理学检查：对于有典型临床表现的患者，建议行病理学检查，包括刮片细胞学检查、表皮刮取活检、楔形切除活检及乳头切除活检。诊断标准为镜下找到 Paget 细胞。活检取标本时应注意揭去乳头表面结痂，清除分泌物后涂片或切取活检，尽可能提高阳性率。

2. 鉴别诊断

乳房 Paget 病的鉴别诊断主要有乳头湿疹、原位鳞癌（Bowen 病）及浅表扩散型黑色素瘤。

(1) 乳头湿疹：一般而言，乳房 Paget 病多位于单侧，常累及乳头及乳晕，可有乳头凹陷；若病变为双侧，或局限于乳晕区而乳头正常，则倾向于乳房湿疹，但确诊仍需要细胞学或组织学检查。

(2) 原位鳞癌（Bowen 病）：乳房原位鳞癌是一种皮肤恶性肿瘤，临床也可表现为局部皮肤红肿、糜烂与破溃等，但一般皮肤较粗糙，质硬，表面隆起或呈颗粒状。镜下可见大片的瘤细胞，常伴有异形的鳞状细胞，而 Paget 细胞常单个散在分布于鳞状上皮之间，偶尔聚集成团或成线样分布。可以通过免疫组化检测确定细胞类型，包括 CK7、CAM-5.2 和黏蛋白等，以此来鉴别乳房原位鳞癌与乳房 Paget 病。

(3) 浅表扩散型黑色素瘤：Paget 细胞可从临近的表皮黑

色素细胞内吞噬黑色素,导致 Paget 细胞内黑色素沉积过多而酷似黑色素瘤,但乳房 Paget 病一般病程较长,发展较慢;而黑色素瘤病程短,进展快,常在数月或一年内出现溃疡、出血等。最终确诊仍依靠病理检查。

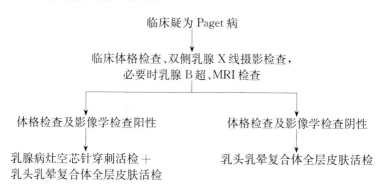

图 14-1 乳房 Paget 病诊断策略

四、治疗

乳房 Paget 病的治疗方式主要为手术治疗。历史上 Paget 病的标准手术方式是乳房切除术,乳房切除术的倡导者的证据是术后标本证实了 Paget 病深面有极高的癌灶发生率。然而,随着人们对于浸润性和原位乳腺癌采用保乳手术的尝试取得令人欣慰的结果,对于 Paget 病的保乳手术日益获得人们的关注。

1. 乳房切除术

乳房切除术一直以来是乳房 Paget 病的标准治疗方法。研究显示,Paget 病病灶可呈多灶性或多中心性分布,且 Paget 病合并的乳腺癌可以远离乳头乳晕区。Paone 与 Baker 的研究显示,12%的 Paget 病患者(6/50)在离乳头 2 cm 或以上的组织中发现了肿瘤的存在。而 Ikeda 研究了 11 例不伴乳腺肿块、乳腺 X 线摄影检查无阳性发现的 Paget 病患者,接受乳房切除术后,6 例在乳头远处发现了 DCIS,5 例呈多中心分布。

因此,乳房切除术的支持者认为,对于 Paget 病患者,若手术仅切除乳头乳晕复合体,则剩余乳腺组织的乳腺癌不可能被发现。

若病理证实 Paget 病合并乳腺癌,应按照乳腺癌治疗标准进行腋淋巴结清扫或前哨淋巴结活检,若仅为单纯的乳房 Paget 病,可以仅行单纯乳房切除术或行乳房切除术＋前哨淋巴结活检术。

2. 保乳手术

保乳手术＋术后全乳放疗也是乳房 Paget 病的治疗方法之一。相关方面最早的一份前瞻性研究来自 EORTC,研究发现,乳房 Paget 病患者接受保乳手术＋全乳放疗(50 Gy,25 野)后 5 年的局部复发率为 5.2%,大部分患者(97%)临床未发现肿块,84%乳腺 X 线摄影阴性,93%合并导管原位癌(DCIS)。

Marshal 等研究了 36 例接受保乳手术＋放疗的乳房 Paget 病患者,所有病例术前均未发现乳房肿块或乳腺 X 线摄影异常,83%患者合并乳腺癌,随访 10 年发现患者的局部复发率为 11%,无病生存率为 97%,总生存率为 90%。Chen 等对 1 642 例乳房 Paget 病患者研究发现,对于合并 DCIS 或浸润性乳腺癌患者,保乳术后 15 年乳腺癌特异生存率为 92%及 87%,乳房切除术后为 94%及 60%,而且仅肿块大小与淋巴结状态是预后的独立预测指标。以上研究结果提示,在有效的术前评估及选择性的个体化治疗前提下,保乳手术可以提供有效的局部控制。

研究发现,乳房 Paget 病患者单纯行保乳手术而不接受术后放疗的局部复发率较高。来自 Polgar 等的研究显示,33 例乳头 Paget 病患者,其中 30 例伴有 DCIS,3 例不伴 DCIS,行保乳手术未加放疗,中位随访 6 年,11 例(33%)局部复发,10 例为浸润性癌而 6 例有远处转移灶存在。而 Dixon 等则发现,10 例 Paget 病不伴乳腺肿块、乳腺 X 线摄影阴性患者,对乳头乳晕复合体行锥形切除术,10 例皆有 DCIS,1 例伴有浸润性乳腺癌。中位随访 56 个月后,40%的患者局部复发。综合上述研究结果,故单纯保乳手术并不推荐。

3. 前哨淋巴结活检(SLNB)

近两年来,前哨淋巴结活检技术(SLNB)已经应用到 Paget 病的诊治过程中。数据显示,Paget 病的前哨淋巴结检出率为 97%～100%。Sukumvanich 等对 39 例 Paget 病患者行 SLNB,成功率为 98%,阳性率为 28%(11/39),其中在无症状及影像学检查阴性的乳腺 Paget 病的患者中阳性率为 11%;而在有症状及影像学检查阳性的乳腺 Paget 病患者中阳性率为 45%(9/20)。其中 19 例没有临床或放射学上的发现(单纯 Paget 病),20 例有临床或放射学上的发现(Paget 病影像学阳性),两组术后病理学均被证实伴有较高比例的深部浸润性癌(单纯 Paget 病组为 27%,伴临床或放射学上发现的 Paget 病组为 55%)。

显然,若病理证实 Paget 病合并浸润性癌,应按照乳腺癌治疗标准进行腋淋巴结清扫或前哨淋巴结活检。对于这样的患者,如拟行保乳手术,则腋淋巴结评估可暂缓直到浸润性癌成分被确诊。但若准备实施乳房切除术,则建议同时行前哨淋巴结活检,因为乳房切除后的标本中存在浸润性癌可能,而此时已丧失了再进行前哨淋巴结活检的机会。但对于单纯 Paget 病并拟行保乳术患者,手术时是否行腋淋巴结评估依旧有所争议。

4. 全身性治疗

对于合并乳腺癌的乳房 Paget 病患者,应按照乳腺癌治疗标准给予合适的辅助化疗、内分泌治疗及靶向治疗,对于单纯乳房 Paget 病患者,全身性治疗的证据较少,一般认为适当的手术治疗已经足够。

(朱思吉 陈 峰 陈伟国)

第二节　男性乳腺癌

流行病学与病因学乳腺癌是男性少见的恶性肿瘤,发病率显著低于女性。男性乳腺癌约占所有乳腺癌 1%。男性乳腺癌其中位发病年龄为 67 岁,较女性发病晚 5~10 年。美国癌症协会(American Cancer Society)统计数据显示,男性乳腺癌平均发病年龄为 71 岁,2010 年估计全美新发男性乳腺癌 1 970 例,死亡 390 例;与女性乳腺癌相似,北美及欧洲国家发病率较高,而亚洲地区如中国则较低。

美国国立癌症研究所 SEER 数据显示,从 1973~1998 年的 25 年间,男性乳腺癌的发病率呈显著上升趋势,从 0.86/10 万升至 1.08/10 万;同女性乳腺癌相比,男性乳腺癌在诊断时较多出现淋巴结转移、分期较晚,但其激素受体阳性的肿瘤更常见。

一、发病危险因素

男性乳腺癌的具体发病因素目前尚不明确,但下列危险因素可能会增加男性发生乳腺癌的风险。

1. 与遗传基因相关

(1) BRCA1,BRCA2(BRCA, the breast cancer susceptibility gene,乳腺癌易感基因) 基因突变。BRCA2 突变的男性一生患乳腺癌的风险上升 6%。

(2) 遗传代谢疾病:Klinefelter 综合征是发生男性乳腺癌最危险的因素。其风险较染色体表型为 46,XY 男性上升 20~50 倍。

(3) 乳腺癌家族史:有乳腺癌家族史的男性患乳腺癌的风险是正常男性的 2.5 倍。20% 的男性患者有可以追溯的乳腺癌家族史。

(4) 德系犹太人种男性。

（5）多发性错构瘤综合征(Cowden 综合征)。

（6）其他还包括雄激素受体基因、抑癌基因 PTEN、错配修复基因等相关基因的突变。

2. 与内分泌相关

如因肝脏疾病或受外源性雌激素影响导致体内雌激素水平异常升高；男性泌乳素瘤导致体内睾丸激素一直处于较低水平。

3. 其他因素

（1）胸壁放射治疗史。

（2）睾丸功能异常：包括睾丸未下降、先天性腹股沟疝、睾丸切除、睾丸炎及不育。

（3）不良的生活方式：肥胖、嗜酒、不良的饮食习惯。

（4）职业及环境暴露因素：接触工业排泄物及电磁辐射等。

二、临床与病理特点

男性乳腺癌临床表现与女性相似，最常见为无痛性乳房肿块，75％患者都以肿块为主要就诊原因，肿块伴疼痛者小于5％。肿块最易发生于乳头乳晕区，其次为乳房外上象限。肿块形状一般不规则、界不清、质地偏硬、活动差，尤其当肿块与胸壁肌肉或皮肤发生粘连时，肿块更加固定。不同于女性患者，由于男性乳房中乳腺组织较少，可较早表现出乳头乳晕受累，约9％患者会发生乳头回缩，6％发生乳头溢液、溢血，6％发生乳头破溃。双侧乳腺癌病例十分少见，小于男性乳腺癌的1％。以腋淋巴结肿大为主要表现，而乳房内无可触及肿块临床上也十分少见。

女性患者中可见的病理类型在男性患者中均可发生，但构成比有所差异。美国国立癌症研究所统计资料显示，93.7％男性乳腺癌为导管癌或未分类乳腺癌，小叶癌只占1.5％，而在女性患者中，小叶癌比例为12％～15％。男性患者中90％为浸润性导管癌，其他类型乳腺癌包括：黏液腺癌占1.8％、浸润性乳头状癌占 2.6%、髓样癌占 2%,以及鳞癌等。肿瘤的组织学分级情况有以下特点,12%～20%为Ⅰ级,54%～58%为Ⅱ级,17%～33%为Ⅲ级,与女性患者相似。

导管原位癌占男乳腺癌的比例约 10%。小叶原位癌及乳房 Paget 病在男性患者中非常少见。

病理组织学特征方面,男性乳腺癌通常高表达激素受体,其中近 90%患者有雌激素受体(estrogen receptor,ER)表达,92%～96%有孕激素受体(progesterone receptor,PR)表达,而女性中 60%～70%表达 ER 或 PR。男性中 34%～95%的肿瘤还表达雄激素受体(AR),这一数据范围较大可能与男性乳腺癌发病率低相关。但目前认为 AR 与患者预后无关。女性患者中18%～20%的肿瘤过表达 HER2,而男性患者只有2%～15%。

三、诊断与鉴别诊断

由于男性乳腺癌发病率较低,患者对疾病的认识不足,男性乳腺癌通常容易漏诊、误诊,其平均延迟诊断时间为 6～21 个月。诊断时为Ⅰ、Ⅱ、Ⅲ及Ⅳ乳腺癌比例分别为 37%、21%、33%及 9%。

1. 诊断要点

临床诊断男性乳腺癌包括体格检查、乳腺 X 线摄影或超声影像学诊断、细针穿刺或空芯针穿刺细胞学或组织学诊断。

临床体检发现乳晕后方质硬、形状不规则、活动性差的肿块,伴有乳头回缩、破溃、腋淋巴结肿大时,需要考虑男性乳腺癌。对于临床可疑病灶,可进一步行乳腺 X 线摄影检查,其诊断男性乳腺癌的敏感性和特异性分别高达 92%及 90%,主要表现为乳头乳晕后方偏心性、边界不清的肿块,而钙化较少见。炎症、男性乳房发育及脂肪坏死在乳腺 X 线摄影的表现容易与乳腺癌混淆。超声是很好的辅助诊断工具,同时可对腋淋巴结进行评估,主要表现为不规则、边界不清肿块,血供较为丰富。

MRI 在男性乳腺癌影像学诊断中的地位尚并不明确。在完善体格检查、乳腺 X 线摄影及超声评估后，可行细针穿刺或空芯针穿刺活检进一步明确诊断，同时对肿瘤的 ER、PR 以及 HER2 状态进行检测。

2. 鉴别诊断

以乳房肿块为首要临床表现的乳腺癌需与男性乳房发育、乳腺脓肿、乳腺转移性癌及来源于间叶组织的恶性肿瘤等进行鉴别。因健康男性中近 30％可有男性乳房发育，临床上相对常见，所以是男性乳腺癌鉴别的重点。

男性乳房发育多见于 60 岁左右男性，一部分青春期男性也可发生，通常为双侧，也可单侧发生。临床体检可在乳房内触及正常的乳腺组织(图 14‐2)，通常没有明确的肿块，质地韧，活动性好，不与周围组织发生粘连，可与男性乳腺癌的经典临床表现相鉴别(图 14‐3)。另外，男性乳房发育在乳腺 X 线摄影上主要表现为乳晕后方区域密度增高、呈类圆形分布的腺体，无明确边界，而乳腺癌则表现为边界较清、边缘呈毛刺样的肿块，偶可伴钙化(图 14‐4)。除乳腺 X 线摄影外，超声可进一步进行鉴别诊断，帮助评估腋淋巴结状态，对于临床可疑肿块，还可行细针穿刺或空芯针穿刺活检取得病理依据。

271

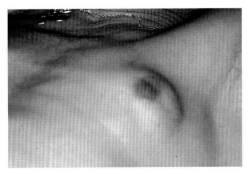

图 14‐2　一前列腺癌患者使用内分泌治疗过程中出现左乳男性乳房发育

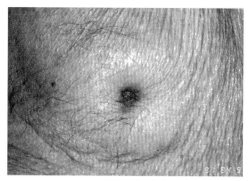

图 14 - 3 72 岁男性乳腺癌,临床表现为乳头乳晕受累,乳头回缩,病理证实为浸润性小叶癌

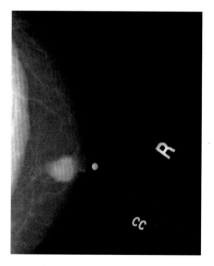

图 14 - 4 男性乳腺癌乳腺 X 线摄影图像(右乳,CC 位),病理证实为浸润性导管癌

四、治疗及预后

手术是男性乳腺癌最主要的治疗方法,其他还包括辅助放疗、化疗、内分泌以及靶向治疗。由于男性乳腺癌发病率较低,

缺乏大规模高循证医学证据指导辅助治疗,目前其临床治疗方案的选择基本参照女性乳腺癌进行。

1. 手术治疗

男性乳腺癌标准手术治疗方案为改良根治术,如肿瘤已侵犯胸肌,则可考虑行乳腺癌根治术。与女性乳腺癌患者相比,男性患者的乳房体积较小,肿块多位于乳头乳晕复合体下;同时,在诊断时分期较晚,部分患者有乳头乳晕侵及,因此并不推荐进行保乳手术。但一些小规模的研究认为,对于乳头乳晕未受侵犯的男性患者,保乳手术亦可考虑。在临床腋淋巴结处理方面,常规采用腋淋巴结清扫,但是存在一定的术后并发症。最近的研究提示,如肿瘤小于 2.5 cm、腋淋巴结临床评估为阴性,也可考虑行前哨淋巴结活检。

2. 辅助放疗

男性乳腺癌在诊断时分期较晚,大多有乳头皮肤或胸壁的侵犯,术后局部复发风险较女性乳腺癌患者高,辅助放疗可显著降低这部分患者的局部复发风险,具体患者的选择可参考女性乳腺癌患者的标准。

3. 全身治疗

化疗被广泛应用于女性乳腺癌的系统性治疗,尤其是对于 ER 阴性、HER2 阳性以及内分泌治疗耐药的患者。男性乳腺癌患者的化疗原则及策略与女性乳腺癌患者相同,临床推荐使用含蒽环类/紫杉类的化疗方案。对 HER2 阳性的男性乳腺癌患者,可考虑使用曲妥珠单抗治疗 1 年。

在术后辅助内分泌治疗方面,他莫昔芬是激素受体阳性男性乳腺癌患者首选的内分泌治疗药物,但男性患者对其耐受性较差,常见的不良反应还包括性欲下降(29%)、情绪改变(21%)、潮热(21%)及抑郁(17%)等;男性发现发生严重毒副作用如深静脉栓塞的比例更高,有文献报道为 4.0%;女性患者中仅 4%~7%因不能耐受而停药,而男性患者这一比例高达 21%。

对于绝经后激素受体阳性的女性患者,第三代芳香化酶抑制剂(AI)已被证实能显著改善患者的无病生存率。但在男性患者中,由于存在垂体-下丘脑的负反馈作用,AI 并不能有效地降低体内雌激素水平,因此其在男性乳腺癌患者治疗中的地位尚不明确,临床上并不推荐进行 AI 的辅助治疗。

4. 晚期男性乳腺癌的治疗

晚期男性乳腺癌的治疗原则与女性也无显著差异。双侧睾丸切除手术对晚期男性患者有一定疗效,其他有创方法还包括双侧肾上腺切除及垂体切除术,其有效性分别为 55%、80% 及 56%。随着药物的研究进展,目前这些手术治疗方式已逐渐被内分泌药物所取代。

他莫昔芬仍是晚期男性乳腺癌治疗的首选药物,其他还包括孕酮、睾酮、抗雄激素类药物、类固醇、雌激素等,但由于不良反应都显著超过了他莫昔芬,在临床上并未得到广泛应用。另外一些小型研究结果显示,AI 对于晚期乳腺癌患者具有一定的疗效。Giordano 报道了 5 例接受阿那曲唑治疗的转移性男性乳腺癌患者,其中 3 例疾病稳定;Italiano 报道了 1 例晚期转移性男性患者经来曲唑治疗后疾病得到完全缓解;Zabolotny 也同样报道了来曲唑有效治疗 1 例局部进展期男性患者。男性乳腺癌患者在使用 AI 之后,其体内睾丸激素的上升减弱了 AI 降低患者体内雌激素水平的效应,因此可以考虑 AI 联合 LHRHa 的治疗策略,可能较单用 AI 更有效。SWOG-S0511 是一项正在进行的小型、Ⅱ期临床研究,计划入组 56 例复发或晚期患者,接受的治疗方案包括 LHRHa 联合阿那曲唑,我们等待这一临床试验的结果。

氟维司群在晚期男性乳腺癌中的作用也仍未知,仅一篇报告中报道了 2 例接受氟维司群治疗的晚期患者,1 例部分缓解,另 1 例病情稳定。

晚期男性乳腺癌患者化疗药物的选择与女性患者相似,

对于激素受体阴性、疾病进展快速、伴内脏转移、病情凶险，或对内分泌治疗耐药的晚期患者可考虑采用化疗药物治疗。HER2 阳性的转移性男性乳腺癌患者的治疗原则与女性患者相同。

5. 男性乳腺癌预后

对于男性乳腺癌患者，其独立预后因素包括肿瘤大小、组织学分级、腋淋巴结状态、分期等。男性乳腺癌患者中位发病年龄较高，诊断时疾病分期较晚，但 EL-Tamer 的研究显示，男性乳腺癌患者的 5 年生存率反而高于女性，影响因素包括男性患者可能更多接受了改良根治术及术后辅助治疗。2005 年 Giordano 对 229 例男性患者的研究却显示，男性与女性患者预后并无差异。同时，美国国立癌症研究所的 SEER 数据显示，对比 2 537 例男性患者及 383 146 例女性乳腺癌患者发现，在调整了种族、性别及年龄这些影响因素之后，相同分期的男性乳腺癌患者预后与女性无显著差异，Ⅰ、Ⅱ、Ⅲ 及 Ⅳ 期患者的 5 年生存率分别为 96%、84%、52% 及 24%，而女性为 99%、84%、55% 及 18%。

值得一提的是，男性乳腺癌患者其对侧乳腺癌的发病风险要显著高于女性患者，上升 30 倍，而女性患者再发对侧乳腺癌的风险上升 2~4 倍。同样对于该类患者，黑色素瘤、前列腺癌等第二肿瘤的发病风险也显著上升。

男性乳腺癌与女性乳腺癌有许多相似之处，但也有各自特点。男性乳腺癌虽是一类少见类型的肿瘤，但近年来其发病率有所上升，而目前临床治疗策略均基于对女性患者的研究。临床上总结更多的治疗经验将会帮助我们更好地了解这类肿瘤的特性，预测患者的复发转移，为男性乳腺癌患者制订更有效、个体化的治疗方案。

（郁骐襄　吴　炜　郭善禹）

第三节　双侧乳腺癌

一、诊断标准

双侧乳腺癌是来源于乳腺小叶和导管上皮的恶性肿瘤发生于双侧乳房。广义上双侧乳腺癌包括双侧原发性乳腺癌（bilateral primary breast cancer，BPBC）及双侧转移性乳腺癌（bilateral metastasis breast cancer，BMBC）。BMBC 指单侧原发癌灶转移至对侧。BPBC 是指双侧乳腺各自发生的原发癌，属于多发癌。双侧原发性乳腺癌根据发病时间顺序可分为同时性双侧原发性乳腺癌（synchronous bilateral primary breast cancer，sBPBC）和异时性双侧原发性乳腺癌（metachronous bilateral primary breast cancer，mBPBC）。国际上界定时限未达成统一意见，对于同时性 sBPBC 和 mBPBC 的界定国内外标准不一，有建议以同时为诊断标准，也有以 1、3、6、12 个月或 5 年等为诊断标准。目前大多数研究以 6 个月为界定，将两次乳腺癌发生时间间隔在 6 个月以内者，称为 sBPBC；间隔时间在 6 个月以上者，称为 mBPBC。

根据多发癌的定义，多数学者将 BPBC 的诊断标准归纳为：

（1）二次肿瘤可找到原位性病变或处于原位癌延续成浸润癌的状态；

（2）双侧组织类型完全不同；

（3）二次肿瘤组织学分化明显高于首发侧；

（4）首发侧术后 5 年以上对侧再发，且无局部复发、无淋巴结转移、无远处转移。

之后有学者又进行了相应的补充：

（1）生长部位：原发性乳腺癌多位于乳腺的外上象限固有乳腺组织内，而转移性乳腺癌一般位于内侧象限，近胸正中线处或腋尾部脂肪组织中；

（2）生长方式：原发性乳腺癌多为单发，浸润性生长，边缘呈毛刺状，而转移癌灶常为多发，膨胀性生长，周围界限较清；

（3）组织类型：原发性乳腺癌可双侧组织类型相同。

二、流行病学与病因学

目前 BPBC 的发生率文献报道不一，为 $4\%\sim20\%$，且大部分为 mBPBC。随着乳腺癌诊疗水平的提高，患者生存时间延长，对侧乳腺发生癌变的机会也增加，因而 BPBC 发生率呈增高趋势。一般认为，一侧患乳腺癌后，对侧患癌概率比正常乳腺增高 $4\sim5$ 倍。其主要原因有：

（1）发病易感因素同时存在：乳腺作为成对器官，受到同样的内外致癌因素的作用，使其先后或同时发生癌变。高危因素包括乳腺癌的高危因素，如月经初潮早、绝经年龄晚、未生育、初产年龄较晚、肥胖等。

（2）家族遗传倾向：在多数文献中均发现具有家族史的单侧乳腺癌患者，对侧乳腺癌的发病概率较高，其原因可能是由于具有家族史的患者发病年龄较轻和本身的基因改变所致。

（3）乳腺癌组织学类型及分期：多中心癌和小叶原位癌是双侧乳腺癌的危险因素。目前普遍认为首发癌为小叶原位癌的患者具有较高发生对侧乳腺癌倾向性，对侧发病率将升高至其他组织学类型原发乳腺癌的 3 倍，而其他研究也显示单侧多中心癌、浸润性导管癌及浸润性小叶癌亦与双侧乳腺癌相关。

（4）第一原发癌治疗过程中处理手段致癌。一侧乳腺癌术后的放疗可能增加对侧患癌的概率，同样其他医源性致癌因素可能也增加对侧患癌机会。

（5）宿主的易感性与免疫功能下降：癌症患者罹患第二原

277

发癌的危险性显著高于正常人患第一原发癌的机会,同样双原发癌再患第三原发癌的概率也增加,可见肿瘤患者的宿主易感性增加,这可能与基因水平上的易感性有关。再而癌症患者接受相应的手术、放疗等对其自身的免疫功能造成打击,也是增加癌症高发的因素之一。

(6)基因研究:BRCA1/2 的研究开展较早且报道最多,其中多数学者认为 BRCA 基因突变与 BPBC 有关。p53 基因的研究也已非常深入,双侧异时性乳腺癌第一原发癌与第二原发癌 p53 突变率分别为 44% 和 68%,均明显高于单侧乳腺癌。

三、异时和同时双侧乳腺癌的鉴别诊断

第二侧乳腺转移性乳腺癌是由第一侧原发性乳腺癌转移而来,其治疗原则与原发性乳腺癌不同,因此两者的鉴别诊断十分重要。目前病理学诊断为 BPBC 的最终诊断,其中病变中原位癌成分的存在是最可靠的依据。鉴别的主要目的是证明第二侧病灶是原发还是转移,因为两者的处理方法和预后都不尽相同。具体鉴别方法详见表 14-1。

表 14-1　异时和同时双侧乳腺癌的鉴别诊断

鉴别点	原发灶	转移灶
时间顺序	可同时或异时发现	多为发现一侧乳腺癌以后
间隔时间	较长	较短
生长部位	外上象限较多	中线附近与乳腺尾部较多
肿块位置	乳腺实质内	脂肪组织中
生长方式	浸润性生长	膨胀性生长
肿块数目	常单个	可多个
组织学类型	双侧不一定一致	与第一例相似或一致
细胞分化	比第一侧分化好	与第一侧相似或差
原位癌成分	常有原位癌成分	无

四、治疗原则及进展

双侧乳腺癌的治疗与普通乳腺癌的治疗原则并无差别，即根据每侧乳腺癌的临床分期选择不同的手术方式。符合保乳条件的可行保乳手术，不符合条件者可采用根治术或改良根治术，同样也可行术后的重建手术。术后根据病理情况给予相应辅助治疗。辅助治疗的原则上，对于同时性乳腺癌，其分期应该按照病情较重的一侧，激素受体表达只要一侧表达即可进行内分泌治疗。异时性乳腺癌，诊断上首先排除转移癌，治疗的依据主要是第二侧原发癌的病理情况，但药物选择上需要考虑首发癌术后的用药情况，如原来使用过蒽环类药物需避免再次使用。

对于一侧乳腺癌对侧乳腺的处理，预防性手术处理目前争议甚大。有主张同时行预防性对侧乳房切除，或是主张采用对侧预防性活检(乳房外上象限、包括乳晕下的直径 4～5 cm 乳腺组织或与首发侧肿瘤的镜像部位的乳腺组织)。对侧乳腺癌的预防性切除对有家族史和 *BRCA* 基因突变的高危妇女有保护作用，可降低乳腺癌发病率 90% 以上，但这种创伤极大的方法也只是出于试验阶段，而且还有很多临床试验均显示，虽然预防性乳腺切除可提高早期诊治率，但总体生存率未见改善，因此目前并不主张这一做法。

药物性预防主要有内分泌治疗药物他莫昔芬，其在治疗乳腺癌的同时，也可预防对侧乳腺癌的发生，服用 5 年可使对侧乳腺癌的发生风险减低 47%。同样，第三代芳香化酶抑制剂在辅助内分泌治疗中的地位逐渐突起，也显示了在预防对侧乳腺癌发生上具有优于他莫昔芬的疗效。

五、预后

目前对于双侧乳腺癌的预后并未达成共识，其中随访时间的计算是影响结果的重要问题。文献报道从第一原发肿瘤治疗后累计生存率,BPBC 较单侧乳腺癌为优。如果自第二原发肿瘤治疗后计算,其 5 年生存率与单侧乳腺癌相似(52.6%～80%)。同样,同时性和异时性双侧乳腺癌的预后也有争议,一般认为,异时性较同时性预后为优,且异时性的间隔时间越长,预后越好。研究者们正试图寻找双侧乳腺癌特异性起病相关基因和易感基因,研究范围多限于 *BRCA1/2* 等家族遗传性相关基因,研究的深入将有助于我们更好地认识双侧乳腺癌,以期探索更合理的治疗手段。

(林燕苹　何萍青)

第四节　妊娠、哺乳期乳腺癌

妊娠、哺乳期乳腺癌(pregnancy-associated breast cancer,PABC)定义为在妊娠或产后一年内发生的乳腺癌。由于涉及产科、儿科等相关学科,以及生育、流产等社会伦理学问题,故在诊断、治疗方面存在特殊性及争议。

一、流行病学

乳腺癌是在妊娠期妇女中第二常见的恶性肿瘤,在妊娠妇女中的发病率为 1:3 000～1:10 000,占所有 50 岁以下乳腺癌发病率的 0.2%～3.8%,占 30 岁以下乳腺癌 10%～20%。近年来,PABC 的发病率也随生育年龄的推迟而逐渐上升。瑞典国立疾控机构的数据显示,1963～2002 年间,乳腺癌在妊娠妇女中发病率由 16.0/10 万上升至 37.4/10 万。

二、临床特点

1. 发病年龄

PABC 发病年龄低,既往报道平均发病年龄为 32～38 岁。

2. 病理特点

与 35 岁以下的年轻患者乳腺癌相似,浸润性导管癌是 PABC 最常见的肿瘤病理类型(71%～100%),但其肿瘤分级高、肿瘤大、腋淋巴结阳性率高(53%～71%)、脉管癌栓常见。在免疫组化表达方面,与其他年轻乳腺癌相比,PABC 激素受体阴性更多见;而 HER2 表达则无显著差异。Loibl 一项包括 313 名患者的研究显示,妊娠乳腺癌患者 HER2 阳性率为 42%,与非妊娠患者(39%)相比,无显著差异。

3. 症状、体征特点

PABC 临床表现与一般乳腺癌相似,主要表现为乳房内可扪及的无痛性肿块或局部腺体增厚。由于妊娠、哺乳期乳房存在生理性改变,包括腺体充血、增生、乳头溢液常会延误 PABC 的诊断,平均较非 PABC 诊断晚 4～6 个月。由于妊娠、哺乳期乳房的生理改变,PABC 患者的乳房肿块易在体格检查中漏诊,典型 PABC 体格检查多表现为肿块大、腋淋巴结累及多见、局部分期较晚。

三、诊断和鉴别诊断

1. PABC 影像学检查

(1)乳腺超声:乳腺超声对胎儿无辐射影响,同时敏感性、特异性高。由于 PABC 多为实质性肿块,B 超诊断的准确性可达 97%～100%,故应作为妊娠、哺乳期患者筛查并判断乳房肿块性质首选的辅助检查方式。对于接受新辅助化疗的 PABC 患者,超声亦能准确评估肿瘤情况。

(2)乳腺 X 线摄影:当有充分腹部防护的条件下可进行乳腺 X 线摄影检查,一次乳腺 X 线摄影检查对胎儿的辐射剂量约为 $4×10^{-6}$ Gy。多项研究证实,0.05 Gy 的辐射不会造成胎儿先天畸形和发育异常等不良影响。但由于妊娠期乳腺腺体增生、脂肪组织减少,图像对比较差,故乳腺 X 线摄影对肿块的敏感性下降,在 $80\%\sim90\%$。临床医师应该根据患者病情,必要时慎重选择。

(3)乳腺 MRI:目前,在评估乳腺 MRI 对妊娠、哺乳期患者的安全性及有效性方面尚无很好的临床研究证据。而一些研究显示,含钆 MRI 造影剂可通过胎盘屏障进入胎儿血循环,动物模型证实其有胎儿致畸作用,亦有妊娠早期孕妇接受含钆造影剂 MRI 致流产和胎儿血管瘤的报道。故目前妊娠期乳腺癌患者不推荐进行乳腺 MRI 检查;哺乳期乳腺癌患者当 B 超、乳腺 X 线摄影不能明确诊断时,可考虑行 MRI 检查。

2. PABC 细胞、病理学检查

所有临床可疑或影像学检查有争议的病灶均应在局麻下行空芯针穿刺以获取组织学诊断依据。该方法对胎儿安全,且诊断准确率在 90% 以上。由于妊娠、哺乳期乳腺增生、细胞形态改变,可对细针穿刺细胞学检查结果判读造成混淆,假阳性率高,故细针穿刺细胞学检查不推荐应用于 PABC 原发灶的诊断。另外,局麻下开放活检亦是一种提供病理诊断依据的活检方式。

3. PABC 分期评估

AJCC TNM 分期与肿瘤本身生物学特性是临床治疗的基本依据,但肿瘤分期评估应充分考虑检查对孕妇、胎儿的风险。NCCN 指南推荐根据初诊临床分期选择适当的评估检查,早期乳腺癌可行 X 线胸片(腹部防护)、腹部 B 超排除肺、肝转移;必要时局部晚期患者可根据病情选择腹部及胸、腰椎 MRI 平扫,排除肝、骨转移。但考虑到胎儿安全性,妊娠期乳腺癌患者禁用 CT 和骨扫描。

4. PABC 的鉴别诊断

80% 妊娠、哺乳期发现的乳房肿物为良性病灶,但由于妊娠导致的乳房改变使得鉴别诊断难度较大。以下这些疾病需与 PABC 鉴别。

（1）急性乳腺炎：常见于初产妇哺乳期，主要临床表现为患侧乳房红肿、疼痛、皮温增高、乳汁分泌不畅，伴或不伴发热、寒战等全身症状，血常规白细胞升高提示感染征象，穿刺抽得脓液可明确诊断。治疗包括抗生素使用、保持泌乳通畅、必要时切开引流。

（2）浆细胞性乳腺炎：浆细胞性乳腺炎较少见，多发于30～40岁非哺乳期女性，常以肿块为首发症状，也有以乳头溢液起病者。急性期可有局部红肿热痛，但血常规正常；反复的炎症反应和导管纤维增生可导致乳管回缩出现"橘皮征"；脓肿破溃后脓液中常夹有粉刺样物，并形成通向输乳孔的瘘管，经久不愈，并可伴有同侧腋淋巴结肿大，病理可明确诊断。

（3）其他：其他导致乳房肿块的良性病变包括乳腺囊肿、纤维腺瘤、腺体增生、乳腺错构瘤等。当肿块性质不明时，可行超声、乳腺X线摄影或穿刺活检明确诊断。Taylor等推荐，只要肿块临床表现不符合单纯囊肿的诊断，即应行空芯针穿刺活检明确病理。

四、治疗原则及进展

PABC治疗的选择应根据肿瘤生物学行为、分期、孕期以及患者本人和家属的意愿，由多学科团队制订个体化的治疗方案，团队中最好能包括产科、肿瘤内科、儿科、外科、影像科、病理科、心理科医师。治疗原则应与非PABC患者一致，并根据孕期、胎儿成熟情况作相应调整。目前没有研究证据表明，分娩后接受治疗可获得生存获益。

1. 终止妊娠

在取得明确的乳腺癌病理学诊断依据后，临床医师应与妊娠患者及其配偶充分沟通，尊重患者继续妊娠或终止妊娠的选择，但需告知患者选择性流产并不能改善母亲的生存。一项无疾病分期配对的研究发现，选择终止妊娠的患者生存率较继续妊娠的患者差。但是在孕早期,需与患者讨论治疗可能对胎儿带来的不利影响。

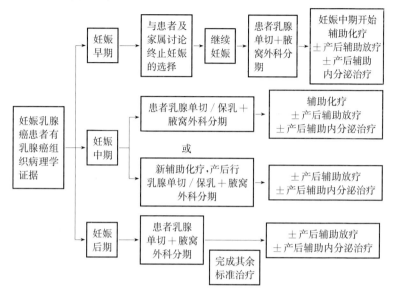

图 14‐5　PABC 标准诊治流程

2. 手术

手术是非 PABC 患者治疗中最重要的方式。总的来说,手术对孕早、中、晚期的乳腺癌患者均是安全的,但也有许多外科医师选择在妊娠 12 周以后进行手术,以减少自发性流产的风险。多项大型回顾性研究亦证实,手术麻醉不会增加胎儿畸形风险;术中外科、产科、麻醉科医师应成立多学科手术团队,预防低氧、低血压、低血糖、疼痛、感染、血栓栓塞等对胎儿发育可能造成的严重影响。术中及术后的良好镇痛,可防止疼痛所致的早产。

妊娠期乳腺癌手术方式选择的原则应参照普通乳腺癌。因多数妊娠期乳腺癌患者术后需接受辅助化疗或术前已行新辅助化疗、将放疗推迟至分娩后,故对于这部分患者,保乳手术并非绝对禁忌。鉴于妊娠期乳房存在一系列生理变化,如患者考虑进行重建手术应推迟至分娩后。

前哨淋巴结活检妊娠期乳腺癌患者中的安全性和有效性尚无定论。核素示踪剂对胎儿可能造成的最大辐射剂量约为 $4.3\ mGy$,其剂量本身是安全的,但核素示踪的前哨淋巴结活检目前在中国应用较少,同时尚缺其长期的安全性数据;另一种示踪剂异硫蓝染料则因其可能造成的过敏、胎儿致畸性而禁用于妊娠期乳腺癌患者。因此,妊娠期乳腺癌患者腋窝外科评估仍应首选腋淋巴结清扫。

3. 化疗

对于年轻的乳腺癌患者,化疗可显著改善生存。PABC 患者的化疗选择原则应参照非 PABC 进行,同时需考虑患者孕期和整体治疗方案。化疗对妊娠期乳腺癌患者胎儿的影响取决于孕期早晚。Doll 等报道在孕早期妇女接受化疗,可导致 $14\%\sim19\%$ 胎儿畸形风险;但在孕中晚期接受化疗,其风险则在 1.3% 左右。故妊娠早期乳腺癌患者不应接受化疗,而化疗对胎儿造成的长期影响,如生长发育、认知功能及肿瘤发生率等目前亦无定论。妊娠 35 周以后亦不应再接受化疗,因其可对母儿造成骨髓抑制,增加分娩危险。

PABC 化疗剂量因根据患者实际体重计算,并随着妊娠体重的变化及时调整,但无需特别减量。妊娠期由于血流动力学改变可对化疗药物药代动力学造成轻微影响。

在众多妊娠期化疗相关的研究报道中,以含蒽环类药物的化疗方案最为常见。一项来自 MD Anderson 肿瘤中心的前瞻性临床试验入组了 57 例妊娠乳腺癌患者,根据病情分期选择辅助或新辅助 FAC 方案(氟尿嘧啶＋多柔比星＋环磷酰胺)化疗,无一例出现死产、流产或围新生儿期死亡,所分娩的儿童 1 例为21-三体综合征患者,2 例存在先天性海豹肢和双侧输尿管反流。Ring 和 Healy 等亦有相似报道,故对于妊娠乳腺癌患者,

285

含蒽环类化疗较为安全。紫杉类化疗药物在妊娠患者中的应用缺乏很好的研究证据,故应推迟至分娩后使用,或仅用于蒽环类治疗无效的局部晚期妊娠乳腺癌。其他化疗药物如卡铂、顺铂、长春瑞滨(诺维本)等仅有病例报道数据,故不考虑作为妊娠期乳腺癌的化疗用药。

其他化疗辅助用药如集落刺激因子,证明在妊娠乳腺癌患者中使用安全、有效;激素类预防变态(过敏)反应用药,应首选甲泼尼龙和氢化可的松,因其本身在胎盘中广泛代谢;而在孕早期反复使用地塞米松可导致胎儿脑瘫、腭裂、注意集中困难的发生率升高,故应避免使用。

4. 放疗

孕期放疗对胎儿存在显著的致畸影响,故妊娠是早期乳腺癌局部放疗的绝对禁忌证。

5. 内分泌治疗

如患者有使用内分泌药物的指征,应在分娩及完成化疗后进行。内分泌治疗药物如选择性雌激素受体调节剂他莫昔芬可干扰体内激素环境,造成阴道流血、自发性流产,亦有报道妊娠妇女使用他莫昔芬导致产儿颅面及生殖器发育畸形、死胎等,故必须在分娩后使用;芳香化酶抑制剂不适用于绝经前妇女,故亦不用于 PABC 患者。

6. 靶向治疗

目前不推荐在 HER2 阳性、妊娠期乳腺癌患者中使用曲妥珠单抗靶向治疗。HER2 在胎儿肾脏上皮内显著高表达,综合既往多项病例报道分析显示,在 14 例接受曲妥珠单抗治疗的妊娠妇女的 15 个胎儿中,3 个出现肾功能衰竭,4 个死亡,其中 8 个存在羊水减少,其严重程度与曲妥珠单抗暴露时间有关,短期暴露毒性可能相对较轻。其他靶向治疗药物如贝伐单抗、酪氨酸激酶抑制剂等尚无在妊娠人群研究数据,故不应在妊娠乳腺癌患者中应用。

五、预后

1943 年,Haagensen 和 Stout 随访了 20 例 PABC 患者,发现所有患者均在 3 年内死亡,故认为 PABC 预后很差。2012 年,欧洲一项包含 30 个研究共 3 628 例妊娠、哺乳期乳腺癌患者的荟萃分析结果显示,妊娠、哺乳期乳腺癌患者死亡风险、复发风险均显著高于非妊娠、哺乳期乳腺癌患者(OS:$HR=1.44$,95%CI 为 $1.27\sim1.63$;DFS:$HR=1.60$,95%CI 为 $1.19\sim2.16$)。

目前研究认为,肿瘤分期、年龄等是影响 PABC 预后的重要因素。Halaska 报道,当用年龄、肿瘤大小、腋淋巴结状态和有无远处转移进行配对分析后发现,PABC 患者的中位总生存时间为 309 周,与非 PABC 患者 449 周之间无统计学差异($P=0.449$)。亦有学者认为,妊娠时间也是影响预后的因素之一。Peter 报道,187 例 PABC,妊娠早、中、晚期治疗后其 5 年生存率分别为 77%、57%、14%。因此,目前多数学者认为,PABC 患者的预后取决于患者年龄、乳腺癌本身的分期及诊断时妊娠的早晚。妊娠、哺乳期乳腺细胞增殖、血管新生为肿瘤提供更适宜的微环境;担心胎儿畸形推迟就诊及抗肿瘤治疗等均有可能是 PABC 预后较差的原因。

(宗　瑜　王梅丽　沈坤炜)

287

第五节　炎性乳腺癌

炎性乳腺癌(inflammatory breast cancer,IBC)是乳腺癌中一种具有较强侵袭性的特殊类型。虽然 IBC 是一种较少见的乳房恶性肿瘤,但由于其高侵袭性、高转移复发率和低无病生存率而引起肿瘤学家的关注。随着 IBC 临床研究的开展、动物移植模型的建立,目前我们对于 IBC 的诊断、治疗以及分子病理机制,已有了更深入的认识。

一、流行病学

IBC 发病率较低,占乳腺癌患者的 1%～5%。根据 SEER (The Surveillance, Epidemiology, and End Results Program)数据库 1988～2000 年的资料显示:IBC 在不同人种中具有不同的发病率,非洲裔美国女性 IBC 的发病率显著高于白种人女性(3.1%比 2.2%)。IBC 患者诊断年龄相较于非炎性乳腺癌(non-inflammatory breast cancer, NIBC)患者具有显著差异。其诊断时中位年龄为 58.8 岁,早于局部晚期乳腺癌(local advanced breast cancer, LABC)患者 66.2 岁和非 T_4 类乳腺癌(non-T_4 breast cancer)患者 61.7 岁。尽管 LABC 发病率逐年降低,但 IBC 的发病率呈上升趋势,自 2% 增长至 2.5%。IBC 预后较差,其中位生存年限显著少于 LABC 和非 T_4 类乳腺癌(2.9 年比 6.4 年、大于 10 年)。

二、临床和病理学特点

1. 临床特点

乳房皮肤呈炎症样改变是 IBC 特异性的临床表现:1/3 以上的乳房皮肤受累,呈红色或紫色,皮肤水肿、增厚呈橘皮样,皮温增高,且受累皮肤边缘多有明显边界。IBC 多进展迅速,皮损最早可呈局限性,在数周至数月内即进展,扩大至大部分乳房皮肤。约 2/3 IBC 体格检查可触及乳房肿物,有时仅触及边界不清的包块。

IBC 具有极强侵袭性,在早期即可发现淋巴结受累与远处转移。IBC 患者腋窝触诊常可及质硬、无痛、可被推动的肿大淋巴结;随着受累淋巴结增多,肿大淋巴结可融合成团,并与皮肤或深部组织发生粘连。当肿瘤发生远处转移时,可伴随相应症状,如肺转移时,可并发胸闷、胸痛;骨转移时,可并发局部疼痛、病理性骨折;肝脏转移时,可并发肝脏增大、胆红素升高等。

2. 病理学特点

IBC病理检查常见：组织内无明显的炎细胞浸润，真皮层出现水肿、增厚，肿瘤细胞浸润至脉管系统，显微镜下表现为皮下淋巴管扩张，内有成簇的肿瘤细胞，即真皮淋巴管癌栓，导致淋巴液回流受阻，是IBC橘皮征的主要原因，25%～30%IBC也可无脉管癌栓。

IBC无特殊的组织病理学类型，病理活检多为浸润性导管癌。相较于LABC和转移性乳腺癌（metastatic breast cancer，MBC），IBC多呈ER、PR阴性（44%，55%）；HER2阳性（Ⅲ B期IBC中HER2阳性率为40%，Ⅳ期IBC中HER2阳性率为43%）；p53突变及过表达（41% IBC中可发现p53突变，同时91% IBC的p53核染色为强阳性）。

三、诊断与鉴别诊断

1. 诊断检查

根据AJCC（the American Joint Commission on Cancer's Definition）对于IBC的诊断标准，IBC的诊断主要依据患者的临床表现：

（1）乳房皮肤呈特征性的橘皮样改变（皮肤呈红色或紫色，伴水肿、增厚、皮温增高），且受累皮肤占乳房皮肤1/3以上。

（2）皮肤症状进展迅速，多在数周至数月间，不超过一年。

（3）乳腺组织或受累皮肤组织活检，病理诊断为乳腺癌。（真皮淋巴管浸润仅在75%IBC的病理检查中可见。根据IBC最新的诊断标准，真皮淋巴管浸润已不再是IBC诊断的必要条件。因此对于活检未见真皮淋巴管浸润的患者，不能排除IBC可能。）

IBC的影像学检查主要包括：乳腺X线摄影、乳腺超声、乳腺MRI。它们能够帮助诊断、定位肿块，指导活检，探查局部或远处转移，并评估新辅助治疗的疗效。

乳腺 X 线摄影检查是 IBC 首选的影像学检查,能够提供重要的诊断信息。乳腺 X 线摄影检查中,IBC 的异常表现主要包括:皮肤增厚、小梁样增强影(trabecular thickening)、微钙化以及乳头回缩。同时约 93.5%的患者表现为致密型乳房,呈弥漫性增高影,因而降低了其对肿块的敏感性,仅部分患者可见肿块,表现为团块影或明显的不透明区域。对于部分因乳房疼痛或乳腺 X 线摄影挤压作用难以行患侧乳腺 X 线摄影检查的患者,建议仍需完成对侧乳腺 X 线摄影检查,以排除双侧乳腺癌可能。

IBC 在超声下的表现为:乳腺组织因水肿及 Cooper 韧带增厚呈广泛性强回声。乳腺 B 超以健侧乳房皮肤厚度为参照,能够发现患侧乳房皮肤水肿、增厚,敏感性可达 95%,优于乳腺 X 线摄影检查。乳腺超声对于乳房内肿块亦有较高的敏感性,在 6%~62%患者中可发现多灶性或多中心性病灶。而在未发现肿块的情况下,超声常可见局限性的回声衰退影,提示恶性可能,需行穿刺活检。同时,乳腺超声对于 IBC 的淋巴结转移情况有较好的评估作用,其不仅能够发现腋窝转移淋巴结,亦能较好地检出锁骨上、锁骨下、胸骨旁淋巴结。

IBC 在 MRI 下的表现为:Cooper 韧带病理性强化,呈树枝样;或乳房呈弥散性强化。Uematsu 研究发现:MRI 的 T2 成像下,IBC 的皮肤水肿表现为皮肤及皮下弥漫性高信号影;同时,当肿瘤细胞侵犯及内乳和胸肌间淋巴结影响乳房内淋巴回流时,可见强化后胸肌前局部高信号影,上述影像学表现能够提高 MRI 对于 IBC 的诊断效应。

由于 IBC 具有极强侵袭及转移能力,在疾病早期即可发生淋巴结侵犯和远处转移,故患者可行胸腹部、盆腔 CT 及骨扫描等检查排除远处转移灶可能。PET/CT 能够检出乳房内的多发病灶、腋窝及纵隔内转移淋巴结,同时可明确患者有无远处转移。

IBC 病理学检查主要包括:乳房粗针穿刺术(core needle biopsy,CNB)、乳房受累皮肤活检术以及肿大淋巴结细针穿刺术(fine needle aspiration,FNA)。上述检查可获取病变组织标本,帮助诊断,并明确肿瘤细胞激素受体、HER2 等状态,对患者进行分期指导治疗。Kumar 等研究建议:IBC 行穿刺活检时应适当调整穿刺方法,穿刺入皮肤后,可调整穿刺针方向,与水平面平行进行组织切割,从而增加浅表淋巴管内癌栓检出的可能性。同时考虑 IBC 多呈弥漫性改变,无明确独立肿块,故患者可在 CNB 前行 FNA 明确病灶所在象限。

2. 鉴别诊断

需与 IBC 鉴别诊断的疾病包括:细菌性炎症(急性乳腺炎、乳房脓肿),乳腺导管扩张、乳房外伤,继发性炎性乳腺癌,局部晚期乳腺癌,充血性心力衰竭,放射性皮炎,淋巴瘤。

(1) 感染性乳腺炎常见于初次哺乳的妇女,表现为乳房疼痛、皮肤发红、皮温增高,伴发热、白细胞增高。但乳腺炎患者往往在服用抗生素后,症状可得到缓解。若抗生素治疗后无好转,可行乳房肿物粗针穿刺明确诊断,乳腺炎穿刺可抽及脓液,无肿瘤细胞。

(2) 乳腺导管扩张以及乳房外伤可伴发乳腺炎症反应,其临床表现与早期乳腺癌相似,但其症状多在数周内缓解。

(3) 继发性炎性乳腺癌是指乳腺癌复发于前一次手术瘢痕或胸壁,皮肤活检可见肿瘤细胞的侵犯,但其并不属于传统意义上的 IBC。

(4) LABC:部分局部晚期乳腺癌患者也可呈橘皮征,但患者主诉中起病时间较长,发现肿块或皮肤变化多在数月或一年以上,与 IBC 进展迅速不符。

四、治疗

随着我们对于乳腺癌认识的加深以及 IBC 治疗经验的累积,IBC 的治疗理念已发生了巨大的转变,从局部治疗为主的治疗方式转化为今日以全身治疗为主的综合治疗。

1. 新辅助化疗

IBC 具有高度的侵袭性和很强的转移能力,临床中可发现, IBC 诊断时几乎均伴有淋巴结侵犯,而近 1/3 可伴远处转移,故局部治疗往往难以改善 IBC 的总生存率。20 世纪早期,IBC 的治疗主要以手术或放疗的局部治疗为主,其局部控制率<50%, 5 年生存率不足 5%。目前认为:新辅助化疗作为一种全身治疗能够控制全身微小转移灶,并对肿瘤降期以获得手术治疗的机会,改善 IBC 的预后。

Casper 研究发现:在 IBC 的患者中,含有蒽环类药物的化疗方案较其他不含蒽环类药物的化疗方案能够获得更好的缓解率和无病生存期。Cristofanilli 等在后续研究中发现:在蒽环类化疗药物基础上联合应用紫杉类药物能够显著提高完全缓解率,无进展生存率与总生存率亦存在获益。因而 IBC 的新辅助化疗多推荐使用含有蒽环类及紫杉类药物的化疗方案。

对于新辅助治疗期间疾病进展的患者应及早调整新辅助治疗方案或改行放疗。IBC 可使用的二线化疗药物包括:吉西他滨、卡培他滨、长春瑞滨(诺维本)、卡铂、伊沙匹隆等。

大剂量化疗(high-dose chemotherapy,HDC)与造血干细胞移植(hematopoietic stem cell transplantation,HSCT)的联合应用,虽尚未常规应用于 IBC 新辅助化疗,但在 Patrice 的回顾性分析中,IBC 患者新辅助治疗应用 HDC+HSCT 能够显著提高 5 年总生存率。因而大剂量化疗可能将成为新辅助化疗中的另一种选择。

2. 局部治疗

在进入以全身治疗为主的综合治疗时代后,ECOG (Eastern Cooperative Oncology Group)的临床试验提示:IBC 新辅助化疗后,放疗能够帮助患者获得更好的局部控制率。对于新辅助治疗期间,疾病完全缓解或部分缓解的患者,放疗应在手术后进行。而对于疾病稳定(SD)或疾病进展(PD)的患者,应及早开始放疗,以替代无效的全身治疗。放疗方案中需强调,无论 IBC 患者在新辅助化疗后是否获得 pCR,均应接受放疗。

随着新辅助治疗的应用,IBC 预后已有显著改善,但手术治疗仍应作为 IBC 的常规治疗方式。Fields 和 Perez 等研究发现,IBC 患者在化疗和放疗之外联合手术治疗能够显著降低患者的局部复发率,并可提高无病生存率和总生存率。同时手术能够为病理检查提供组织样本,评估化疗的病理缓解率,排除临床评估中存在的假阴性率,提供了重要的预后信息。

由于 IBC 多为弥漫性病变,且伴有腋淋巴结转移,故乳腺癌改良根治术是 IBC 首选的手术方式,对于伴有胸肌侵犯的患者,可行乳腺癌根治术。IBC 病变较广泛,术前难以准确界定新辅助治疗后残余肿瘤范围,故行保乳手术可导致患者术后复发率较高。同时保乳手术后,患者需增加后续放疗剂量,可能导致急性放疗并发症增多。因而 IBC 患者不宜行保乳手术。IBC 多伴脉管浸润,故乳腺引流淋巴管可被癌栓所堵塞,导致示踪剂难以进入前哨淋巴结,降低其检出率。同时,术前行新辅助化疗亦可引起乳腺淋巴引流途径改变,降低了前哨淋巴结活检术的准确性,因而前哨淋巴结活检术并不适宜于 IBC。乳房重建手术对于 IBC 患者,能够在不影响总生存率的情况下,显著提高患者的自我评价及术后生活质量,故目前多推荐 IBC 患者行 II 期乳房重建手术。

Panades 研究了手术治疗时机的选择,比较在化疗/放疗前或化疗/放疗后行手术,对于无局部复发生存率及乳腺癌特异性生存率的影响。结果发现,对于 IBC,手术治疗并不是治疗的第一步,而应在完成化疗/放疗后进行。Fleming 进一步分析了能够从手术中获益的 IBC 亚组,结果发现,对于新辅助化疗后部分缓解或完全缓解的 IBC 患者,联合手术治疗可显著降低远处转移率;而对于新辅助化疗无反应的 IBC 患者,则不能从手术中获益。故对于新辅助治疗敏感的患者,手术治疗能够进一步提升患者的无病生存率和总生存率。而对于新辅助治疗无临床反应的患者,应首先考虑改变新辅助治疗方案或改行放疗。若调整治疗方案后,患者疾病缓解,可再行手术治疗。此外,对于部分疼痛剧烈或乳房皮损严重的患者,即使已存在远处转移,亦可行姑息性的手术治疗以缓解症状。

患者新辅助化疗后,如无明显不良反应,可在末次化疗后2~4周内行手术治疗。术中手术者需完整切除 IBC 残余肿瘤及受累皮肤。同时术中需避免皮瓣张力过高,以保证术后放疗的可行性。若术中评估发现皮瓣张力过大,可行自体皮瓣移植术。

3. 靶向治疗

对于 HER2 阳性的 IBC 患者,新辅助治疗及术后全身治疗中应常规联合应用曲妥珠单抗。Hurley 等研究发现:HER2 阳性的 IBC 新辅助治疗中联合应用化疗和曲妥珠单抗,能够显著提高患者 pCR 率并改善患者预后。目前除曲妥珠单抗以外,乳腺癌的新型靶向药物拉帕替尼以及贝伐单抗也已进入临床试验阶段。Boussen 研究发现:紫杉类药物联合拉帕替尼应用于新辅助治疗,能够在不增加毒副反应的基础上,获得更好的临床反应。Beverly 1 以及 Beverly 2 临床实验则评估了新辅助化疗联合双靶点治疗(贝伐单抗＋曲妥珠单抗)对于 IBC 预后的改善,目前实验结果尚未公布。

4. 内分泌治疗

对于 ER 阳性和(或)PR 阳性的患者,应在完成化疗、手术、放疗后常规接受内分泌药物治疗,绝经前患者可使用他莫昔芬,绝经后患者可使用 AI 类药物。

5. IBC 的分子病理机制:未来可能的靶点

IBC 具有独特的生物学特征为快速进展、血管生成和血管侵犯,导致 IBC 早期即发生转移,总生存率较低。许多学者将

IBC 的分子致病机制作为主要研究方向，试图从分子病理层面解释其生物学特性，为 IBC 提供新的治疗方式。

IBC 肿瘤细胞中，p53 基因多发生突变；同时约 37％的 IBC，p53 蛋白仅在细胞质中存在，提示：IBC 肿瘤细胞中可能存在某种未知的机制能够阻止 p53 进入细胞核发挥正常的抑癌作用。RhoC GTP 在 IBC 中多呈过表达，能够显著提高细胞的增殖能力，同时增加细胞内黏附斑和应力纤维的合成，从而增强细胞的侵袭性和移动能力。WISP3 是一种抑癌基因，能够与 IGF-1 形成复合体，从而阻断了 IGF-1 与 IGF-IR 信号传导通路对于肿瘤生长的促进作用。在 IBC 中，80％存在着 WISP 基因丢失，其介导的抑制细胞增殖、侵袭和血管新生的作用失效，促使 IBC 表现为高侵袭性的生物学特征。E-cadherin 的过表达与存在 sialyl—Lewis$^{X/A}$ 结构缺陷的 MUC 1 可能是 IBC 高侵袭性的主要原因，其联合作用导致脉管癌栓内的肿瘤细胞间具有极强的黏附作用，且不与内皮组织发生黏附，游离于循环之中，增加了肿瘤细胞的转移潜力。

上述研究中的 p53、RhoC、WISP3、E-cadherin 以及 MUC 1 都可作为 IBC 的治疗靶点，改变 IBC 的治疗方式，从分子病理层面改变 IBC 快速生长、高度新生血管形成以及脉管侵犯的特性，提高其总生存率。

五、预后

IBC 是乳腺癌中预后较差的一种类型，几乎所有的患者在诊断时均伴有淋巴结受累，约 1/3 的患者伴随远处转移。虽然 IBC 发病率仅占乳腺癌患者 1％～5％，但其死亡率约占乳腺癌特异性死亡率 7％，5 年生存率为 40％，中位生存期 2.9 年。随着我们对 IBC 分子致病机制认识的加深以及靶向药物的应用，IBC 预后有望获得改善。

（高卫奇　李旭军　沈坤炜）

第六节　隐匿性乳腺癌

一、发病情况

1907 年,Halsted 先描述了 2 例隐匿性乳腺癌患者的症状、治疗方法和自然病程,此后其诊断和治疗引起了学者们的关注。隐匿性乳腺癌(occult breast cancer,OBC)是一种较少见的特殊类型的乳腺癌,表现为临床体检乳腺未触及肿块,而以腋淋巴结转移癌或其他部位转移癌为首发症状。OBC 临床罕见,国内文献报道其发病率占同时期乳腺癌发病率的 0.3%~0.5%,国外文献报道为 0.3%~1.0%,多发生于女性,男性少见。

隐匿性乳腺癌原发灶隐匿的原因可能有以下几点:① 原发灶小;② 纤维性乳腺炎造成乳腺组织增厚,妨碍了小原发灶的检出;③ 病变深在且多为粉刺样癌,不利于触诊;④ 乳房肥大,皮下脂肪较厚,使微小的肿物不易触及;⑤ 可能与乳腺癌肿瘤免疫机制有关。乳腺癌的抗原性在转移灶内发生了改变,引起的机体免疫反应控制了原发灶的发展,而对转移灶不起作用,所以乳腺可能找不到原发灶。佟易凡等认为,侵袭力很强的少量癌细胞在形成初期,其中一部分已经侵袭至基膜,发生淋巴结转移。癌细胞的生长与刺激,激发机体的免疫系统产生免疫反应,从而在抑制转移肿块生长的同时也抑制了乳腺原发癌灶的生长和发展,所以乳腺可能触不到肿块或找不到原发癌灶。随着乳腺检查技术的发展,尤其乳腺 X 线摄影、MRI 及 PET 的出现,使得隐匿性乳腺癌的诊断率逐渐下降。

二、诊断

隐匿性乳腺癌临床上少见,且原发灶难以定位,故其诊断相对较困难。该诊断必须经腋窝肿块穿刺活检或肿块切除活检证实。一旦腋下肿物经组织病理学诊断为淋巴结转移性腺癌,那么在女性患者中其同侧乳腺来源的概率为 90%,临床医师就应该高度怀疑隐匿性乳腺癌的可能。

1. 转移淋巴结活检病理诊断

乳腺淋巴约 75% 沿胸大肌外缘向腋淋巴结回流,所以腋下肿块经病检证实为淋巴结转移性腺癌时,要首先考虑到同侧乳腺癌转移的可能性。但因此,仅凭病理组织学所见,难以定论原发灶究竟来自何部位。因此建议腋淋巴结活检后应常规做 ER、PR 测定,这不仅有助 OBC 的诊断,也有利于术后治疗方案的选择。ER/PR 阳性,可排除乳腺外转移性癌,但两者阴性并不能排除 OBC 的诊断。佟易凡等报道 ER 在 OBC 中的阳性表达率为 42.1%,PR 为 44.3%;牛昀等报道新型标志物 M4G3 在 OBC 中的阳性率高达 93.55%,与免疫组化检查结合,可能帮助我们明确 OBC 的诊断。近年来,HER2,GCDFP-15,CK7,CKl9,E-Cadherin,CK5/6 和 CK20 等免疫组化指标广泛应用于 OBC 的检测,OBC 中瘤细胞的免疫表型常表现为 CK7、ER、PR 和 GCDFP-15 阳性,而 CK20 和 CA19-9 阴性。以上检查仍不能确诊时,需要借助影像学检查,排除乳腺外癌的可能性。

2. 原发灶的检查

(1) 乳腺超声:乳腺超声可以检测乳腺的血流信号,从而对原发灶进行成功定位。近年来,随着乳腺超声的不断应用,使乳腺疾病的诊断率不断提高,但对于直径≤1.0 cm 的肿物,假阴性率较高。

(2) 乳腺 X 线摄影:乳腺 X 线摄影对 OBC 的检出率可达 50%~70%,且能发现直径 3 mm 左右的微小病灶。OBC 的 X 线主要表现为孤立模糊小结节状影、小结节状影伴微细钙化、簇状细小钙化、局灶性致密影、放射状毛刺、局部腺体结构扭曲等。乳腺 X 线摄影因其较高的检出率且费用相对低廉,可成为 OBC

297

首选的检查方法。

（3）MRI：MRI 对乳腺癌有很高的敏感性，Grundy 等报道可高达 88%～100%，但其特异性则为 35%～95%。并非所有的 MRI 的异常发现都是恶性，应结合超声及乳腺 X 线摄影检查，从而提高辅助影像学检查的准确性。美国国立综合癌症网络（NCCN）2009 年公布的乳腺癌临床实践指南中建议，当乳腺 X 线摄影、超声检查均未能探查到乳腺内的原发病灶时，MRI 应为首选的检查项目。2010 年乳腺癌 NCCN 指南中提到，有证据表明，乳腺 MRI 可协助寻找隐匿性乳腺癌病灶并帮助筛选可以从乳腺切除术获益的患者。例如，在一项包括 40 例经腋窝活检证实为乳腺癌而乳腺 X 线摄影结果阴性或不确定患者的研究中，MRI 可发现其中 70% 患者的原发病灶。另外，7 例乳腺 MRI 结果阴性患者在接受腋淋巴结清扫加全乳放疗后，中位随访 19 个月时未发现局部复发。

（4）PET：近年来，PET 检查技术逐步推广，已成为 OBC 检查的重要补充手段。但 PET 检查费用高且其分辨率低，这些限制了该技术在临床中的应用。

（5）乳管镜检查：近年来随着乳腺导管（乳管）内视镜的应用，使乳管内的微小病灶得以检出，特别是对于那些乳头溢出血性液体且年龄较大的患者，乳管镜对于诊断乳管内乳头状癌有着重要的作用。对导管扩张者可排除肿瘤的可能性，避免了不必要的手术。乳管内视镜可以为手术活检提供准确的定位，尤其对于那些乳头溢液细胞学检查异常而临床体检和乳腺 X 线摄影均未发现病变的患者。

三、鉴别诊断

乳腺以外原发癌转移至腋窝为首发症状者远较 OBC 少见，原发部位男性以肺、胃和大肠较多见；妇女则多来自卵巢癌及皮肤恶性黑色素瘤。其他部位的肿瘤如肺、胃、肠、卵巢、子宫、甲状腺、恶性黑色素瘤等癌转移,也可表现为腋淋巴结转移癌。因此,除乳腺外,对上述部位均须进行细致检查以排除这些部位的转移癌。如颈部及肺部 CT、盆腔 CT、胃肠镜等。必要时行PET 检查。

四、治疗

2010 年乳腺癌 NCCN 指南建议 MRI 结果阳性的患者应接受超声或 MRI 引导下的活检以进一步评估肿瘤,并根据肿瘤的临床分期接受相应治疗。MRI 结果阴性的患者推荐基于淋巴结状况进行治疗。对于 $T_0N_1M_0$ 的患者,可选的治疗包括乳腺切除术＋腋淋巴结清扫＋全乳放疗±区域淋巴结放疗。辅助化疗、内分泌治疗或曲妥珠单抗治疗均可参照Ⅱ期或Ⅲ期患者的治疗推荐进行。新辅助化疗、曲妥珠单抗及内分泌治疗可考虑用于 $T_0N_{2\sim3}M_0$ 期的患者,并在治疗后接受腋淋巴结清扫＋全乳切除术,与局部晚期乳腺癌患者的治疗策略一致。

虽然 NCCN 已于 2009 年公布了隐匿性乳腺癌的治疗指南,但在具体方案的选择上仍存在很多争论。NCCN 建议,对于 MRI 未能发现原发病灶的患者,应行全乳切除术＋腋淋巴结清扫±辅助放疗,或腋淋巴结清扫＋全乳照射±腋淋巴结放疗,但对于这类患者的治疗建议仅来自有限的、入组人数较少的回顾性研究。部分研究也报道,OBC 患者可行腋淋巴结清扫与放疗,而无需进行乳腺的手术。Walker 等在一项大规模多中心研究中证实,接受腋淋巴结清扫并辅以全乳照射的隐匿性乳腺癌患者与行乳腺癌根治术患者,其总生存率和死亡率差异均无统计学意义。也有部分学者提出,对于 OBC 患者,可在腋下肿物切除后,对未发现乳腺原发灶的患者可暂不予进一步治疗,给予严密的观察,一旦乳腺出现可探查的病灶即予以保乳手术或乳腺切除术。

对隐性乳腺癌如何采取保留乳房手术,目前主要有两种术式：完整保留乳房或行乳房象限切除，这两者都需行腋淋巴结清扫，术后加局部放疗。Merson 等对 56 例 OBC 患者采用根治术或保乳手术，随访发现其根治性手术组患者 5 年、10 年的生存率与保乳手术组无明显差异。但保乳手术存在不能证实原发灶有无存在，并可能会导致复发风险增加的缺点；另外，由于病灶术前难以定位，乳房象限切除很难保证不残留病灶，且 OBC 多为Ⅱb 期以上的患者，应采取积极的治疗方式。

五、预后

OBC 表现为转移性腋窝肿块，但与Ⅱ、Ⅲ期临床可检出的乳腺癌相比，其预后并不差，甚至比同期乳腺癌患者的预后较好。国外研究的结果显示，OBC 患者的 5 年生存率为 $50\% \sim 75\%$，并与乳腺原发灶是否探及无关。Matsuoka 等认为，OBC 与临床Ⅱ期伴腋淋巴结转移的非隐匿性乳腺癌在预后上也无显著差别；佟易凡等也报道，OBC 的 5 年、10 年总生存率与临床Ⅲ期乳腺癌相仿。OBC 的预后因素还包括原发癌的病理类型、腋淋巴结转移的数目以及激素受体的表达情况等。

（丁红华　李　克）

第十五章

高危乳腺癌患者的麻醉
及围手术期管理

乳腺手术类型有：① 乳腺良性肿瘤手术；② 乳腺恶性肿瘤手术，包括乳腺癌保乳手术、单纯乳房切除术、改良根治术；③ 乳腺整形手术，包括假体植入术、背阔肌肌皮瓣带蒂转移术、腹直肌肌皮瓣带蒂转移术和DIEP。

第一节　乳腺癌手术术前准备与评估

（1）术前评估的目的是发现患者并存的疾病及需要进行的进一步诊断和治疗，确定需应用特殊麻醉方法或易于发生麻醉手术后并发症的患者，并制定相应预案。

（2）了解病史、体格检查和实验室检查，其中病史最为重要。

（3）了解患者平时长期用药情况，并给出指导。

（4）对术前禁食、禁饮的指导。一般要求禁食6～8 h，禁饮2 h(不包括蛋白质饮品)。

（5）与患者充分沟通，减轻患者的焦虑、恐惧。建立相互信赖的医患关系，签订麻醉同意书。

第二节　乳腺癌手术麻醉方式

一般采用静吸复合全身麻醉。

一、麻醉状态

1. 理想麻醉状态

（1）无意识，无知晓，无术后回忆（麻醉深度监测：BIS＜50，Nacrotrend 40～55）。

（2）抗伤害反应抑制适度

a. 血压、心率的标准：血压 90～110/50～80 mmHg，心率 55～80 次/分。

b. 心脏应激反应的标准：S－T＜0.2 mv。

c. 组织灌注的标准：脉波波幅宽大；尿量＞2 ml/(kg·h)；血气：无酸中毒。

d. 肌肉松弛良好。

2. 舒适麻醉含义

（1）患者满意：全程无痛（包括术后恢复阶段），全程舒适（包括精神心理方面：消除恐惧感和紧张焦虑；生理方面：酸中毒、浑身酸痛、术后疼痛、恶心呕吐、瘙痒、便秘）。

（2）手术医师满意：术中麻醉平稳，肌松良好，根据手术进程及时调整麻醉深度，术后及时苏醒。

二、麻醉药物

静吸复合全身麻醉为了能精准地控制麻醉深度，选用起效快、恢复快的短效静脉麻醉药或吸入麻醉药。

（1）诱导——丙泊酚：超短效的肌松药，阿片类镇痛药。

（2）维持——丙泊酚 TCI、异氟烷和七氟烷：超短效的肌松药,阿片类镇痛药。

（3）术前应用右美托咪啶——α_2受体激动剂：抗交感、镇静遗忘、镇痛作用,能与术中麻药起协同作用,减少术中麻醉药量。复苏恢复好。

（4）预防术后恶心呕吐药物——甲氧氯普胺（胃复安）、昂丹司琼、帕洛诺司琼。

（5）术后镇痛药——氟比洛芬酯：COX_2抑制剂,非阿片类镇痛药。

三、麻醉深度与手术

（1）浅麻醉：术中知晓、影响手术进程、身心伤害。

（2）深麻醉：生理功能抑制、复苏慢。

（3）麻醉深度监测：指导麻醉诱导、维持和复苏。节省麻醉药物,减少纠纷,增加效益。

（4）意识的监测（镇静深度监测）：BIS、Nacrotrend。

（5）肌松监测。

（6）抗伤害感受的监测：Entropy。

（7）麻醉技术：丙泊酚 TCI 泵注（靶控输注）,先设定好靶浓度,由计算机控制给药输注速率,达到临床需要的麻醉深度。

（8）插管技术：可视喉镜插管、光棒插管、普通喉罩、SLIPA喉罩。

第三节　高危乳腺癌手术麻醉

一、高血压患者麻醉

（1）老年高血压：收缩压高,脉压差大,术中血压波动大。

（2）术前规则服药，纠正电解质紊乱。

（3）麻醉诱导平稳，防止血压波动。术中加强心电监测，合理应用麻醉药和血管活性药物。复苏时，只要患者肌松恢复，呼吸功能恢复好，可以在一定的麻醉深度下拔管，以减少拔管应激对血压波动的影响。

二、心脏病患者乳腺癌手术麻醉

乳腺癌手术伴发心脏病的患者多为冠心病患者，少数为先天性心脏病和风湿性心脏病患者。

1. 术前评估

根据患者年龄、并存疾病（糖尿病、高血压、肾功能不全、脑血管疾病）、心电图、心超、心功能等检查结果评估患者围手术期心血管风险程度。

2. 术前准备

（1）病史，心电图，心超，心功能，冠脉造影，实验室检查（常规、血气电解质）。

（2）对于心血管疾病控制比较稳定的患者，指导术前用药。

（3）内科治疗（治疗心律失常，控制高血压，改善心功能，控制血糖）。

（4）纠正水、电解质、酸碱紊乱（低血钾）。

3. 麻醉方式及管理

静吸复合全身麻醉，精准控制麻醉深度，同时保持血流动力学稳定。

（1）加强监测（常规监测、心电图Ⅱ、V5 导联、中心静脉压（CVP）、尿量、BIS、Nacrotrend）。

（2）确保麻醉诱导和维持稳定，维持心肌氧供需平衡（心率，血压，舒张压，前后负荷升高，低碳酸血症，贫血低氧血症，冠脉痉挛）。

（3）加强术后镇痛，预防术后恶心呕吐（缓和应激反应）。

4．围手术期并发症

（1）低血压（容量不足，全麻过深，心律失常，缺氧二氧化碳潴留，心力衰竭，心肌梗死）。

（2）高血压（患者原有高血压，全麻过浅，手术操作刺激引发交感应激反应，早期缺氧，二氧化碳潴留）。

（3）心功能不全处理：利尿、强心、改善心脏负荷。

（4）心律失常。

三、呼吸道疾病患者乳腺癌手术麻醉

乳腺癌手术伴发呼吸道疾病的患者多为慢性支气管炎、肺气肿、支气管哮喘。

1．术前准备及评估

病史，常规检查。肺功能评估：屏气试验（>20 s）——心肺储备功能尚可，测血气，肺功能检测。急性呼吸道炎症、急性哮喘发作患者必须先控制疾病才能手术。

2．哮喘患者麻醉

（1）麻醉方式：静吸复合麻醉。

（2）诱导前：咪达唑仑镇静，沙丁胺醇喷雾吸入，小剂量肾上腺皮质激素预防性使用，1%利多卡因 1～2 mg/kg。

（3）诱导插管：气管插管能充分供氧，气道管理，及时清除呼吸道分泌物。丙泊酚有扩张支气管作用，异氟烷、七氟烷抑制气管痉挛。阿片类镇痛药适当减量（可用非阿片类镇痛药替代）。

（4）术中麻醉管理：要维持一定的深度，呼吸管理（IPPV模式，I∶E 为 1∶2.5）。术中注意呼吸道分泌物清除。

（5）术毕拔管：观察呼吸功能完全恢复，深麻醉下拔管（浅麻醉可能诱发哮喘发作），适当支气管舒张药物（氨茶碱）。COPD 患者拔管前要降低吸氧浓度。术后镇痛（减少应激）：尽量使用对呼吸无抑制的镇痛方法。

四、肾功能障碍患者乳腺癌手术麻醉

1. 麻醉前评估

慢性肾功能不全患者肾功能损害程度[代偿期;失代偿期：血肌酐（Scr）443～707 μmol/L;尿毒症期：血肌酐（Scr）>707 μmol/L]。伴发症：高血压、贫血、恶心呕吐、尿少水肿、尿毒症脑病。

2. 麻醉前准备

尿毒症患者术前必须进行血液透析。血液透析能纠正术前患者代谢紊乱(包括水、电解质平衡和酸碱平衡)，降低血肌酐、尿素氮，纠正贫血，补充血容量。应用抗胆碱药、抗酸药,防止术中呕吐误吸。

3. 麻醉方式

静吸复合麻醉。

4. 术中麻醉注意要点

（1）避免使用经肾排泄和损害肾功能的麻醉药物。

（2）维持肾血流,避免使用血管收缩药,避免低血压,维持血流动力学稳定;注意尿量。

（3）严格控制输液量,输液需在 CVP 监测下进行。必要时输新鲜血。

（4）避免缺氧和 CO_2 潴留。

（5）纠正电解质紊乱。

（6）苏醒期加强观察。应用术后镇痛药,术后止吐药。

五、肝功能障碍患者乳腺癌手术麻醉

1. 术前评估

了解病史,评估全身情况（心功能、肺功能、肾功能）,肝功能评估（Child-Pugh 肝病严重程度分级,C 级患者手术危险大）。

2. 术前准备

针对贫血、低蛋白血症、腹腔积液、电解质紊乱（低血钾）、凝血功能异常，及时纠正、改善。

3. 麻醉方式

静吸复合麻醉。

4. 术中麻醉管理

（1）保证通气，充分氧供。防止、纠正低氧血症，保持 $PaCO_2 = 30\sim40\ mmHg$。

（2）维持循环稳定，纠正术中低血压。增加有创动脉压和 CVP 监测。

（3）术中补液充足，出血多时应及时输新鲜血。

（4）苏醒期加强观察。应用术后镇痛药，术后止吐药。

六、老年患者乳腺癌手术麻醉

1. 特点

脏器功能减退。

（1）神经系统：神经元和脑血流减少，脑代谢降低。神经功能全面减退导致患者苏醒延迟，术后易发谵妄和认知功能障碍。

（2）心血管系统：窦房结纤维化，传导路径萎缩导致老年人心率减慢，并伴有传导阻滞。冠心病患者常伴各种心律失常。另外，老年人心排血量降低、血管硬化导致高血压。

（3）呼吸系统：呼吸容量减少和气体交换降低，通气功能减退，保护性气道反射差，易误吸。

（4）肝肾功能减退：脂肪肝，肝硬化，肌酐清除率减少。

（5）代谢内分泌功能：代谢降低，胰岛素功能减退，易发高血糖。

（6）老年人并存疾病多，其中与麻醉和围手术期危险关系最大的是：缺血性心脏病、心绞痛、心力衰竭、糖尿病、肾功能不全、认知障碍、痴呆、谵妄、帕金森病。

2. 麻醉前评估

全面了解病史，完善检查（针对并存疾病）。对于老年患者高血压、心律失常、高血糖、低血钾、贫血、肺部感染、低氧血症必须积极纠正。了解患者平时用药情况，给予指导。了解精神状态和认知功能。

3. 麻醉方式

全身麻醉。

4. 术中麻醉管理

（1）麻醉药选择短效、代谢快、对循环功能影响小的药物（老年患者药物起效慢，消除半衰期延长，对麻醉药物耐受性差，不良反应增加）。

（2）加强术中监测，注意输血补液，体温维持。

（3）苏醒观察时间长一些，术后镇痛选用非甾体类消炎药，预防术后恶心、呕吐。

（4）气管插管注意保护牙齿、颈椎。

（伍明明）

第十六章

乳腺癌患者的全程管理与护理

第一节　乳腺癌确诊期管理及护理

一、相关检查的护理

随着临床医学的发展及诊断检查技术的不断完善,乳腺癌的检出途径也日益增多。护士需对门诊及住院期间相关检查有很好的了解,并能指导患者正确配合。

1. 一般检验检查

结合患者情况,根据医嘱做好相关检查的解释指导工作(包括检查目的、检查方式及注意事项等),如血液检查、超声及影像学检查等,部分患者还需进行肺功能、心超等检查以及配血等相关术前准备。一些需空腹检查的项目(餐前血糖、肝功能、腹部B超等)应提前告知患者;术前定位检查后应嘱患者保留定位标记;MRI检查前提醒患者去除身上的金属物品。

2. 侵入性操作检查

在行B超、乳腺X线摄影或磁共振定位下空芯针穿刺活检(CNB)、细针穿刺涂片检查(FNA)前应向患者解释检查方法,缓解其恐惧与焦虑,并与放射影像科联系落实检查。检查前根据情况使用局部麻醉,检查后按需进行包压止血及补液。

3. 特殊指导

留取血液标本时,应指导患者提前停用可能影响检验结果的一些食物和药物;留取尿液标本和进行超声及乳腺 X 线摄影检查时,女性应避开月经期;凡体内置入或术后存留内固定金属异物(如心脏起搏器、金属支架、金属夹、假肢、金属假牙、金属避孕环等),或对含碘造影剂过敏者禁做 MRI;骨扫描须告知患者在注射或服用核素药物后 3～4 h 进行,并避免对周围孕妇、儿童等造成辐射,检查后嘱患者多饮水以促排泄。

二、坏消息的告知

癌症确诊信息的告知,需结合患者的年龄、性别、文化程度、疾病阶段及预后等因素。根据其接受能力及心理状态,可采取分段、循序渐进的告知方式。同时须尊重患者的隐私权,保证信息告知的医护一致性,加强对患者及家属的疏导和鼓励。

第二节　乳腺癌治疗期管理及护理

一、手术治疗的护理

手术治疗作为早期乳腺癌的主要局部治疗方法,其方式在发展过程中不断改良,从根治术到保乳术、乳房重建术及前哨淋巴结活检术等,力求在不影响治疗效果的前提下,减少手术范围,提高患者生活质量。面对手术方式的选择、围手术期的配合、术后治疗及康复的茫然、失去乳房的焦虑等一系列问题,护士应耐心做好针对性的解释和护理工作。

1. 术前准备

向患者解释术前药物皮试、备皮、禁食水的必要性,麻醉和手术方式及配合方法等。指导患者进行呼吸、有效咳嗽及床上大小便等训练。进入手术室前再次确认带齐检查报告及胸带、术中用药等，并询问及检查患者是否有月经来潮，是否取下首饰、隐形眼镜及假牙等。常规服用降压药的患者，可遵医嘱按时服药（仅吞服一小口水）；常规注射胰岛素患者手术当日停止胰岛素注射一次。

2. 术后注意事项

指导患者术后体位及饮食注意事项，教会患者及家属伤口及导管管理的方法，避免口腔分泌物或呕吐物误吸入气道、坠床、导管滑脱等意外事件的发生。进行前哨淋巴结活检的患者应解释尿液蓝染的原因，缓解其紧张情绪。术后鼓励患者进行早期功能锻炼，对于行淋巴结清扫术的患者做好患肢保护的宣教。对于伴有其他合并症及夹杂症的患者，应依具体情况给予心电监护、吸氧及相关药物治疗等。行保乳术或乳房重建术的患者，应根据手术情况及患者情况，适当掌握胸带固定的松紧度，术中行植皮术患者须及时观察植皮区皮肤血供情况等。伤口未愈合时避免淋浴，保持局部干燥，避免伤口感染及裂开等。

3. 术后并发症预防

定时观察负压引流及伤口情况，妥善固定并保持引流有效、通畅，指导患者合理、循序渐进地进行功能锻炼，预防出血、积液、皮瓣坏死、上肢水肿等并发症，必要时使用药物治疗或康复理疗。

二、化疗患者管理及护理

乳腺癌的化学治疗（化疗），即通过口服或静脉给药的方式，用一种或多种化学合成药物达到预防和治疗肿瘤的目的，其存在一定的不良反应，需向患者及家属做好解释，并协助其做好化疗前准备工作。

1. 静脉通道的选择

由于目前乳腺癌化疗多以静脉途径给药，为避免反复穿刺所致的机械性静脉炎及药物外渗所致的化学性静脉炎与组织坏死,应结合患者全身状况、手术方式及经济情况等,合理选择静脉通路。可建议患者行 PICC(经外周穿刺的中心静脉导管)置管或 PORT(皮下埋置式静脉输液港)植入术。PICC 置管期间及 PORT 植入术后 48 h 内,应避免穿刺点进水,防止感染。导管留置期间需定时维护(PICC 每周 1 次,PORT 每月 1 次),防止导管滑脱、堵塞及断裂等。PICC 导管带管期间避免置管侧上肢提拉重物。每次用药前后需用生理盐水冲管,患者若出现穿刺点红肿、穿刺侧上臂肿胀等情况需及时就医。PORT 置管患者注射药物前需回抽到血液后方可滴入药液。

2. 常用化疗药物使用注意事项

(1)稀释液的选择:不同的化疗药物对稀释液、稀释方法的要求有所不同。某些化疗药物只能在葡萄糖溶液或生理盐水中稀释(表 16-1)。如配制时不遵循这些规则,往往会导致药液混浊、变色、药效降低,甚至产生更大的毒副作用。

表 16-1 常用对稀释液有特殊要求的化疗药物

稀 释 液	乳腺癌常用化疗药物
须用 5%葡萄糖溶液稀释	卡铂、奥沙利铂、吡柔比星、紫杉醇脂质体
须用 0.9%NaCl 溶液稀释	顺铂、环磷酰胺、长春瑞滨、吉西他滨

一些化疗药物粉末如环磷酰胺等溶解时,每瓶溶媒量不能过少,一般为 8~10 ml,这样振摇时可加快粉末的溶解。此外,一些黏稠类的化疗药物如多西他赛等有专用的溶媒,其溶解时也需振摇,且振摇后易产生大量泡沫导致不能全部抽出,因此振摇后应放置 1~2 min,使混合溶液的泡沫破裂易于抽吸。

(2)输注速度的控制:化疗药物的输注速度,不仅要考虑患者心肺功能状况,而且也要考虑肿瘤化疗药物的作用特点,即分时间依赖性药物和浓度依赖性药物来调控输液速度。对于一些血管刺激性较强的药物往往要求短时间内滴注。常用化疗药物的滴注时间要求见表 16-2。

表 16-2　常用乳腺癌化疗药物的输注时间要求

药物	氟尿嘧啶	紫杉醇	多西他赛	吉西他滨	长春瑞滨
时间	>4 h	3 h(3 周方案) 1 h(每周方案)	1~1.5 h	30 min	8~10 min

（3）输液顺序安排：化疗输液时常规止吐药物首先使用，半小时后滴注化疗药物；多柔比星/表柔比星和环磷酰胺同时使用时，需先滴注多柔比星/表柔比星，后使用环磷酰胺；紫杉类药物在蒽环类药物后使用；铂类药物在紫杉类药物后使用。

（4）化疗药物配制过程中的职业防护：化疗药物应在专门的化疗药物配制间内配制，使用特制的层流净化操作台，并定期检测。如不具备这些条件，一定要确保在配制和使用化疗药物场所安装排风设备，以保证空气流通，降低化疗药物粉尘在空气中的浓度。配制人员应穿防护衣，戴帽子、口罩和手套。在完成全部药物配制后，需用肥皂流动水彻底洗手，并用 75% 乙醇擦拭操作柜内部和操作台表面。配药后所用污染物及化疗患者的呕吐、排泄物均应放于专用袋内，集中封闭处理。若操作中不慎将药液溅至皮肤或眼睛，立即用大量清水或生理盐水反复冲洗，必要时按化疗药物外渗处理。

（5）其他：为预防相关毒副反应，一些化疗药物使用时有特殊要求，具体使用中须参照药物说明书。例如，所有患者在接受多西他赛治疗前均须进行糖皮质激素预处理，可在多西他赛化疗前 1 天服用，每天 16 mg，连续服用 3 天。

3. 化疗不良反应护理

（1）胃肠道反应：多数化疗药物均会产生胃肠道毒副反应，出现恶心、呕吐、口腔炎、胃肠道溃疡、腹痛、腹泻、便秘等一系列不良反应。护士应结合患者具体情况，做好饮食、运动及生活指导，并随时听取患者主诉，观察不良反应情况。① 化疗时创造良好的环境,减少不良刺激,指导患者通过听音乐、聊天等方式转移注意力。② 指导患者少食多餐、进食清淡易消化饮食、多饮水,以加快化疗药物的排泄。③ 对患有黏膜炎的患者,指导其戒烟、戒酒,保持口腔清洁;避免食用刺激性较强或较粗糙生硬的食物,且食物温度要适宜;使用软毛牙刷,必要时遵医嘱应用漱口水及外用药。④ 合理给予止吐药等,腹泻者指导其多饮水、食少渣易消化饮食,适当补充富含钾离子的食物,如香蕉、橘子等;严重呕吐、腹泻者遵医嘱予以补液,防止脱水、水电电解质失衡等。⑤ 对便秘患者,指导其吃富含水分及纤维素的食物,适当运动,养成定时排便的习惯,必要时酌情应用缓泻剂。

（2）骨髓抑制：由于化疗药物对于体内血液系统的影响,尤其是引起白细胞减少,常成为导致感染、降低药物剂量或停药的主要原因。化疗药物对骨髓细胞产生的影响多为暂时性,一般在治疗后数天便可出现骨髓抑制反应,10～14 天反应达到峰值,大约隔周可恢复。应告知患者：① 定期监测血常规及肝、肾功能,必要时遵医嘱应用升高白细胞药物。② 指导患者合理饮食,多食新鲜水果、蔬菜,补充维生素 C 以增加抵抗力。③ 避免到人多的公共场所,保持手和口腔卫生,注意保暖,避免劳累或受寒。

（3）远期毒性：主要表现为生殖系统毒性、致畸胎作用及第二恶性肿瘤的发生等。应在治疗前及早与患者及其配偶讨论可能出现的远期毒性及处理方式。指导患者化疗期间做好避孕措施,有生育计划者可咨询性及生殖医学专家。

（4）其他：包括静脉炎、脱发及变态反应,心、肝、肾毒性等。给药过程应严格按照溶媒、浓度、剂量、速度等要求,及时发现并处理相关反应。

三、其他辅助治疗护理

1. 放疗护理

作为可有效降低乳腺癌复发转移的局部治疗方法,放射治疗的副作用主要表现为放射性皮炎,以及头晕、恶心、食欲不振、疲乏等全身反应。应指导患者放疗期间保持局部皮肤清洁,禁涂化妆品等刺激性物品,使用温和的沐浴用品,勿用力擦洗照射部皮肤,避免照射区的皮肤在阳光下曝晒,避免局部过冷或过热刺激等。当局部出现干性或渗出反应时,及时告知医师,必要时给予药物外用治疗。指导患者合理饮食,保持口腔卫生,及时发现和处理口腔溃疡、上肢水肿等。

2. 内分泌治疗护理

由于内分泌治疗的机制主要通过各种途径抑制体内雌激素水平,所以主要不良反应与更年期的症状类似。指导患者通过放松训练、适当参加运动等方法调节情绪并分散注意力。出汗、潮热时,穿着棉质、宽松、舒适的衣服,保持环境适宜;尝试按摩、播放舒缓音乐等简单助睡方法,以应对失眠。根据治疗及患者个体情况,指导患者规律用药,建议合理饮食、适当锻炼,及时补充钙剂及维生素 D,并嘱患者定期复查妇科 B 超及骨密度等。

3. 靶向治疗护理

由于靶向治疗是在分子水平上,针对已明确的致癌靶点进行治疗,治疗特异性较高,较少出现严重的不良反应。多数不良反应出现在第一次输注时,主要有恶心、呕吐、疼痛、寒战、头痛、眩晕、呼吸困难、低血压、皮疹和乏力等。治疗过程中应严格按照冲配及滴速要求,必要时心电监护并对症处理。

第三节 乳腺癌康复期管理及护理

一、伤口管理

针对不同手术方式(保乳、改良根治、植皮、重建等),结合伤口缝合情况(缝线间断或皮内缝合、皮钉等),指导患者拆线、沐浴及功能锻炼的合理时机,及时观察局部伤口愈合情况,保持伤口干燥,避免伤口感染、裂开、皮下积液等发生。对于合并有一些慢性病的患者,指导其合理控制血糖、血压,进食优质蛋白,以促进伤口愈合。对于带管出院的患者,指导其正确掌握引流液观察及计量方法,伤口有异常情况及时就医。对于伤口愈合不佳、皮下积液、局部皮肤破溃等患者,应嘱其按时规律换药,必要时重新置管或配合药物治疗。

二、术后患肢功能锻炼

对于术中行腋淋巴结清扫的患者,术后合理的主动及被动锻炼,是防止患侧上肢功能障碍、促进上肢功能恢复、有效防止淋巴水肿的必要途径。

1. 功能锻炼的原则

(1) 及早开始,循序渐进、持之以恒;

(2) 兼顾锻炼效果与伤口愈合;

(3) 锻炼须结合自身实际情况(如:病情、年龄、体力等)进行;

(4) 把握锻炼强度:防止不锻炼产生瘢痕收缩及患则肢体功能障碍;亦需避免过度牵引引起患肢肿胀。

2. 功能锻炼方法

术后24 h指导患者做伸指握拳及腕关节活动;术后2~3天可开始前臂伸屈运动;拔出引流管后进行手指"爬墙"运动,以及其他肩关节活动;并鼓励患者用患侧肢体进行梳头、刷牙等日常活动。功能锻炼尤其是肩关节的运动,可借助滑轮、拉绳、棍棒、哑铃等辅助用具协助进行。

3. 注意事项

凡腋下积液,皮瓣未充分与胸、腋壁贴合者,短时间内引流液较多者,以及近腋区的皮瓣较大面积坏死或植皮近腋窝者,需适当延迟活动肩关节,并减少活动量。如术后短期或长期出现较严重的患肢淋巴水肿需在康复科医师指导下进行治疗。

三、患者随访及管理

由于在术后 2～3 年内乳腺癌的复发转移风险较高,因此规律的随访可及时了解患者病情及康复情况,评估辅助治疗实施情况及用药疗效与不良反应,早期发现并及时控制疾病进展。

1. 随访频率

一般建议手术后前 2 年内,每 3 个月随访 1 次;第 3 年至第 5 年每 6 个月随访 1 次;以后每年随访 1 次,直至终身。

2. 随访内容

包括临床体检、乳腺 X 线摄影、B 超、血常规及肿瘤指标等,必要时还需做骨扫描等相关检查,了解有无远处转移。单侧乳腺癌患者,一般建议对侧乳房每 12 个月进行 1 次乳腺 X 线摄影(保乳术患者放疗后,同侧乳房每 6～12 个月进行 1 次乳腺 X 线摄影)。接受化疗及内分泌治疗期间,需结合用药情况,定时评估肝肾功能、骨密度等情况,了解药物不良反应等。接受他莫昔芬内分泌治疗者,需每 6～12 个月监测血脂,若子宫仍保留者,需每 6～12 个月进行妇科检查。接受芳香化酶抑制剂治疗者或因治疗后继发卵巢功能减退者,应每 6～12 个月定期检测骨密度。

3. 资料管理

为进一步了解和分析治疗效果,可根据情况建立患者资料数据库,在治疗及康复的关键时间点,通过电话、面询等方式随访患者情况,以书面记录和电脑录入相结合的方式完善资料管理。对于参与临床试验的患者,根据相关要求,及时、真实、完整地记录患者治疗及反应情况。

四、其他康复指导

1. 性及生殖方面的指导

根据患者情况,及时了解和纠正对于术后性生活的一些疑问和误区,如"性生活是否对患者身体有害"、"肿瘤是否会通过性生活传染"等。告知患者及家属,适度、和谐、有规律的性生活不但对身体无害,而且可增强患者的自信心,调整其内分泌系统,利于疾病康复。对于有生育计划的患者,可建议其与妇产科或生殖方面专家讨论,选择合理妊娠时机或采用体外受精等方式。

2. 义乳的选择与佩戴

对于行单纯乳房切除或改良根治术的患者,在其伤口愈合良好的前提下,建议和指导其选择佩戴合适的义乳,既可避免由于长期身体重量不均衡导致的水肿、脊柱侧弯等发生,亦可保持患者良好身体形象,建立患者的自信心。

第四节　乳腺癌患者的其他全程管理

一、乳腺癌患者全程信息支持

随着医疗技术的提高和新药物的研发应用,乳腺癌患者的长期生存率逐渐提高,因此患者在较长的治疗、康复过程中信息需求也随之增加。且由于乳腺癌的辅助治疗和康复过程大多在门诊或家中完成,需指导患者及家属通过合理的渠道,在整个治疗康复的过程中及时获取各种专业的信息。

1. 信息需求的内容

主要包括治疗信息、躯体信息、疾病信息、检查相关信息以及社会心理信息需求五类。具体涉及饮食营养、运动、检查及治疗的配合及结果解释、治疗不良反应的预防、伤口管理、随访、心理情绪调节等方面。根据患者所处的疾病治疗阶段、不同的文化程度及个体情况,信息需求的侧重点又有不同。

2. 信息提供形式

包括纸质信息(如宣传单、宣传册及相关书籍等),多媒体材料(宣教指导录像等)、网络、集体授课、一对一指导等多种方式。根据患者及家属的理解力及可获得资源情况,编制各种宣教材料、组织相关讲座及活动并介绍相关信息获取途径。

3. 信息支持的特点

基于患者不同的个体情况,信息支持也需体现个体化、持续性、分阶段以及多样化等特点。需针对患者所处的不同诊疗康复阶段,结合其身心状况、理解能力等诸多因素,给予个体化的、及时的信息支持,以有效帮助患者和家属作出正确选择、合理调节紧张情绪,并积极配合诊疗的实施、促进康复。

二、乳腺癌患者全程心理关怀

患者的情绪心理状况与其诊疗情况、疾病阶段、年龄、生理阶段等个体状况息息相关,医护人员应在全面评估患者个体及家庭情况的基础上,给予其全程心理支持。

1. 心理关怀的原则

与患者及家属建立良好的沟通及信任关系,针对患者特点实施(如不同年龄阶段、不同文化背景等),运用同理心,适度移情,调动患者改变和调节自身情绪心理状态的潜力。

2. 基本心理支持技术

包括倾听、支持与鼓励、解释、建议与暗示及保证等,渗透于平常的医护工作中。通过倾听不仅可以采集信息,也可体现主动接纳、关切的过程。倾听不仅针对病患已明确表述的内容,还应包括"弦外之音"甚至"无声之音"。同时,适当运用鼓励以充分调动和发挥患者的主观能动性及潜能,增强其克服困难、治疗疾病的信心。并从患者的角度出发,与其共同分析,寻求应对困难或处理问题的恰当方法。针对一些担心疗效和预后的患者,其所信任的医护人员所给予或做出的保证,常会使其缓解担心,但需避免虚假的保证。沟通过程中需用患者能够理解的语言,避免使用过多术语。

3. 注意事项

对于既往有精神疾患或较严重抑郁,甚至有自杀倾向的患者,应及时转介至心理科或精神科医师。对于进行特殊治疗或参加临床试验的患者,应及时了解其心理变化,及时给予疏导,通过同伴支持、转移注意力、纠正不合理认知等方式,协助患者走出阴霾。

三、专科护士在个体化全程管理中的作用

鉴于乳腺癌治疗、康复时间久,长期生存率长的现状,以及患者各阶段需求的日益增加,专科护士的介入成为解决相关问题的有效途径。

1. 专科护士的角色

专科护士可作为信息提供者、情绪支持者、专科指导者和团队协调者等角色,针对不同患者诊疗阶段出现和面临的各种问题,做出及时处理、指导或转诊;并作为患者与其他医务人员的桥梁,及时沟通与反馈相关信息,确保患者诊疗及康复的顺利进行。因此,乳腺专科护士除具备扎实的基础及专业理论和技能外,还需有良好的沟通协调能力、心理护理技能、创新的思维和科研能力等。

2. 专科护士工作内容

国内的乳腺专科护士工作模式及内容仍处在探索阶段,但基本内容可包括:一对一的患者指导与咨询、病友活动组织、多形式宣教资料的设计制作、患者随访及资料管理、护理科研的实施、医疗团队的沟通协调等。

3. 专科护士的作用

专科护士的介入,通过为患者提供即时、个体化的服务,打破了医疗服务的时间、空间局限性,体现了全程、专业化的护理服务内涵。使医、护、患的沟通更为简捷有效,利于提高患者的

依从性、缓解其焦虑情绪。同时也提高了护理服务的完整性与全面性，也拓展了护理专业的广度与深度，为护理人员发展专科护理开辟了一条新的思路。

（裴　艳　方　琼）